中国膏药学

（修订本）

王光清　编著

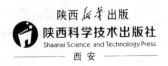

陕西新华出版

陕西科学技术出版社
Shaanxi Science and Technology Press

西安

图书在版编目（CIP）数据

中国膏药学／王光清编著. —西安：陕西科学技术出版社，1981.10（2023.8 重印）
（中华传统医学丛书）
ISBN 978－7－5369－0900－7

Ⅰ. ①中… Ⅱ. 王… Ⅲ. ①中草药－膏药－药剂学②中草药－膏药－验方－汇编 Ⅳ. R283.62

中国版本图书馆 CIP 数据核字（2000）第 36524 号

中国膏药学

王光清 编著

出 版 者	陕西科学技术出版社	
	西安市曲江新区登高路 1388 号 陕西新华出版传媒产业大厦 B 座	
	电话 (029)81205187　传真 (029) 81205155　邮编 710061	
	http://www.snstp.com	
发 行 者	陕西科学技术出版社	
	电话(029)81205180　81206809	
印　　刷	陕西博文印务有限责任公司	
规　　格	850mm×1168mm　　32 开本	
印　　张	16.25	
字　　数	360 千字	
版　　次	1981 年 10 月第 1 版	
	2023 年 8 月第 9 次印刷	
书　　号	ISBN 978－7－5369－0900－7	
定　　价	42.00 元	

出版者的话

中国医药学源远流长，自神农开药学之先河，轩歧垂医学之统绪以来，她经历了数千年的发展历程，拥有数亿人次的临床实践经验，为中华民族的生息繁衍做出了巨大的贡献。在科学技术高度发展的今天，中国医药学在人民健康事业中仍然发挥着不可替代的重要作用。为了更好地发掘、整理这个宝库，弘扬民族文化，我社决定编辑出版"中华传统医学丛书"，这一丛书将立足陕西、面向全国，收集各个有广泛影响的传统学派和自成一体的新创学派的专著，希望能达到既便于读者的阅读又利于文化积累之目的，也望中国医药学能不断走向世界，不断完善和发展，为全人类的健康事业做出她应有的贡献。故此，我们殷切期望着海内外读者的批评帮助，使"中华传统医学丛书"越办越好。

陕西科学技术出版社

前言

中国医药学，是一个伟大的宝库，她是我国劳动人民几千年来与疾病作斗争的经验汇集。膏药的配制与应用，同样有着悠久的发展历史和极为丰富的内容。

膏药是外治法，属于"外者治外"。同时，也能通过体表渗透药物到脏腑而达到治疗疾病的目的。由于它使用方便，易于掌握，因而，近二千年来，一直为广大人民群众所乐用。正因为这样，膏药的应用，对于我国广大农村和城市人民与疾病作斗争方面，不仅过去，而且现在和将来，仍将有着重大的作用。

为此，本书收集了自汉代以来医药书籍中记载的和流散在民间的膏药验方，以及目前国内各省、市及农村，广泛应用的膏药方剂八百八十余方，经过整理汇编成书。

书中方选，未注明选自何处者，均为收集于民间验方。

书中"癌瘤膏滋"一节，作为试用方剂，可参考应用。

本书可供配制、临床、教学、科研等方面作参考。但是，本书所记载的处方，还是不够全面的，资料整理也存在有许多缺点，希望读者多提宝贵意见，以便今后修订。

在本书整理过程中，朱允尧、薛义华、曹宗钧、段淑琴四位同志给了不少帮助；在此表示感谢。

目　　录

第十章　眼、耳、鼻、咽喉、口腔病膏药　　　　（398）

　第一节　眼病膏药　　　　　　　　　　　　（398）

第一章　膏药的起源和发展

膏药是中国医药学中的一个重要部分，是五大药物剂型——丸、散、膏、丹、汤之一。外贴膏药不仅能治疗某些外科疾患，对于某些内科的疾患也有一定的疗效。同时，它具有便于使用和携带方便的优点。所以，从来就受到劳动人民的重视和普遍应用，对保障人民健康起着较好的作用。

我国最早的医学文献，战国秦汉时期先后出现的《黄帝内经》、《神农本草经》、《难经》等古典医学著作中，都有关于膏药的制备和治疗应用方面的记载。如《黄帝内经》灵枢篇中，对痈疽有这样的描写："发于腋下，赤坚者曰米疽"、"……疎砭之，涂以豕膏"。所谓豕膏便是猪脂。在经筋篇里还写有："治之以马膏膏其急者，以白酒和桂以涂其缓者"。可见在远古时代，人民已经采用油脂及白酒和桂涂于皮肤来治疗疾病。

1972年11月在甘肃武威旱滩坡发掘的汉墓中，出土了我国东汉初期记载医学方面的简牍。这批医简的出现是我国迄今最早的一批医学著作的原始文物，其中57～59、87甲、87乙、88甲、88乙、89甲、89乙等简方都有用膏药治疗疾病的重要记载。如88甲简记载着："治妚女膏药方，楼三升、当归十分、白茝四分、付子卅枚、甘草七分、弓大䣛十分、果草二束，凡七物以盼膊之舍之"。89甲简中记载百病膏药方："蜀椒四升、白茝一升、弓穷一升、付子卅果，凡四物文且渍以淳醯三升渍□□□、三斤先□□□"。简中不仅记载了用膏药治疗何种疾病，而且还记载了膏药的制法。这批医简的出土，为我国膏药起源的考证，提供了确切有力的证据。（图1，2，3）。

注： 见文物出版社1975年出版的《武威汉代医简》一书。

东汉末年杰出的医学家张仲景，在他的《伤寒杂病论》中说："四肢才觉重滞，即导引吐呐针炙，膏摩勿令九窍闭塞"。可知在汉代，膏药已经进一步的使用了。

汉代外科圣手华佗曾做过腹部手术，《后汉书方术传》这样记载："若疾发结于内，针药，所不能及，乃命以酒服麻沸散，既醉无所觉，因刳破腹背，抽割积聚。若在肠胃，则断截湔洗，除去疾秽。既而缝合，敷以神膏，四、五日创愈，一月之间皆平复"。可以认为，"神膏"绝不是单纯的脂，而且这种膏的形式不仅用于外科。华佗曾说："夫伤寒，始得一日、破、曾当膏摩火灸之，即愈。"到了魏、晋、南北朝时代，膏药得到广泛的使用，专门外科医书《刘涓子鬼遗方》中大量的记载了膏药的处方，并详细的记载了制法及用法。如羊髓膏方载"羊髓二两、大黄二两、甘草一两、胡粉二分"，上四味咬咀，以猪脂二升半，并胡粉微火煎三上下，绞去渣，候冷，敷疮上。日上四、五次。这种用猪脂煎制的膏剂，占绝大多数。也有用蛋清调制的，如白蔹薄方："白蔹、大黄、黄芩各等分，右三味捣筛和鸡子白涂布上，薄痈上……"。用以治疗痈疮。

葛洪所著的《肘后方》中，记有大量的猪脂膏；西晋的《崔化方》中有乌膏的记载，其制法为："先空煎油三分减一，停待冷，次内黄丹，更上火缓煎，又三分减一，又停待冷，次下薰陆香一钱，不冷即恐溢沸出，煎候香消尽，次下松

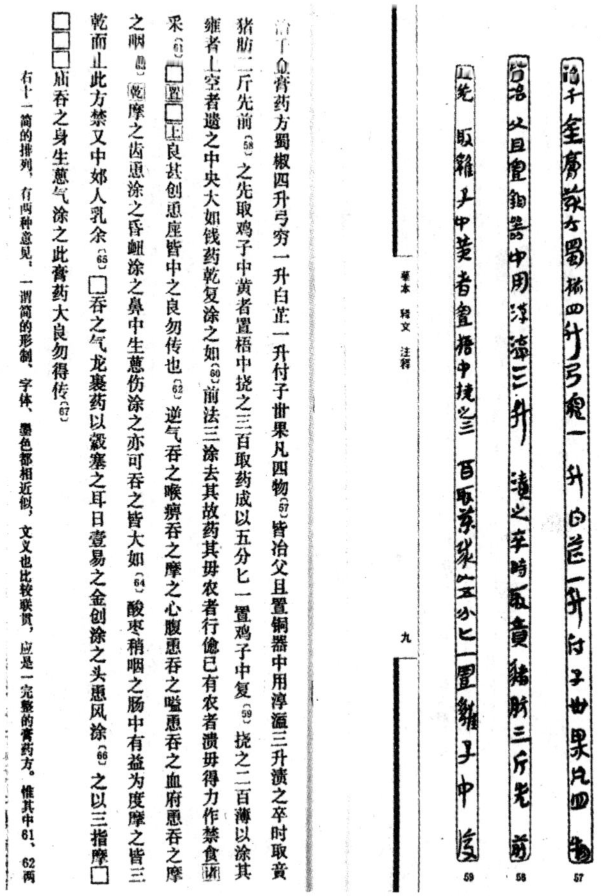

治千金膏药方蜀椒四升弓穷一升白芷一升付子卅果凡四物[57]皆冶且置铜器中用淳溺三升渍之卒时取膏

猪肪二斤先前[58]之先取鸡子中黄者置梧中挠之三百取药成以五分匕一置鸡子中复[59]

挠之二百薄以涂其

雍者[□]空者遗之中央大如钱药乾复涂之如[60]前法三涂去其故药其毋农者行愈已有农者溃毋得力作禁食□

采[61][□]置[□]上良其创座皆中之良勿传也[62]逆气吞之喉痹吞之摩之心腹恶吞之嗌恶吞之血府恶吞之摩

之咽[□][乾][□]摩之齿恶涂之昏伤涂之鼻中生蕙伤涂之亦可吞之皆大如[64]酸枣咽之肠中有益为度摩之皆三

乾而止此方禁又郊人乳余[65][□]吞之气龙裹药以塞之耳日壹易之金创涂之头恶风涂之[66]之以三指摩□

□□□庙吞之身生蕙气涂之此膏药大良得传[67]

右十一简的排列，有两种意见。一说简的形制、字体、墨色都相近似，文义也比较联贯，应是一完整的膏药方。惟其中61、62两

华本　释文注释

九

图1　武威出土的汉代医简（一）

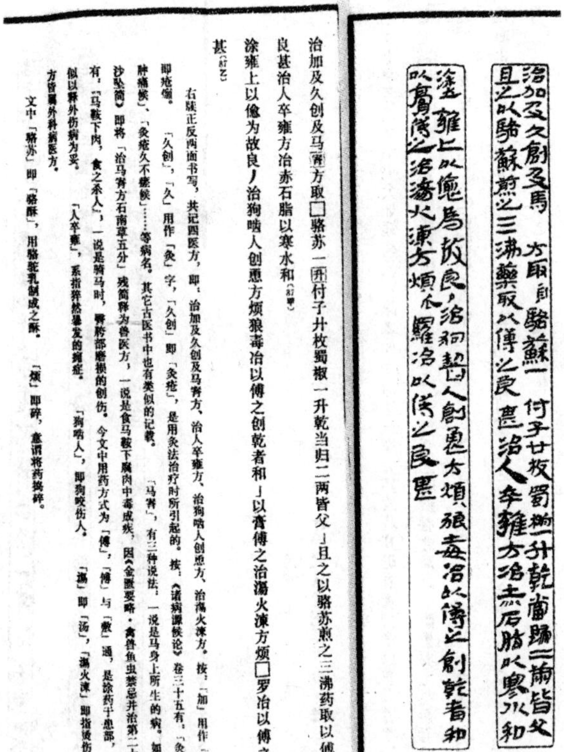

治加及久创及马膂方取□骆苏一升付子廿枚蜀椒一升乾当归二两皆父」且之以骆苏煎之三沸药取以傅之良甚治人卒雍方治赤石脂以寒水和（87甲）

涂雍上以偽为故良丿治狗啮人创恿方烦狼毒治以傅之创乾者和」以膏傅之治澙火涷方烦□罗治以傅之良甚（87乙）

右牍正反两面书写，共记四医方，即：治加及久创及马膂方、治人卒雍方、治狗啮人创恿方、治澙火涷方。按：「加」用作「痂」，即疮痂。「久创」，「久」用作「灸」字，「久创」即「灸疮」，是用灸法治疗时所引起的。按：《诸病源候论》卷三十五有：「灸疮急肿痛候」、「灸疮久不瘥候」……等病名。其它古医书中也有类似的记载。「马膂」，有三种说法：一说是马身上所生的病。如《流沙坠简》即将「治马膂方石南草五分」残简释为兽医方，一说是食马鞍下腐肉中毒成疾，因《金匮要略·禽兽鱼虫禁忌并治第二十四》有：「马鞍下肉，食之杀人」，一说是骑马时，臀胯部磨损的创伤。今文中用药方式为「傅」，「傅」与「敷」通，是涂药于患部，因而似以释外伤病为妥。「人卒雍」，系指猝然暴发的痈症。「狗啮人」，即狗咬伤人。「澙」即「汤」，「澙火涷」即指烫伤。四方皆属外科病医方。

文中「骆苏」即「骆酥」，用骆驼乳制成之酥。「烦」即碎，意谓将药捣碎。

图2　武威出土的汉代医简（二）

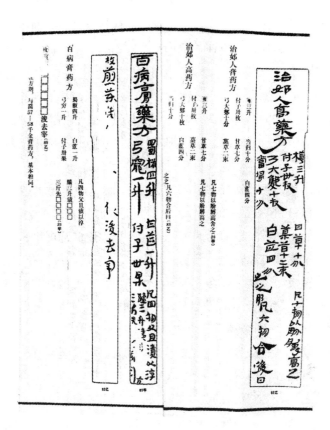

图3　武威出土的汉代医简（三）

脂及蜡，看膏稍稠，即以点铁物上试之，斟酌硬软适中，乃罢"。按它的制法看来，这是黑膏药无疑。

由此看来，猪脂膏这一类软膏，在南北朝时已得到广泛的应用和发展。在猪脂膏广泛应用中，制作技术较复杂的黑膏药也出现了。黑膏药的出现与黄丹有着密切的关系，远在《神农本草经》上已有黄丹的记载，称之为铅丹。黄丹制膏早已应用。魏晋时代炼丹之术非常盛行，葛洪所著《抱朴子内篇》里记载了不少有关铅丹制剂及油膏剂的方法。我们知道，熬制黑膏药时，下黄丹的时间、快慢都不好掌握；黄丹的应用虽然很久，但是制成黑膏药就从这个时期开始了。

在唐代，我国医学曾出现了新的局面。唐初孙思邈著的《千金翼方》和王焘著的《外台秘要》是两部巨大的医学著作，汇集了当时和隋唐以前的医疗经验和方剂。这两部书里，收集了许多猪脂膏方和其他软膏方。由此可见，软膏在治疗痈疮、疔疮蜂窝毒、金创、烫伤等方面已被采用，在外治膏方中占着主要地位，但关于黑膏药的记载还是较少的。《外台秘要》上记有乌膏方，《千金翼方》上记载着乌麻膏方，内有生乌麻油、黄丹、醋，其制法为"内油铜器中，微火煎之，至明旦看油减一分，下黄丹，消尽，下蜡令沫消，膏成"。

总之，从现在所有的资料来看，唐初时黑膏药就已经应用了。

宋代医学大为兴盛，其医学著作之多也超过前代，并设立了熟药署专掌药物的制作。在李迅的《集验背疽方》中，就有关于膏药的记载。特别是宋太平兴国三年到淳化三年（公元973～992年）编成由国家出版的《太平圣惠方》具有重大意义。此书是由医官王怀隐等就当时太医局蒐罗各家验方汇编而成的，其理论出于隋代巢元方著的《诸病源候论》，可以说是唐宋之间劳动人民医治疾病的经验总结。该书对痈疽、蜂窝毒、疖疮、损折、金创等外科疾患都有专门的篇章，详细地谈到病因、症状、病机、诊断方法、治疗方剂及其制作方法等。关于膏药方剂的记载也很多，软膏和硬膏的方剂都有。其中黑膏药的记载是很多的，如"雄黄膏"、"通神膏"、"抵圣膏"、"大垂云膏"、"麝香膏"等，并记载有详细的制作方法。如"通神膏"用雄黄、黄丹、蜡、腻粉、没药末……桂心、白芷、麻油等，将药细剉，先取油倾于锅中，以微火煎熟，下剉药煎，候白芷黄黑色，以绵滤过，拭锅令净，下蜡于锅内，煎熔，都入药汁于锅中，次下黄丹，再下诸药末，不住手搅，稠稀得当，滴在水中，药不散即膏成。以瓷盒盛，密封闭，悬于井底一宿，拔出火毒，用时摊在故帛上贴，日二换之，以痊为度。其余许多黑膏药的制法，与此大同小异。这些膏药每种方内，药味少则七八味，多则二三十味，要比隋唐时代的硬膏药味多得多，制法也比那时完善得多。从"滴在水中药不散"、"滴于水中如珠"，以判断膏是否制成，以及"悬于井底一宿出火毒"等操作来看，技术已日趋完善。由此看来，黑膏药已由不完全发展到比较完全，由使用少发展到大量使用。与此同时，软膏还是广泛的使用着，不过已从主导地位降到和黑膏药同等地位。在《太平圣惠方》中也有许多记载，如治疗痈疽、乳痈、穿瘘及结肿疼痛的"紫金膏"、排脓攻毒止痛的"连翘膏"等许多制剂，也是药味比较多的，这比过去药味少的是个进步。宋代的《和剂局方》、《外科经验全书》等书中也记载有膏药处方，如"云母膏"、"万金膏"、"神仙太乙膏"、"唆头膏"、"太乙膏"等。

明朝对膏药的应用更为普遍。陈实功的《外科正宗》载有

"加味太乙膏"、"乾坤一气膏"、"琥珀膏"、"阿魏化痞膏"等多种膏药的制法和用途。李时珍的《本草纲目》中也记有膏药的方剂和制法，如卷12下草部丹参一药中治妇人乳痛：丹参、白芷、芍药各二两咬咀。以醋淹一夜，猪脂半斤微火煎成膏，去滓敷之；卷13草部细辛一药中治头白秃方：獐耳、细辛为末，槿木煎油调搽。汪机的《外科理例》瘰疬篇中记有："……如不消，即以琥珀膏贴之。"肺痈肺痿篇中有："肺痈已破，入风者不治，或用太乙膏"。可见当时已能用大膏药，治疗由肺脓疡造成的脓气胸症。

到了清朝，随着医药学的发展，膏药已经成为普遍的民间用药之一。在《医宗金鉴》中记载了许多的膏药方剂，有一部分目前还在流传着。如《外科全生集》记有："阳和解凝膏"、"洞天鲜草膏"等。特别是出现了膏药的专门书籍，如吴尚先所著的《理瀹骈文》，是一部较完善的膏药专书。作者经过几十年的临床经验和博采前人有关膏药的精华部分，写成了我国第一部专门膏药书籍，几乎把一切见闻的病都用膏药治疗；而且在原著中详细的论述了膏药治病机理，指出了膏药的配制方法和应用方法。他在20年间，"月阅症四、五千人，岁约五、六万人，出膏大小约十万余张"。总之，他把膏药系统化起来，对膏药的发展起着承先启后的作用。该书在《黄帝内经》、《难经》、《金匮》、《伤寒》的理论基础上，进一步应用阴阳五行、四诊八纲，精、气、血、津、液，人与自然环境的关系等，作为局部与整体统一观念的主要论点，创立了外治的独特疗法。该书内容非常丰富，治疗方法也多样化，收集了500余种单方和疑难杂病的治疗方法，包括皮肤科、骨科、妇科、产科、外科、小儿科、五官科等。在疾病种类上对疮疡、肠痈（阑尾炎)、呕吐、黄疸、水肿、消渴（糖尿病）、肺痿肺痨（肺结核）、风湿、食积、泄泻、肠结症、寒痹、头痛、心悸、久咳病等都有所论述。

该书的特点，以整体概念和辩证论治的精神来说明病因、诊断、治疗和预防等各项机理。是一部理论与实践相结合的实用著作，是外治法的总结和发展。

膏药治疗是外治法的一种。它是利用药物，施于病者机体外表某部或患部的作用，借经络的通路发挥药物的通经走络、行滞去瘀、开窍透骨、驱风散寒的功能，从而达到某种治疗目的的一种疗法。在前面发展史里我们已经谈到，中国医药学在很早以前就采用外治法，后来因为汤药的发展，外治法渐渐退居次要地位。事实上，外治法非但可以配合内服药饵疗法来提高疗效，而且有许多疾病也可以只用外治法就能达到治疗目的。吴尚先在《理瀹骈文》中论述膏药的功能时说："一是拔，一是截。凡病所结聚之处，拔之则病自出，无深入内陷之患；病所经由之处，截之则邪自断，无妄行传变之虞"。"为了达到拔和截的治疗目的，方中往往加猛药、生药、香药、使之""率领群药，开结行滞，直达其所，俾令攻决滋助，无不如志，一归于气血流通而病自已"。所以在平肝、暖胃、截疟、化痞、止泻、蠲痹等膏中，各有加药。在制膏当中有如上述的说法，更有中心体系。

膏药是中国医药学中丸、散、膏、丹、汤五大剂型之一，我们在发掘、整理和提高的基础上，应进一步深入研究，使医学科学更好地为人民健康，做出应有的贡献。

第二章 膏药的作用机理

一般膏药包括膏与药两部分，膏的部分比较简单，成分比较固定；药的部分比较复杂，往往因病、因人、因时、因地而有所不同。膏的熬制主要用胡麻油和铅丹两种原料，二者在临床上均具有一定的医疗作用。《日华诸家本草》论胡麻："陈油煎膏，生肌，长肉，止痛，消痈肿，补皮裂"。苏颂《图经本草》谓胡麻油"治痈疽热病"。明代李时珍《本草纲目》论胡麻油能"解热毒，食毒，虫毒，杀诸虫蝼蚁"。可见胡麻油除具有滋润皮肤，使丹药不干，更具有解毒、杀虫、保持药效持久的良好作用。铅丹又名黄丹、红丹、东丹、漳丹，系由铅氧化制成。黄宫绣《本草求真》论黄丹："铅丹亦名黄丹，系用黑铅、硝黄、盐矾锻炼而成，故味兼咸而走血。其性亦能杀虫解热，坠痰祛积，且更拔毒去瘀，长肉生肌，膏药每取为用。在熬制膏药时除用铅丹外，有时还采用密陀僧、铅粉等铅的化合物，也具有类似铅丹功用。据此，膏药不仅其质具有防腐，防燥，保持药效，便于贴用，刺激皮肤毛细管扩张吸收药物和湿润作用，而铅丹、胡麻油的本质同样有膏药基质适应症中所要求的某些性能。所以胡麻油和铅丹熬制成的膏药基质便成为膏药制剂和治疗中不可缺少的重要组成部分。

膏药在应用过程中，宋代以前，主要用于治疗痈疽、疖疮等外科疾患。明代李时珍述及膏药可贴风湿诸病，明代汪机谓太乙膏可贴肺痈已破。清代吴尚先所写膏药专著《理瀹骈文》

中"截"、"拔"两节中说："凡病所集聚之处，拔之则病自出，无深入内陷之患；病所经由之处，截之则邪自断，无妄行传变之虞"。说明膏药不但应用于外科各病，而且可以应用于内、妇及小儿各科。

　　膏药之所以能够治疗痈疽、疔疮、肿疡等外科疾患，从它的处方用药来看，还是比较容易理解的。如明朝朱橚《普济方》记载治疗金疮箭镞伤并痈疽疮毒 的太乙膏处方，计有白芷、苍术、石膏醋炒、白胶香、乳香、没药、黄丹各五钱，用真清油四两熬膏，入黄蜡一两收膏，用油单纸摊贴。这个膏药处方是用来治疗中医所说的属于阳性的痈疮、疔疮、肿疡的，也就是属于急性的、化脓性的溃疡疾患。从太乙膏中药味来看，苍术富有去湿作用，对疮疡、脓液可以促进其排出。石膏为清凉剂，功能清热解毒，迅速减轻燉肿疼痛等症候，加以醋炒不仅可使石膏易干粉碎，缓和石膏作用，而且具有散瘀、解毒、止痛、收敛的作用。白芷、白胶香、乳香、没药等都是香料药品，不仅具有防腐作用，并能改善血行、祛瘀散寒、镇静止痛。以上各药合成薄贴，会使疮痛疾患达到好转和治愈。黄丹、清油为熬制膏药赋形剂，更有促使药物性能透入肌肤深部，发挥药物的效能。五脏六腑功能的盈亏盛衰和脏器病变可应用膏药外敷，以外用药物入内疏通气血等的理论是膏药对体内脏器和远距离的治疗作用的主要依据。如对关节风湿疼痛、消肿化痞、暖胃、定痛、止泄诸作用，广泛应用上焦心肺膏药，中焦脾胃膏药，下焦肝肾膏药，通治三焦和五脏。通治六腑膏药，调经、安胎、卫产、催生膏药，其作用机理则是较复杂的问题。盖人体内而脏腑筋骨，外而皮肤肌肉，五官百骸，靡不相通，其相通道路则为经络。中医在内外各科，辩证论治、药物归经、针灸疗法，都是以脏腑机理为理论基础的。而膏药疗法则兼有一般药物、针灸、物理等疗法的长处。膏药处方用药，是根据一般中药归经原则，运用药物互相协调为用的效能，组成多味药物的复方，以发挥药物良好效果。更因膏药用于肌肤薄贴，所以多取气味俱厚的药物，并加以引药，如姜、葱、槐、柳、木别、蓖麻、风仙、菖蒲、山甲、轻粉等力厚之品，几乎各方使用。延胡索、木通、细辛、威灵仙、木香、乌药、苏合油、冰片、麝香、乳香、没药等善于率领群药，开结行滞；直达疾病所需的芳香药物，更是膏药熬制中不可缺少的药品。至于贴用膏药，除溃疡肿毒贴患部处，一般多以针灸经络穴位为贴部位。如太阳经外感贴两太阳、风池、风门、膻中穴。脏腑病，则分别其在上在下及经络通路贴之，如上贴心口、中贴脐眼、下贴丹田，或兼贴心俞与心口对，命门与脐眼对，足心与丹田应。总之，膏药所贴穴位都是根据体表十四经穴，借经络通路以直接影响内脏疾患，提高药物疗效，达到迅速治愈的目的。

膏药之所以能够治疗多种疾病，是有它一定的物质基础与理论根据的。它的处方组成来源于一般中药方剂，与西药中许多外用药、注射剂、口服剂有同一作用，同样可以合剂，分用（特殊的当然例外）此其一。在一般方药的基础上，取长补短，加以变化，去其轻淡平温之剂，益以气味俱厚生香引导之味以得药方此其二。用药数广而多形成大的复方，以适应复杂的病理变化，由于许多药物中含有脂熔性、挥发性及刺激性的药物，因此可透入皮肤产生消炎、止痛、去腐、生肌、收敛等作用，如治痈疖疮、肿疡、溃疡等，风湿寒痹、止痛、壮筋骨、跌打损伤等，此其三。利用丹、油熬膏作赋形剂，以防腐、防燥、保护疮面，保持药效持久，促使药物和经过表皮产生深部和全身作用，此其四。按经络俞穴及身体特殊部位薄贴，发挥药效，促进作用，此其五。贴于患处刺激神经末稍，通过反射，扩张血管，促进局部血液循环，产生神经特异性，以调整机理增强组织抗御力量，达到镇静、消炎作用。此外，软膏具有保护局部皮肤的湿润柔软作用，是通过皮肤角质层细胞间隙、毛囊壁、汗腺、皮脂腺，使药物渗透与吸收，对创伤、皮肤疾病、粘膜病变的治疗，均有防腐、消炎、止痛等局部作用。同时，药物穿通皮肤及粘膜后，经过血管或淋巴管进入体循环可产生全身作用。膏滋内服后与内服汤药一样起全身治疗作用。综上所述，我们可以初步理解膏药的治疗作用，是以中医的经络学说为基础。就其生理机理而言，则系以特殊剂型，使药物有效成分刺激外感受器而使内感受器产生整体影响。是否尚有因组织吸收某些药物有效成分而产生杀菌、抗生作用，还有待于今后的研究。

第三章 膏药的分类

中医所用的膏药，从广义上说可分为内服和外用两种。内服膏滋，是由汤剂、煎剂浓缩成煎膏或膏滋，如《本草纲目》中所载的内服膏"益母膏"，《张氏医通》中的"二冬膏"等。外用膏药类型很多，有水调药末的膏药，有鸡蛋清调药粉的膏药，有用植物油或动物油调药的油膏。油膏见用很早，《灵枢经》里已载有"马膏"、"豕膏"。秦汉以后，油膏应用逐渐加多。唐孙思邈《千金翼方》里载有不少由猪脂或胡麻油浸药微火熬制而成的油膏，如"蛇衔生肉膏"、"野葛膏"、"丹参膏"等。我们现在所用的膏药，基本是由油膏逐渐演变而来。

膏药古时叫做薄贴，多以植物油、铅丹为基质，经过熬制掺以其他药味而成。膏药含义有二，其一为膏，其二为药。古人于熬者谓膏，撮者谓药。后人以膏为基质，固定不变，膏掺以药遂成膏药。明清以前，膏药并无专书，自然谈不上分类。明朝朱橚等所辑《普济方》曾附膏药一节，所列各方则以痈疮肿疡、瘰疬头癣、折伤金创、消肿止痛等外治为主，初示分类轮廓。清朝徐大椿在其所著《医学源流论》里论薄贴谓："其用大端有二，一以治表，一以治里。治表者如呼脓去腐，止痛生肌，并摛风护肉之类。……治里者或驱风寒、或和气血、或消痰痞、或壮筋骨"。概分膏药为治表治里两类。清朝吴尚先著《理瀹骈文》，首创膏药外治一门，亦言古无专书，重在立法。概以三焦、五脏六腑、经络为主，阴、阳、表、里、寒、热、虚、实为纲，汗、吐、下、和、温、消、清、补为法，辩证论治，不言膏药分类。就其膏药立方，根据用药八法，可以归纳为以下各类：

一、汗法： 多用发汗之膏来开泄腠理，逐邪外出。因外邪侵犯人体大多始于皮膜，然后由表入里。当邪在皮膜肌表，还没有入里之时，就应采用发汗之膏，使邪自外御，从而控制疾病转变，达到早期治愈的目的。其主要作用是驱逐外表的病邪，适用于一些外感疾病的初期，如"花翘膏"、"叶胡膏"等。

二、吐法： 是外用具有涌吐性能的药物，将病邪或有害物质使之从口吐出，以缓和病势达到治愈疾病的目的，如"二丑膏"、"神曲膏"等。但常用从鼻取嚏及内服涌吐之药较多。

三、下法： 是一种攻逐体内结滞的方法。凡邪在肠胃、燥火停滞、热邪搏结及畜水畜血等疾患，可用此法，如"猪龙膏"、"归红膏"。

四、和法： 邪在半表半里之间者用此法，使以疏泄和解之膏，如"肉果膏"、"白山膏"等。

五、温法： 是用温性或热性药物以消除病人的沉寒阴冷，补益气血，如"马鞭膏"、"归片膏"等。

六、清法： 是用寒冷的药物达到退热目的，如"黄蘖膏"、"射干膏"等。

七、补法： 主要是补益体质和机能的不足，消除亏衰症状，如"二冬膏"、"海马膏"等。

八、消法： 有消散和破削两种作用。凡因气、血、痰、湿、食等所形成的积聚凝滞，一切肿疡、溃疡、痈疮，皆用消散之膏，如"香槟膏"、"文术膏"等。

根据药物四气——寒、热、温、凉四种不同的药性，可将膏药分为寒凉膏与温热膏两类：

一、寒凉膏：多为寒性和凉性药物，具有清热降火等作用，适用于盈盛的热症，如"栀子软膏"、"竹叶膏"等。

二、温热膏：多为热性温性药物，有祛寒助阳等作用，适用于亏衰的寒症，如"苏香膏"、"川楝膏"等。

解放后，轻工业部医药工业管理局编的《中药成药配制经验介绍》，对膏药分类列有：

一、黑膏药：以植物油与铅丹经高热炼制成黑色，是为最常用的膏药，如"清乳膏"、"香附膏"等。又密陀僧与植物油化合所起的作用同铅丹，亦可列于此类。

二、白膏药：植物油熬炼后待凉到100℃左右，徐徐加入铅粉，则与植物油化合。但铅粉氧化作用不如铅丹剧烈，反应生成药为浅黄色，另有部分过量的铅粉末分解，掺合于膏中，故成品一般为黄白色，与黑膏药对比，称为"白膏药"，如"鲫鱼膏"等。

三、油膏药：以植物油或含油的药料为基质，与其他药料混合，是为"油膏药"，如"丹珠软膏"。

四、胶膏药：如"五皮膏"系动物胶熔化后，加入药料搅拌均匀，刷于纸上，阴干后即得。

五、松香膏药：植物油与松香加热混合后，再掺入药料，以提高膏药的硬度，便于应用。如"香朱膏"，即系此法配制。

六、绿松膏、银黝膏药：用植物油与铜化合物制成的"绿松膏"，植物油与含银化合物制成的"银黝膏"，均曾采用。

除上述分类外，贾维诚所编《膏药方集》，分膏药处方为外科、内科、妇产科、小儿科四类。郑显庭所编《丸散膏丹集成》根据丸、散、膏、丹临床应用，将所选成方分为六十二类。

综上所述，可知膏药到现在还没有一个比较全面的统一的分类方法。根据用药八法分类，在应用上很不普遍；以药性四气或内科、外科、妇产科、小儿科来分类似嫌简单；《丸散膏丹集成》分类，对膏药一门来说又感稍繁；《中药成药配制经验介绍》分类方法，似又不能说明膏药临床各科作用性能。根据现代医学对临床各科疾病治疗的应用原则，初步将膏药分属内科病膏药、妇产科病膏药、小儿科病膏药、外科病膏药、五官科病膏药、皮肤科病膏药及癌瘤膏滋等各章。当然，这样的分类法同样是不全面的，仅供参考。

第四章　膏药的制法

　　膏药，在制作方法上以黑膏药最为复杂。但黑膏药过去流传在民间及各家祖传秘方的手工操作各有不同，加之现在由于广泛应用，因此，手工操作已供不应求，故有机制生产以适应这一情况。此外，软膏和膏滋在制作上亦不同于黑膏药；软膏和膏滋在制法上也有差异，现分别介绍于下：

黑膏药的制法

一、手工操作法

（Ⅰ）熬制膏药前的准备工作

（一）器材

1. 天秤一台（称药配料用）。

2. 450℃的温度计一支。

3. 铁勺、铁铲各一把（打油下药和铲膏药用）。

4. 过滤器一具，消毒纱布数块。

5. 细铁筛子和铁漏勺各一个（捞药渣和过滤药油用）。

6. 铜锅或铁锅并带盖（口径在一尺左右）。

7. 盛药的细瓷盆一个，水缸一个。

8. 磨碎机一台或碾子、药碾槽一具（碾药末用），大鬃刷一个。

9. 电动搅拌器一个，或人工搅膏药用的桑、柳、槐、檀木棍数根，一般要二三尺长，粗细约八九分。

10．燃料用煤炭或木柴均可，但一般古法常用桑、槐等木作燃料。

11．炉灶安有前后锅，后锅煎药油，前锅熬膏药（见图4）。

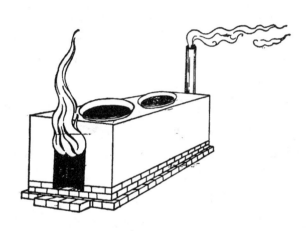

图4 手工生产膏药的炉灶

（二）药品

1．植物油：香油最好，或用胡麻油、花生油、大豆油和菜籽油，古法中也有常加桐油者。同时亦可使用桐油、石蜡与黄丹混合制膏的方法，以减少植物食油的应用。

2．黄丹：又名东丹、虢丹、漳丹、红丹、铅丹也叫广丹，其化学成分主要是 Pb_3O_4，以红色的为最好。

3．用药分群药和细料，应按照处方配制要求，依法炮制备用。

（Ⅱ）熬制膏药过程中应注意的事项

（一）熬制前应先作好一切准备工作，用具要完备，便于操作顺手。

（二）煎熬药物要有先后次序，因药物的质料和性质的千差万别，不能一概而论，一同入油熬炸。如同时下锅炸熬，其结果将使脆嫩薄片枯焦，坚硬的未透，不能很好的发挥药物应有的效能，以致影响膏药的质量，造成损失。原则上，硬质药物如带有硬壳的、树根、骨肉之类先下，果之类次下，花、叶之类后下，芳香类易挥发的药物或脂类，不能直接入沸油中熬炸。否则，前者将受高热而大量挥发，后者因易着火而致燃烧。所以后两类药物要研成细料，膏药基质熬成后参入。另外，加工后为防止药物的有效成分不致挥发或失效，应将其妥为保存。制作细料和过滤树脂时有残渣要除掉。细料越细越好，上述二类药物处理不好对膏药的韧性和粘性有很大影响，贴于患部起不到应有的作用。

（三）膏药的质量好坏与油和漳丹有直接的关系。不好的油熬成的膏药呈红色，如油中含有高分子的脂肪酸，象菜籽油熬出的膏药，表面易于干裂，故应采用含有低分子脂肪酸的油，如香油、花生油等。这样的油，沸点较低不易破坏药物的有效成分，同时可缩短下丹的时间，加热和下丹时泡沫较少，便于观察锅内的变化，并可避免发生意外。胡麻油虽不如香油好，但价格低廉又没有多大的不良现象，也常使用。如果漳丹不好，熬膏药时很费时间，不易熬成，熬成的膏药呈灰白色而无光泽。故事先要作鉴定工作，或作适当加工。漳丹太差可用水飞法除去杂质。方法是先将漳丹浸于水中大力搅动，使杂质漂浮水面然后倾去，再把漳丹晒干，炒至焦黑，用细筛筛过待用。如果是黄丹太粗或含有水分也可炒后细筛，或在熬膏药时酌情增加用量。

（四）熬成的膏药，黑而有光泽者佳。除必须注意油、丹及火候外，不可复火再熬。临时使用膏药，下丹多少要注意季节，一般春夏季节应当增加丹的用量，因天气热膏药易软化；冬秋季节可酌情减少用量。下丹的火候各不相同，大体可分两种：

1. 大火：因下丹是油与丹的化学变化过程，是含有脂肪酸的油和四氧化三铅（Pb_3O_4）发生复杂反应后变为高级脂肪酸铅盐的过程。因此，大火（武火）能加速这一变化的进行，相应的使下丹时间缩短。

2. 小火（文火）：因下丹时，油的沸腾会高出原来油面，如果锅小火大，则油沸溢锅外，会造成浪费或引起意外。所以小锅下丹时要小火，徐徐撒匀，充分搅拌，以保证油和丹的化合作用。

这两种火候各有所长和不足之处，采用时可按需要条件及操作者的习惯选用，如果当锅内油外溢时，可用少量冷水喷之，则沸涨自落（喷洒少量冷水对膏药质量并无影响，因锅内温度达 300～360℃左右，水会很快蒸发）。下丹时要不住手搅，这可防止油沸外溢，也可防止窝烟，影响膏药的质量和色泽，故有"膏药黑之功于熬，亮之功在于搅"的说法。下丹时锅内温度很高，木棍搅动很快，棍头因高温摩擦容易着火引起锅内燃烧，故需小心操作。万一发生着火，千万不可惊慌失措，用水去灭火，应速加盖以隔绝空气，则火自息。

（五）膏药熬制中的"老"或"嫩"是很重要的一环，熬的"太老"则脆而硬，没有粘性，"太嫩"则粘性太大并有弹性，不能固定在贴敷部位，容易移动，而且很难揭下。所以膏药的"老嫩"一定要适中（判别老嫩的方法详后），火候适中制成膏药贴之易粘，揭之易落。如果膏药熬的"太嫩"，可以加火再熬，"太老"可酌加"嫩油"。但千万不可加入生油，如加入生油则会使膏药的粘性减弱，不堪使用。

（六）熬膏房要有防火设备，如灭火器等，以防着火。

（七）熬药处应注意环境卫生。用具和药物要消毒或作适当处理。药物上的泥土在使用前要加工，经过洗涤、过滤、水飞、焙或筛等处理。

（八）对工人的保健工作要特别注意，有条件的可在炉旁设置通风装备，或在露天建炉，最好不要在不通风的房内建炉，以防烟毒，有损健康。操作时，操作者一定要戴石棉手套，穿工作衣，以防油沸腾时或下丹搅动时烧伤；要戴保护眼镜和口罩，防止膏药放出烟毒刺激人体，造成疾病。

（Ⅲ）熬制膏药的程序和操作方法

（一）用油煎取药物的有效成分

1. 将油按配料量（一般一料用油 7 500 毫升）入锅内加热熬至 40～80℃后，按处方要求将应入的药物陆续下锅，也有先将药物完全浸泡油内，以不同季节分别时间多少，然后加火熬药。但后者不如前者，因为药物各有不同的耐热力，同时熬煎很难掌握火候，细小的药易于枯焦而变性。

2. 根据处方要求，将用药秤准、配齐，仔细检查后（漳丹和细料除外）分批入油中煎炸。一般按煎透的难易，先将大根、茎、骨肉、坚果之类放入油中，次下枝梗种子等，最后下细小籽种、花叶之类。另外，有些树脂和松香、乳香、没药等，因在高温下易着火燃烧，所以常在膏药将成时，息火等油微凉时才下锅，以免发生意外。特别注意的是一些香窜药物及珍贵细料，如麝香、冰片、珍珠、藏红花不能同油共熬，必须碾成细粉在膏成后摊贴时掺入膏药内，或在膏成冷后掺入揉匀备用。

3．下药后，如有漂浮在油面的药物，需用漏勺压沉，数分钟后将诸药翻搅一次再压沉，如此反复数次，即"三上三下"，使诸药均能煎透以达到更好地撮取药物的有效成分。这一操作熬至诸药焦枯（但不可枯而变炭），即使诸药物外表呈深褐色内部焦黄色为度。这时用漏勺将药渣捞出，把药渣与药油分离净尽。这一过程一般约用 25～30 分钟。去药渣时油的温度约在 200～250℃左右。但也可根据药料的不同，煎透的难易，灵活掌握温度和时间。总之，火力不宜太大，以防药料焦枯变质，所以历来常以"微火"煎炸。去渣后，将药油继续煎熬约 10 分钟。

4．将熬成的药油倾入细瓷盆内，等沉淀后再进行过滤，以保证膏药质量柔细。将滤过后的药油复入锅内，以先小火后大火的火力，不停地搅动。这一过程，约需 5～6 小时。这一操作是熬制膏药的一个关键。因熬油适中与否决定膏药的质量，如油熬的不到火候则膏药质软松，贴着后受热流动不能固着患部；如熬油太过，不但出膏少，更主要的是使膏药质硬，粘着力小，容易脱落或者造成废品。熬油恰到好处的标志，是所谓"滴水成珠"，即以搅棒蘸油滴冷水中，油滴在水中不散开并凝聚成一团呈饼状。如油滴散开，说明油还未熬好即"太嫩"，须再熬、再试，至油将熬成时要举大火。炼油约 3～5 分钟（此时油的温度一般在 300℃～360℃上下），立即将锅离火，趁热下漳丹，不停地搅动。熬油时，还可以从发生的烟色来判断成否。油熬至沸，发青色烟，但烟很淡，当青烟由淡变浓并发灰白色时再熬，则烟又渐渐由青烟变白色并带有清香药味，此时表示油快要熬成。这个时间很短，约 1～2 分钟，须精心操作，并要不停地搅动，以免油在高温时发生燃烧。

5．下丹时将丹置在细筛内，一人持筛缓缓弹动，使丹均匀撒在油中，一人用木棍迅速搅拌，使丹充分与药油发生作用，勿使丹浮油面或结粒沉于锅底。下丹时间，一般约为 5～10 分钟。用丹的标准，因膏药种类、季节不同而不同。但一般是夏季每 500 毫升油用漳丹 240 克，冬季用 120 克，秋春两季以 210 克为宜；但也有因丹不纯而酌情增加，夏季用至 300 克。

下丹后，丹与药油在高温下迅速发生化学变化，油立刻起沫沸腾。此时必须不住搅动或酌情少喷点冷水，则油沫自落。否则，会使药油外溢，发生火患，造成浪费，甚至造成灾害。由于丹与油发生化学变化，使油由黄褐色（丹染的颜色）稀浆变成黑褐色的稠膏，并逐渐变成黑亮的膏药。在这一系列的变化中，放出大量具有刺激性的浓烟（青烟）。此时应速搅动，让烟与热尽可能飞散，不然会发火燃烧，使膏药变质。当烟由青色变成白色时，并有膏药的香味放出，表示膏药已成。这时以少量冷水倒入膏药中激之，则发生爆响声，烟大出，更须加强搅动 3～5 分钟，以除去烟毒，然后离火。

6．检查膏药"老嫩"是否适中的方法：

（1）滴水成珠：将膏油滴入水中成珠不散、膏色黑亮，即表示膏药火候适中；灰色表示未成，需再熬。

（2）可将膏油滴冷水中，待稍冷拿出用手扯之成细丝，并有韧性，表示已成；如软而粘手，拉丝柔软无力，则太嫩，应再熬；如扯之丝粗细不匀或脆断者表示已经过火，需酌情加入嫩油，再熬再试。

（3）滴冷水中，冷后粘手发软拉不成丝者，表示太嫩；如像豆腐渣似的，则系过老；适中的火候，为捏之不粘而有力，色黑润和而有光泽。

7. 膏药熬成后，倾入备好的冷水盆中（倾倒时，将水朝一个方向搅转，使膏药倾入后，集聚成整团），浸泡 3~7 天（也有浸泡 3~5 小时者），并每日换新水数次，以除去火毒。

8. 将已拔除火毒的膏药块，放在锅内用蒸气加热，或在热水浴上加热，使其熔化，搅拌均匀，然后掺入细料搅匀后，即可进行摊贴和收藏。另外，也有在膏成后搅至无烟趁温加入细料者，其原则是无挥发性的药料先掺入，具有挥发性的香窜药料后掺入，并且迅速搅拌，力求均匀和加速散热。但因后法掺料时温度太高，会使某些香料和易挥发性药物损耗，有影响膏药的成分和治疗效果的缺点。

（Ⅳ）膏药的最后处理

（一）膏药熬成后，要拔除火毒。其方法，是把膏药趁热倾入冷水中，浸泡 3~7 天或更长时间，并每天更换新水。这一过程是制作膏药最后的一环。如果熬成的膏药，不拔火毒就贴敷，不但影响膏药疗效，反而会因所谓"火毒"加重病情，使伤部溃烂。所谓"火毒"是油和漳丹（Pb_3O_4）在反应过程中，产生的具有毒性或强烈刺激作用的铅化合物。这种化合物，用水浸泡，将其除去。如不把这些混在膏药内的毒物除去，则贴敷之后就会刺激、侵蚀皮肤和肌肉组织，轻则发痒难忍，重则发生水泡、化脓、溃烂，或造成感染使伤势恶化，必须加以注意。

（二）拔过火毒的膏药，不能放在潮湿处或太阳下曝晒，也不能久经风吹。否则，会使药物走失，使某些药物分解和挥发变质而失去膏药应有的效能，从而降低疗效。所以，应把膏药放在敷有滑石粉或石膏粉的瓷罐中，用盐泥密封罐口。这样，可贮藏相当长的时间也不会变质。如果是运往远方或即时就用的膏药，用油布、油纸包装即可。因为膏药是经过高温处理过的，不易发霉，在短时间内也不会变质。但是这种方法，只便于远距离运送而不宜长期保存。

（Ⅴ）膏药的摊涂

（一）膏药被子的形状有方形和长方形两种。摊涂的形状，一般有圆形和椭圆形两种。圆形直径，一般在一寸到七寸之间；椭圆一般横径为三寸，纵径为七寸。但摊贴也可临时按照需要，按疮的形状和贴敷部位，适当改换膏药的形状摊涂。

（二）摊涂膏药被子的材料

1．皮革被子：一般使用狗皮，除去皮上的肉和毛，用皮硝鞣制柔软备用，也有用羊皮代替的。

2．布纸被子：在布面上糊一至二层有很大韧性的轫纸，以防止膏药渗过弄脏衣物。

3．纸被子：纸被子的制作是多式多样的，使用材料是白关纸、白油、木制夹板带绳（其大小与 16 开纸同）。操作方法，是将四开的白关纸在白油中浸透，再微微暖干。油同纸的比例，油应是纸重的 1.33 倍。例如，纸重 300 克，则油需要400 毫升，浸透油的白关纸，揭开铺平，再取数好的四开纸四张作一叠，每纸一叠，夹入浸过的油纸一张。取 200～400 叠，用木板紧紧夹好固定，置烈日下晒一整天。每隔一小时换一面，使四面受太阳光照射均匀，到晚上急行解开，使热气很快散去，收藏备用。否则，纸的色泽容易发黄或纸面胶结粘在一块。所以在制造时，应择炎热的夏天进行。

4. 三种被子的使用情况：一般要求保温和贴敷时间长的膏药，可采用皮革被子，因它的传热能力小，保温能力强，又经久耐用。但它也有缺点，如果是硝皮处理不当，贴敷时间一长，就会腐烂发臭，又不经济。现在，大都用布被子代替。如果是小型膏药，贴敷时间短，一般采用纸被了。

（三）膏药被子准备好后，把拔过火毒的膏药加热熔化，最好使用蒸气加热，以防止火大使膏药变质。在熔化过程中，要勤搅动，使受热均匀，温度保持在 70～90℃ 之间。待膏药完全熔化后，再加入细料或树脂之类的药物，搅拌均匀，进行摊涂。

（四）把温度保持在 70～90℃ 之间的膏药，用摊膏药的棍挑起，大型的将被子放在案上，左手转动被子，右手持蘸有膏药的木棍，先固定于被子中央，然后放手轻轻压紧，使膏药很均匀的摊开。小型可左手持膏药被子并捻动，右手摊涂，最后称准分量即可折合（图 5，6，7，8，9，10 所示）。

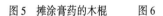
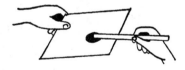

图5 摊涂膏药的木棍　　图6 圆木棍挑起膏药在被子上固定部位

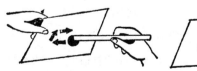
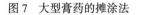
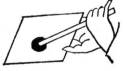

图7 大型膏药的摊涂法　　图8 中型膏药的摊涂法

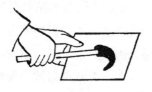 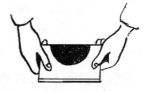

图9　小型膏药的摊涂法　　图10　膏药的折合

（五）用膏药时，可将折合的膏药放在小火上烘软，如有因病情临时需要加入药物时，可将药物研细，均匀的撒在表面，再折合使药粉混入膏药内，贴于患处部位即可。如果是贴敷脓量很大的脓疡，可在膏药表面加一叠纱布，或在膏药被子中央剪一小孔。贴敷时，孔与疮口对应以便排脓。

（Ⅵ）检查膏药老、嫩和去"火毒"的方法

（一）检查膏药的老、嫩方法：可取少量样品滴于水中，数秒钟后取出，如试之沾手，撕之细丝不断表示过嫩，如撕之即断表示过老，如膏不粘手，稀稠适当，即表示膏药已成。

（二）去"火毒"的方法：油丹化合制成的膏药若直接使用，常对局部产生刺激性，轻则出现红斑，皮肤过敏搔痒，重则发泡溃疡，这种产生刺激的因素俗称为"火毒"。可将炼成的基质稍冷后放入小锅中，再缓缓倾入冷水，并用木棍搅动，使基质在水中成带状以去"火毒"，待基质冷却凝结，即可取出反复捏压，去净内部水分，制成团块，可供摊涂。亦可将基质冷凝后从锅中倒出，放入冷水中浸泡较长时间，或将基质留于锅内置于潮湿阴凉之处，贮放一段时间以去"火毒"。

二、机械操作法

（Ⅰ）药材粗料的提取

（一）将粗料药材切碎或捣碎后，装入铁丝笼内，送入炼油器（见图11）锅1中，固定锅盖，应用离心泵将植物油由进油管18送入器内，然后以直火加热提取，开始时火力可稍大，当器内油的温度达200～220℃时，即可停火。以防器内油沫上

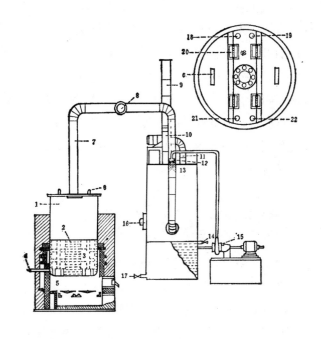

图 11　膏药提取与炼油器简图

1．炼油锅　2．植物油　3．铁丝笼（盛药材）　4．14．17．阀门

5．炉膛　6．锅盖手柄　7．排气管　8．连管接头　9．接鼓风机排气管

10．鼓风机　11．接鼓风机进气管　12．喷水头　13．水洗器　15．离心泵

16．手孔　18．进油管　19．热电偶温度计管　20．铰链　21．取样管

22．铜壳长尾温度计管

溢导致着火，直至药渣熬透（即药材的外部呈深褐而内部焦黄）为止，但不得炭化变黑。不同性质的药材，可分别熬炼，如穿山甲等质地坚硬的药材可先熬炼，植物花、叶、果、皮不耐热的药材宜在以后加入。待油的温度适当降低后可将药渣连笼移出，便于炼油。

残余的烟气由鼓风机 10 沿排气管排出室外。水面积聚的少量浮油可由阀 4 放出。洗气用水反复使用后，可由阀 17 排出。

膏药处方中挥发性药物、矿物类、树脂类，以及其他较贵重的药物，如麝香、冰片、樟脑、轻粉、雄黄、砕砂、血竭、乳香、没药、丁香、沉香、肉桂等，应先研成细粉，在摊涂前于 70℃ 左右时加入熔化的基质中，混合均匀，按规定重量摊涂于被子材料上。

（二）炼油

1. 炼油为熬制膏药过程中的重要关键，使油在高温条件下氧化、聚合、增稠，适合制膏要求。

油去渣后可继续加热熬炼。炼油程度应老嫩合适。一般可由取样管 21 沾取炼油少许，滴于冷水中，以能聚结成珠而不分散为度。如油熬炼过"老"则膏药基质硬，粘着力小，贴于皮肤时容易脱离；如过"嫩"则膏药基质软，贴于皮肤容易移动，且粘着力强，不易剥离。炼油时，应仔细掌握。若油炼制过"老"，可加入适量熟嫩油调节；若油炼制过"嫩"，下丹后可继续熬炼调节。

2. 炼油时，油内温度可高达 320℃ 左右，此时易发生大量刺激性浓烟，应掌握调节火候，注意油的温度升高，以免引起着火。

3. 炼油时，亦有将提取与炼油结合进行的，即：提取时，油的温度达到220℃后停火，在提取器内继续热浸和炼油。由于油的温度自然降低缓慢，一般约经4～5小时左右，炼油亦可达到"滴水成珠"程度。油炼好后，可由阀门放油，经细筛滤过，输入贮油槽中备用。

（三）下丹

1．下丹时，可用离心泵将炼油由贮油槽经阀门8送入下丹锅1（见图12）中，启动搅拌器2，不断搅拌，将黄丹由加料斗5经送杆4徐徐加入锅中，使丹与油在高温下充分化合，勿使丹聚为颗粒，沉于锅底或浮于油面，以免影响膏药质量。

2．黄丹与植物油之间的比例，一般500毫升植物油用丹150克～210克，冬季可少用些，夏季则多用些。如丹量过多，则膏药过老；丹量少，则膏药过嫩。

3．丹与油化合时的温度，因各地设备条件不同而有差异，一般温度高时（约320℃左右），化合反应迅速；温度低时，化合反应缓慢，可根据设备条件与生产工艺方法灵活掌握。

4．油、丹化合过程中反应剧烈，有大量刺激性有害浓烟发生，应将排气管9与7相接的连管接头8处的闸板打开，使烟气经水洗器处理后排出。

5．油、丹化合后，丹的颜色即消失，合成物由褐色变为褐黑色。

摊涂膏药方法：将已去"火毒"的基质加热熔化，加入需要的细料药物搅拌均匀，即成膏药，然后将基质药料保持适宜的温度（约70℃左右），按定量摊涂于被子材料上。然后在膏药被子外面印上膏药名称与生产单位，最后将膏药折迭放置纸盒中贮于阴凉、干燥处（由于我国南北两地气温不同应注意保存）。

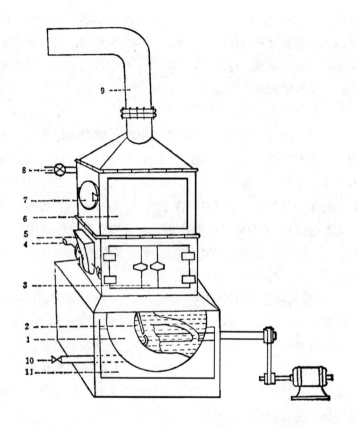

图 12　膏药下丹锅简图

1. 下丹锅　2. 搅拌器　3. 下泡沫罩　4. 送料杆　5. 加料斗　6. 上泡沫罩

7. 观察窗　8. 10. 阀门　9. 排气管（与图 11 中 8 连接，通水洗器）

11. 炉膛

（四）膏药生产联合装置（图 13）：为了提高生产效率和改进生产工艺，采取下列步骤：

1. 操作时将植物油置于炼油桶中，药材装于钢丝笼内吊入桶内；油熬炼后，将笼吊出去渣。

2. 把炼好的油放入沉淀池澄清，池中上部清油液由输送

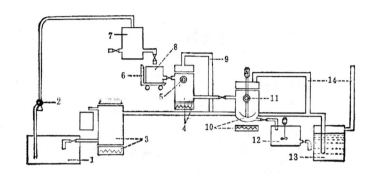

图 13　大量生产黑膏药生产流程

1. 沉淀池　2. 输送　3. 炼油桶　4. 预热锅　5、11. 观察孔　6. 磅秤

7. 贮油桶　8. 称量桶　9. 14. 废气排出管　10. 下丹锅　12. 配料桶

13. 洗水池

泵输送入贮油桶。

3. 再分次用磅秤称过，放入预热锅中预热，预热后放入下丹锅中再下丹，炼成膏药基质后，放入配料桶中配药料。

4. 炼油、下丹过程中产生的刺激性有害气体，通过废气排出管送入洗气池中，经水洗后排出

桐油的制法

先将桐油放在大型铁锅内，用温火烧开三次，即将黄丹、黄蜡粉末倒铁锅内，迅速搅拌均匀（事先准备冷水一瓷盆），把桐油、黄丹、黄蜡粉熬得有特异的香气而成黑色，用筷子沾一点熬成的基质，滴在冷水瓷盆内成圆珠形，即谓滴水成珠，放在纸上没有油迹，油不浸纸就算火候适度。若火候过度，则不沾皮肤易掉。火候过小，贴上皮肤易脏衣服，特别注意火候及黄丹含量调配。

软膏的制法

（Ⅰ）软膏的基质

1．油脂类：猪脂、植物油（麻油、香油）。

2．类脂：羊毛脂（羊毛蜡状物）、蜂蜡（白、黄蜡）。

3．牛、羊、鸭等动物的脂肪，也可作软膏用。

（Ⅱ）制作方法

中药软膏制法，除用制备好的中药的细粉，水煎液、流浸膏、浸膏提纯物外，也有用植物油加热提取有效成分后去渣，再用某类油脂混合搅匀后使用。存贮中，应加入适量防腐剂。

膏滋的制法

（Ⅰ）简述

内服煎膏称膏滋作为内服的一类膏状煎出剂型，用水煎煮药材后滤渣，将药水蒸发浓缩成糊状加蜂蜜、冰糖或庶糖调制而成。

膏滋剂的效用以滋补为主，有治疗各种疾病的作用，这种膏滋制作简单，可依据患者病情开方临时配制。

（Ⅱ）制作方法

1．熬煎浸出，内服膏滋采用煎沸滤渣。先将药材粉碎后，加适量水高出药材为宜，以快火煎沸后，再降低火力，保持慢沸，煎渍8～10小时，及时搅拌，注意补充沸水以免烧焦。然后倒出煎出液，再出药渣将余液与倒出的煎液合并。余药渣再加水重复煎出二至三次，再煎时可缩短煎煮时间。凡煎煮时遇液面泡沫可除去，以免药液溢出。煎液不溶物要滤除，然后蒸发浓缩。

2．浓缩收膏：收滤液煎煮蒸发浓缩成稠膏状。以搅棒趁热沾取浓液滴干燥皮纸上，滴膏周围不见水迹为度。然后将成膏中加入规定量的蜂蜜、冰糖或庶糖等，不时搅动，使其均匀混合继续加热，煎沸。用细筛滤过，滤液冷后，除去泡沫，装入消毒干燥玻璃瓶内，密封。

（Ⅲ）糖炼制注意事项

1．所用的糖均应经过炼制，除去水分杂质。

2．炼制时，庶糖加适当量的水，快火加热熬炼，并不断搅拌糖液成金黄色，泡发亮光微有青烟发生时为度。说明水分已全部蒸散，故必须立即停火，防止炼焦。

3．各种糖类含水分性质不同，熬制时间长短不一样，要特别防止炼焦。蜂蜜也可用糖代用。蜂蜜在使用前也要熬制，趁热配用。

第五章　膏药的用法

黑膏药用于皮肤患部贴敷，用前以微火烤化，或用蒸气熔化；软膏用于患部涂抹；膏滋用以内服。

现以上述各类膏药的特点分述如下：

一、膏药的用法

（Ⅰ）膏药贴敷的部位

关于膏药贴敷部位，大体上可分下列三种，即：

（一）按经穴部位贴敷，如：偏头痛，贴太阳穴。气管炎，正面贴璇玑穴、华盖穴，背面贴风门、肺俞、膏盲等穴。胃痛，贴中脘。小腹痛，贴气海。肝区痛，贴右侧期门、章门等穴。脾区痛，贴左侧期门、章门等穴。肾区痛，贴肾俞、命门。肩关节痛，贴肩井。肘关节痛，贴曲池。腕关节痛，正面贴内关，背面贴外关等穴。膝关节痛，贴阴陵泉、足三里等穴。坐骨神经痛，贴环跳、合阳、承筋、昆仑等穴。筋骨疼痛，腰腿软弱，背面贴命门、肾俞，正面贴足三里等穴（图14、15）。

（二）按患处部位贴敷，如跌打损伤，金创，肌肉游走疼痛，冻疮，各种皮肤病，烧伤，烫伤等症，患在何处即贴何处。眼、耳、鼻诸疾病可用软膏涂抹患处。

（三）按解剖部位贴敷，如偏头痛，贴颞颥部区；慢性气管炎，贴支气管区；胃痛，贴胃部区；下腹痛，贴脐区；肝痛，贴肝区；肾病，贴背面左右肾区；经血不调，贴小腹区。

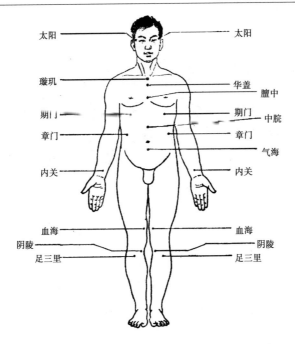

图 14　经穴部位贴敷图（正面）

肩关节痛，贴肩关节区；肘关节痛，贴肘关节区；腕关节痛，贴腕关节区；髋关节痛贴髋关节区；膝关节痛，贴膝关节区；踝关节痛，贴踝关节区；颈项痛，贴颈项区；腰部痛，贴腰部区（图 16、17）。

（Ⅱ）膏药应用注意事项

（一）所贴患部一定要严格消毒，破口处可先用稀高锰酸钾（KMnO$_4$）溶液洗净脓血，拭干后再贴膏药。红肿痛部及按经穴位置、解剖部区、患处部位贴膏药时，定先用 70% 酒精将贴膏部位消毒后再贴膏药。

（二）要按时换膏药，其中多数膏药含有铅化合物及其它

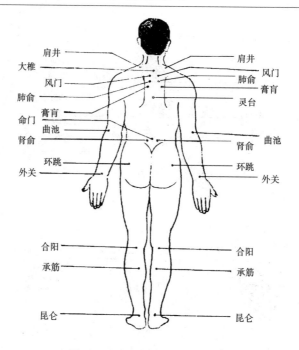

图 15　经穴部位贴敷图（背面）

有毒药物，绝对不能内服；内服会引起中毒甚至生命危险，要特别注意。

（三）贴膏药后可能引起患部发生骚痒，若发生这种现象，可在膏药外面按摩，若还不能生效，将膏药取下，用酒精涂擦骚痒患处，再将膏药加温贴上。

（四）患部因贴膏药发生水泡、溃烂，将膏药取下，用酒精消毒，以红汞药水涂抹纱布包扎，待伤愈后还可再贴膏药。

（五）在患部贴膏药，先将膏药加温软化，不易过热，温度过热易于烫伤皮肤，温度过低不易贴敷。加温时要注意温度适当。

（六）要注意膏药的保存，南北方温差较大，北方一般放

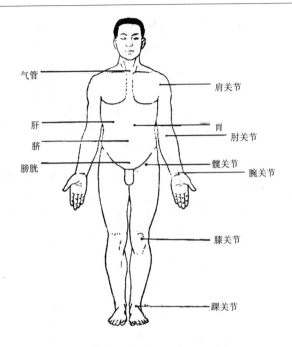

图 16　解剖部位体表贴敷图（正面）

置在一个干燥的地方即可。南方一般潮湿较热，可放在比较阴凉干燥的地方，避免熔化和虫蛀。

二、软膏的用法

（Ⅰ）中药软膏多用于皮肤疾病涂抹，也可用于涂眼、耳、鼻等特殊部位。软膏涂抹皮肤24小时后观察有无水泡、发疹、发红等现象，若有发现应及时除去。

软膏涂抹眼、鼻、耳24小时后观察粘膜有无充血、肿胀、分泌物增多、流泪、羞明等不适感，若发现这种现象，应及时擦洗。

（Ⅱ）用植物油或豚脂配制的软膏，贮存时易于酸霉，用时要谨慎。

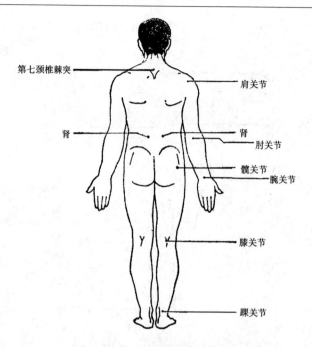

图 17　解剖部位体表贴敷图（背面）

（Ⅲ）软膏遇有空气、光、温度不适等情况下特别容易败坏。

（Ⅳ）软膏要存于棕色广口玻瓶、瓷罐内密封，放在阴凉干燥处，一般保存时间不宜长，以防腐败。

（Ⅴ）软膏瓶、罐，用前要洗净，再以蒸气消毒后使用。

三、膏滋的用法

膏滋用蜂蜜、冰糖、蔗糖配制，味美适口，为患者乐于服用，效果较好。遵照医嘱处方配制，用时以温开水冲服，若发现酸霉，切忌内服。

第六章　内科病膏药

第一节　神经疾病膏药

香　官　膏

〔主治〕清热拔毒，吊斜风（中风面神经麻痹等）。

〔处方〕　香　油120毫升　官　粉少许　红蓖麻子7粒

漳　丹60克　血　余15克

〔制法〕将香油熬沸，放入蓖麻子和血余，炸枯后取出，先下官粉，后下漳丹，即成膏药。

〔用法〕右歪左贴，左歪右贴，要病人少量出汗，勿受风寒。

选自《山东省中医验方汇编》

麻鳖膏（治吊斜风方）

〔主治〕清热补益，口眼歪斜（面神经麻痹。）

〔处方〕　蓖麻子60克（去壳）　木鳖子60克　上官粉60克

麻　油120毫升

〔制法〕先将蓖麻子、木鳖子各60克入油内，用小火煎熬，以榆条搅之，药枯去渣，再将油入锅内熬至起烟为止，离火，将官粉放入油内收膏，即可。

〔用法〕将药膏摊布或纸上，贴太阳穴、颊车穴、地仓穴三处。左歪贴右，右歪贴左，正则去之。

香 蓖 膏

〔主治〕清热、消肿，吊斜风（中风面神经麻痹）。

〔处方〕　　香　油 120 毫升　　红蓖麻子 7 粒　　官　粉 少许
漳丹 60 克

〔制法〕将香油熬热，放入蓖麻子，炸枯后取出，先下官粉，后下漳丹，炼成膏药。

〔用法〕右歪左贴，左歪右贴，要病人少量出汗，勿受风寒。

选自《山东省中医验方汇编》

佛手膏滋（当归补血膏）

〔主治〕身体亏衰，益气补血，健胃养阳。

〔处方〕　　佛手片 30 克　　当　归 150 克　　党　参 60 克
川　芎 60 克　　白　芍 30 克　　茯　苓 60 克　　生　地 60 克
白　术 30 克　　甘　草 15 克　　冰　糖 240 克

〔制法〕上药用慢快火煎浓汁，去渣，冰糖收膏，瓶装备用。

〔用法〕每用一汤匙，空腹白开水化服。

选自《全国中药成药处方集》

茯苓膏滋（十全大补膏）

〔主治〕体弱虚损，神经官能症，梦遗滑泻，耳鸣目眩，足膝无力。

〔处方〕　　　　茯　苓 600毫升　　　党　参 600克

白　术 600克（炒焦）　川　芎 300克　　　肉　桂 300克

当　归 480克　　　黄　芪 600克（炙）　熟　地 1200克

白芍药 480克（炒）　甘　草 300克（炙）

〔制法〕共煎汁三次，榨净，将各次所煎药汁澄清过滤，蒸发成浓汁，加冰糖2 400克收膏，成膏4 500克。

〔用法〕每次9克，开水化服。

选自《全国中药成药处方集》

潞参膏滋（十全大补膏）

〔主治〕男女身体亏衰，久病虚损，潮热倦怠，腰膝无力。

〔处方〕　　　　潞党参 45克　　炒白芍 30克　炙黄芪 45克

上肉桂 30克　　大熟地 45克　　白茯苓 24克　炒白术 30克

炙甘草 24克　　当　归 24克　　抚川芎 24克

〔制法〕上药加鲜生姜三片，大枣三枚，用清水煎熬三次，去渣取汁滤净浓缩，加冰糖300克收膏。

〔用法〕每服9至15克，一日二次，早晚开水和服。

〔禁忌〕孕妇慎用。

选自《全国中药成药处方集》

玉桂膏滋（十全大补膏）

〔主治〕大补气血，强壮精神。男女气血两亏，诸虚百损，头痛昏晕，耳鸣目眩，形容憔悴，四肢困倦，时发潮热以及神经官能症等。

〔处方〕　　　玉　桂 720 克　　潞党参 2400 克　　川　芎 1200 克　白茯苓 1200 克　焦冬术 2400 克　炒白芍 2400 克　炙甘草 1200 克　炙黄芪 2400 克　大熟地 3600 克　当　归 2400 克

〔制法〕上药煎浓汁去渣，加冰糖 5 500 克收成膏。

〔用法〕每服 9 至 12 克（约一汤匙）开水和服。

选自《全国中药成药处方集》

谷精膏（鹿茸膏）

〔主治〕滋补强壮。神经衰弱，阳痿早泻。妇女白带，腰痛崩漏，虚冷腹痛。

〔处方与制法〕　　　谷精子 9 克　　麻　油 620 毫升　甘　草 60 克（熬汁 1.8 克）　下诸药：第一下芝麻 120 克；第二下紫草 6 克；第三下天门冬、寸冬、远志、生地、熟地、牛膝、蛇床子、虎骨、菟丝子、鹿茸、苁蓉、川断、紫稍花、木鳖子、杏仁、官粉各 9 克，慢、快火熬至枯黑色，去渣下黄丹 150 克；第四下松香 240 克，用槐柳枝不停地搅；第五下硫黄、雄黄、龙骨、赤石脂末各 6 克，再上火熬半小时；第六下乳香、没药、木香、母丁香末各 5 克，再熬离火放温；第七下蟾酥、麝香、阳起石各 6 克；第八下冰片 30 克，用瓷罐盛之，以烛封口，入水浸三日去火毒，用红绢摊贴之。

〔用法〕每日一贴，贴脐上。

选自《全国中药成药处方集》

锁阳膏（毓麟固本膏）

〔主治〕身体虚弱，神经衰弱，梦遗滑精，腰酸腿软，妇女痛经带下等。

〔处方〕　　锁　阳15克　　杜　仲9克　　小茴香9克
川附片60克　　海　马120克　　怀牛膝90克　　续　断90克
甘　草90克　　大茴香90克　　天麻子90克　　紫稍花90克
补骨脂90克　　肉苁蓉90克　　熟　地90克　　木　香30克
生龙骨30克

〔制法〕上药用香油7 200毫升炸枯去渣，炼沸入黄丹3 000克搅匀成膏，另对沉香15克、乳香、没药各30克，鹿茸18克、母丁香30克，每7 200毫升膏油对以上细粉，搅匀摊贴。

〔用法〕男子贴肾俞穴，妇人贴脐上。

〔禁忌〕忌食寒凉，孕妇忌贴。

选自《全国中药成药处方集》

苁蓉膏（固本膏）

〔主治〕神经衰弱，身体虚弱，梦遗滑精，腰酸腿软，妇女痛经带下，腹疼腹胀。

〔处方〕　　生杜仲66克　　甘　草66克　　紫稍花66克
生茴香66克　　熟　地66克　　生附子33克　　怀牛膝66克

大茴香_{66克}　　冬虫草_{27克}　　菟丝子_{66克}　　生　地_{66克}

生故纸_{66克}　　海　马_{3克}　　续　断_{66克}　　天　麻_{66克}

蛇床子_{66克}　　苁　蓉_{66克}　　羊腰子_{1对}

〔制法〕以上各药用香油 7 500 毫升，炸枯去渣滤净炼沸，再入漳丹 2 700 克搅匀成膏。每膏药油 7 500 毫升对雄黄面、乳香面各 12 克、母丁香面 30 克、肉桂面 66 克、广木香面 15 克、生龙骨面 18 克、没药面 12 克、阳起石面 6 克，生赤石脂面 12 克搅匀，每大张净油 30 毫升，小张净油 15 毫升。

〔用法〕男子贴肾俞穴，妇人贴脐上。

〔禁忌〕孕妇忌贴。

选自《全国中药成药处方集》

樱糖膏滋 （金樱膏）

〔主治〕心肾两亏，神经衰弱，梦遗滑精，小便频数等症。

〔处方〕金樱子_{5000克}　　冰　糖_{500克}

〔制法〕鲜金樱子打碎熬汁去渣，加冰糖成膏，瓶装。

〔用法〕每服 15 至 30 克，开水化服。

选自《全国中药成药处方集》

樱蜜膏滋 （金樱膏）

〔主治〕心肾亏虚，神经衰弱，梦遗滑精。

〔处方〕金樱子_{1000克}　　何首乌_{1000克}

〔制法〕上二味药煎熬成汁，每汁 500 毫升对蜜

1000克成膏。

〔用法〕每服15克，白开水化服。

选自《全国中药成药处方集》

樱沙膏滋（金樱子煎膏）

〔主治〕同上。

〔处方〕金樱子 5000克

〔制法〕去毛刺煎膏，加沙苑蒺藜膏500克，再加蜜成膏。

〔用法〕每服15克，白开水化服。

选自《全国中药成药处方集》

天南膏（止痛膏）

〔主治〕去风止痛，头痛，偏正头风，抽搐。

〔处方〕天南星　川　芎 各等分

〔制法〕共碾为细面，同带须葱白捣烂作饼。

〔用法〕贴太阳穴。

选自《全国中药成药处方集》

苏叶膏（牵正膏）

〔主治〕熄风散寒，颜面神经麻痹，吊斜风。

〔处方〕　　苏　叶 9克　　沉　香 6克　　白　芷 9克

天　麻 9克　　乌　药 9克　　薄　荷 6克　　羌　活 9克

川　芎 6克　　全　蝎 3克　　秦　艽 9克　　灵　脂 9克

　　甘　草9克　　台　参9克

〔制法〕用香油1 000毫升下锅熬15分钟，将以上各药下油炸黑取出，再入漳丹500克收膏。

〔用法〕向左歪贴右边，向右歪贴左边。

选自《全国中药成药处方集》

金樱子膏滋

〔主治〕身体亏虚，神经官能症，梦遗滑精，头昏耳鸣。

〔处方〕金樱子28 800克

〔制法〕将金樱子煎汁三次，榨净，将各次所煎药汁澄清过滤，蒸发成浓汁，加冰糖9 600克收膏，成膏14 400克。

〔用法〕每次一汤匙，开水冲服。

选自《全国中药成药处方集》

细辛膏（再造膏）

〔主治〕身体瘦弱，神经官能症，腰酸腿疼，失眠。

〔处方〕　细　辛45克　　生黄芪70克　　生杜仲45克　羌　活24克　　茯　苓45克　　怀牛膝45克　　防　风45克　甘　草36克　　生白芍45克　　川　芎45克　　人　参45克（去芦）

〔制法〕以上药料用香油7 500毫升，炸枯去渣滤净炼沸，再入漳丹2 700克搅匀成膏，每膏药油7 500毫升对；肉桂面36克，麝香4.5克搅匀。每大张净油24毫升，每小张净油15毫升。

〔用法〕男子贴气海穴，女子贴关元穴，腰腿疼痛贴患处。

〔禁忌〕孕妇忌用。

选自《全国中药成药处方集》

鹿茸膏（益寿比天膏）

〔主治〕同上。

〔处方〕　　鹿　茸35克　　虎　胫35克　　菟丝子30克
肉　桂30克　　蛇床子30克　　海　马30克　　川　断30克
远　志30克　　苁　蓉30克　　天　冬30克　　麦　冬30克
杏　仁30克　　杜　仲30克　　元　胡30克　　天　麻30克
甘　草30克

〔制法及用法〕用香油2 500毫升，鲜桑、榆、槐、柳条七寸煎枯去渣而熬沸入黄丹搅匀成膏，再入：龙骨面、赤石脂面各30克，母丁香面、冰片、乳香面各10克，木香面3克。男子贴气海，女子贴脐下。

选自《全国中药成药处方集》

参 芪 膏 滋

〔主治〕生津补气。神经衰弱，头昏耳鸣，失眠。

〔处方〕党参2500克　　蜜炙黄芪2500克

〔制法〕共煎熬三次，去渣取汁，滤清浓缩，加冰糖5 000克收膏。

〔用法〕每服9至15克，一日二次。早晚开水和服。

选自《全国中药成药处方集》

檀香软膏 （摩风膏）

〔主治〕面游风（面部麻木疼痛）。

〔处方〕　　　白檀香3克　麻　黄15克　羌　活30克
升　麻6克　白　芨3克　防　风6克　当归身3克

〔制法及用法〕用香油150毫升，将药浸5日，微火炼黄，滤去渣，加黄蜡15克熔化尽，用绢过滤，搅冷涂抹疮上。

选自《医宗金鉴》

三五膏 （乾坤一气膏）

〔主治〕活血祛瘀，驱风散寒，渗湿除痰，诸风瘫痪，男子梦遗滑精，肾寒精冷，女人赤白带下，久不生育。

〔处方〕　　　三　棱36克　　五灵脂36克　　当　归36克
白附子36克　　赤　芍36克　　白　芍36克　白　芷36克
生　地36克　　熟　地36克　　山　甲36克　木　鳖36克
巴　豆36克（去壳）　蓖　麻36克（去壳）　莪　术36克　川　断36克
肉　桂36克　　元　参36克　　滴乳香36克　明没药36克
台　麝9克　　真阿魏60克（切片）

〔制法〕除乳、没、麝、魏外，余药皆入香油2 500毫升内浸，春三日，夏五日，秋七日，冬十日，期至，先用桑柴火熬至药枯，再用细绢滤清。每净油500毫升，配飞丹360克，将熬成之油入锅内，下漳丹，槐枝搅之令成膏，端下锅来，用木盆坐稳，渐下阿魏片，令其泛化，魏尽，再下乳、没、麝香搅匀，乘热倾入瓷罐内，分三处盛之，以备用时熔化便利。

〔用法〕用时以热水化开。痞病，用红缎摊贴 30 克重油膏贴之；外科随疮面大小用药可也；男子遗精、妇女带下等患，贴丹田穴；诸风瘫痪，贴肾俞穴。

选自《全国中药成药处方集》

桂圆膏滋（化参膏）

〔主治〕补脾益血。神经衰弱，身体消瘦，心悸，汗多气短。

〔处方〕桂圆肉 8000 克　党　参 8000 克　黄　芪 8000 克（炙）於　术 8000 克（炒）

〔制法〕共煎汁三次榨净，将各次所煎药汁澄清过滤，蒸发成浓汁，加冰糖 12 500 克收膏，成膏 22 800 克。

〔用法〕每次一汤匙，开水化服。

选自《全国中药成药处方集》

地参膏滋（代参膏）

〔主治〕补气安神。身体亏衰，气血不足。

〔处方〕人　参 250 克或用 120 克　大熟地 500 克

〔制法〕以水煎膏。

〔用法〕每日三次，每次 3 克。

选自《全国中药成药处方集》

潞 党 膏 滋

〔主治〕气血不足，阴阳并亏，精神倦怠，耳鸣目眩，阴虚津耗等症。

　　〔处方〕潞党参10000克　　大熟地10000克

　　〔制法〕二味煎浓汁去渣，加冰糖 5 000 克收膏。

　　〔用法〕每服 9 至 15 克，每日 1～2 次，开水冲服。

牛　荷　膏

　　〔主治〕疏散风寒。感冒头痛，全身疼痛。

　　〔处方〕广牛胶300克　薄荷油30克

　　〔制法〕先将牛胶熔化，候温将薄荷油加入搅匀涂纸上。

　　〔用法〕剪成小片，贴两太阳穴。

附　子　膏　滋

　　〔主治〕温里祛寒，回阳返本，心肾阳虚，手足厥冷，脉微欲绝。

　　〔处方〕制附子30克

　　〔制法及用法〕用水煎熟成汁，过滤除渣，用冰糖适量收膏。一日服二次，每次服 3 克。

　　〔注意〕此药有毒，用时慎重，不宜量大，以免中毒。

黄　阳　膏　滋

　　〔主治〕身体虚弱，筋骨痿软，四肢痛，步行无力。

　　〔处方〕　黄　柏140克　锁　阳90克　知　母140克
当　归90克　熟　地140克　牛　膝90克　虎筋骨90克

白　芍90克　龟　板90克　陈　皮90克

〔制法及用法〕将上药用水煎熬成汁滤渣，用冰糖适量熬蒸成糊状收膏，一日三次，成人每次6克，用温开水吞服。

海马膏（固本膏）

〔主治〕肾亏，腰疼腿软，全身无力。

〔处方〕　　　海　马9克　　羊腰子600克　　生杜仲300克

天　麻300克　牛　膝300克　续　断300克　甘　草300克

大茴香300克　菟丝子300克　紫稍花300克　生　地300克

蛇麻子300克　肉苁蓉300克　小茴香300克　官　桂300克

补骨脂300克　熟　地300克　川附片150片　冬虫草120克

〔制法〕上药用香油33 500毫升炸枯去渣，加黄丹10 545克收之成膏。每膏药7 500克对下列研细混合细料120克。

〔细料处方〕母丁香600克　　木香300克　　龙骨360克　　雄黄

赤石脂　乳香　没药各240克　阳起石120克

〔用法〕男子贴肾俞，妇人贴脐下。

选自《保定市商业局中药制药厂方》

二冬膏（滋阴百补固精膏）

〔主治〕肾亏、神经衰弱。

〔处方及制法〕先用香油700毫升，入苍耳草30克，熬数滚，再下谷精草15克，天门冬、麦门冬、蛇床子、远志（去心）、菟丝子、生地、熟地黄、牛膝（去芦）、肉豆蔻、虎骨、续断、鹿茸、紫稍花各30克，熬得药黑色，又下木鳖子（去壳)、肉苁蓉、官桂、大附子各18克。少熬，待药俱黑枯，滤去药，将油又熬滚，方下黄丹240克、柏油60毫升，用槐条不住手搅，方将后药为细末投入，硫黄、赤石脂（煅）、龙骨（煅）、木香各6克，阳起石12克，乳香、没药、丁香、沉香各12克，麝香3克，下尽，搅匀，又下黄蜡18克，倾在罐内，封固好，开水中浸七日。

〔用法〕每膏药用红缎一方，药9克，贴在脐上，再用两个贴在肾区，3克一个。

韭蛇膏（肾虚暖脐膏）

〔主治〕肾虚，腰疼腿软。

〔处方〕　　韭　子30克　蛇床子30克　附　子30克　官　桂30克　独头蒜500克　川　椒90克

〔制法〕6味，用香油1 000毫升浸10日，加丹熬膏。硫黄、母丁香各18克，麝香9克，为末，蒜捣为丸，如豆大，安脐内，用红缎摊前膏贴。

〔用法〕微火化开，贴于脐部。

〔禁忌〕孕妇禁忌。

选自《丹方精华》

曲　皮　膏

〔主治〕心肾虚亏（神经衰弱），多汗失眠。

〔处方〕　　六　曲15克　沙　参15克　枣　仁15克　陈　皮9克　熟　地9克　白　芍9克　枸　杞9克

大　茴 9 克　防　风 9 克　灵　仙 6 克　　木　瓜 6 克

茯　神 6 克　玉　竹 6 克　牛　膝 6 克　　杜　仲 6 克

川　芎 6 克　羌　活 6 克　肉　桂 6 克　　前　胡 6 克

甘　草 6 克　秦　芁 6 克　香　油 300 毫升　黄　丹 120 克

〔制法及用法〕用植物油，加丹熬制；用红缎摊膏贴于肾区。

第二节　呼吸病膏药

海龙膏（涌泉膏）

〔主治〕咳嗽痰喘气急，左瘫右痪，手足麻木，筋骨疼痛，腰脚软弱。

〔处方〕大海龙 1 对（雄黑雌黄，尺余佳，如无用海马亦可）

大生附子 1 个（重 45 克切去芦头）　甘　草（水浸 1 日）　凌云香

大穿山甲（要大片）　锁　阳各 9 克切碎

〔制法及用法〕用香油 600 毫升浸，然后用木炭火熬至药枯，去净渣，将油再熬沸，称准份两，每油 500 毫升，加飞净黄丹 195 克，用小火熬沸，用槐枝不住手搅，再下制阳起石末、麝香末各 15 克，冬虫夏草末、高丽参末、川椒末、母丁香末各 9 克，搅匀，埋土内 7 日去火毒。每用膏 0.9 克摊如铜钱大，贴两足心，10 日一换。

选自《外治寿世良方》

茸桂膏 （保肺膏）

〔主治〕补益祛风。哮喘（支气管喘息）。

〔处方〕　　　鹿　茸 60克　　上肉桂 12克　　防　　风 90克
生绵黄芪 90克　　党　参 90克　　炮　姜 18克　　酒炒黄芪 18克
苏　　叶 12克　　母丁香 18克　　明附片 60克　　白　　术 30克

〔制法〕肉桂、丁香研末，余药用清水 280 毫升浸一宿，次日入锅中煎，至水干之后，再将药倾入菜油 2 000 毫升同煎至药枯，筛去渣，再煎沸，入黄丹 610 克，然后将肉桂、丁香末加入和匀，收膏摊布上。

〔用法〕贴背部第四、五胸椎体交界处两侧。

赤官膏 （哮喘外用方）

〔主治〕祛风散瘀。哮喘（同上）。

〔处方〕　　　赤　芍 24克　　官　桂 24克　　川　乌 18克
连　翘 24克　　当　归 24克　　白　芷 24克　　木鳖子 24克
白　芨 18克　　茯　苓 18克　　草　乌 18克　　白　薇 24克
牙　皂 15克　　枣　枝 15克　　桑　枝 15克　　乌　药 18克
桃　枝 15克　　柳　枝 15克　　槐　枝 15克

〔制法〕麻油 1 500 毫升，浸药一宿，熬焦去渣，入飞黄丹 500 克，如麦色，急以桃柳枝搅，入乳香、没药细末各 12 克，收膏摊成膏药。

〔用法〕将膏药贴肺俞穴，背部第四、五胸椎处两侧。

选自《江苏中医秘方验方汇编》

归 皮 膏

〔主治〕止咳清温化痰。久咳病（慢性气管炎）。

〔处方〕　　当　归12克　青　皮12克　五味子12克

桑　皮12克　甘　草12克　川　贝12克　半　夏12克

茯　苓12克　杏　仁12克　乳　香6克　没　药6克

丁　香3克

〔制法和用法〕用香油150毫升将九味药熬枯去渣，再将乳香、没药、丁香掺入后加黄丹120克收膏，贴背部第四、五胸椎体处两侧。

花 翘 膏

〔主治〕清热解毒消炎。伤风、蛾痧（感冒、扁桃腺炎）。

〔处方〕　　金银花12克　连　翘12克　甘　草12克

荆芥穗12克　桔　梗9克　淡豆鼓9克　薄　荷9克

牛蒡子6克　淡竹叶6克

〔制法和用法〕以麻油150毫升熬药去渣入黄丹150克收膏，贴锁骨切迹上方和咽喉区（会厌上方两侧）。

〔禁忌〕忌吃辣椒、油腥等食物。

叶 胡 膏

〔主治〕止咳祛痰，散寒风热。伤风咳嗽(流感、气管炎)。

〔处方〕　　苏　叶12克　前　胡12克　枳　壳12克

半　夏 12克　广　皮 12克　桔　梗 12克　云　苓 12克

葛　根 12克　木　香 12克　甘　草 12克　瓜　元 12克

党　参 12克

〔制法及用法〕用麻油 150 毫升熬药去渣加黄丹 120 克收膏，摊贴支气管区和锁骨切迹上方。

〔禁忌〕生冷及刺激性食物。

贝 红 膏

〔主治〕止咳平喘祛痰。久咳病（慢性气管炎）。

〔处方〕　　川　贝 9克　橘　红 9克　冬　花 9克

党　参 9克　远　志 9克　麻　黄 10克　前　胡 10克

杏　仁 6克　五味子 6克　马兜铃 6克

〔制法及用法〕上药用香油 150 毫升炸枯去渣用黄丹收膏，摊贴支气管区。

归 子 膏

〔主治〕止咳化痰。久咳病（慢性气管炎）。

〔处方〕　　当　归 6克　五味子 6克　青　皮 6克

桑　皮 6克　甘　草 6克　川　贝 6克　半　夏 6克

茯　苓 6克　杏　仁 6克

〔制法及用法〕用香油 150 毫升将上药熬煎去渣后入黄丹 120 克收膏，摊贴气管区。

葛 根 膏 滋

〔主治〕清肺化痰，感冒咳嗽，发热头痛，气管炎。

〔处方〕 苏 叶6克 枳 壳9克 前 胡6克
半 夏6克 广 皮6克 桔 梗6克 云 苓12克
葛 根12克 木 香3克 甘 草6克 瓜 元6克
党 参6克

〔制法及用法〕将上药用水煎熟成汁滤渣，用红糖适量熬蒸成糊状收膏，一日三次，每次9克。

〔禁忌〕生冷及刺激性食物。

银 翘 膏 滋

〔主治〕感冒发冷发热，头痛咳嗽，嗓子痛。

〔处方〕 金银花15克 连 翘9克 甘 草6克
荆芥穗6克 桔 梗6克 淡豆豉3克 薄 荷6克
牛蒡子6克 淡竹叶3克

〔制法及用法〕将上药用水煎熟成汁滤渣，用冰糖适量熬成糊状收膏，一日二次，每次9克。

五 味 膏 滋

〔主治〕止咳平喘化痰（气管炎）。

〔处方〕 五味子6克 当 归6克 青 皮6克
桑 皮6克 甘 草6克 川 贝6克 半 夏6克

茯　苓 6克　杏　仁 3克

〔制法及用法〕以上 9 味药用水煎成汁滤去渣，用冰糖适量熬成糊状收膏，一日服三次，每次服 6 克。

〔禁忌〕禁烟、喝茶、刺激性食物。

冬 花 膏 滋

〔主治〕　止咳平喘祛痰。久咳病（慢性气管炎）。

〔处方〕　冬　花 6克　川　贝 6克　橘　红 6克
党　参 6克　远　志 6克　麻　黄 5克　前　胡 6克
杏　仁 3克　五味子 3克　马兜铃 5克

〔制法及用法〕将上药用水煎成汁滤渣，用红糖适量熬成糊状收膏，每日服三次，每次服 6 克。

母冬膏滋 （贝母二冬膏）

〔主治〕消痰润肺，生津清火，肺胃燥热，痰喘咳嗽。

〔处方〕　川贝母 30克　天门冬 500克　麦门冬 500克
冰　糖 500克

〔制法及用法〕川贝母另研末。天门冬、麦门冬煎汁，加冰糖熬膏令冷入川贝母面，搅匀，玻璃瓶装。

〔用法〕一日三次，每服一匙。

金 银 膏 滋

〔主治〕头痛身热咳嗽，身倦无力，感冒。

〔处方〕　　金银花 240 克　赤　芍 30 克　贝　母 30 克

黑元参 90 克　连　翘 90 克　菊　花 60 克　桑　叶 60 克

牛蒡子 60 克　花　粉 60 克　竹　叶 60 克　甘　草 60 克

丹　皮 60 克　薄　荷 45 克　根　叶 45 克　桔　梗 45 克

〔制法〕清水煮汁，加蜜适量熬膏。

〔用法〕每服 9 克，用白开水送下。

羌 桔 膏 滋

〔主治〕清热解表，发汗退烧，风寒咳嗽。感冒头痛，身烧畏寒，四肢发软，骨节酸痛，小便赤黄。

〔处方〕　　羌　活 225 克　桔　梗 225 克　白　芷 150 克

川　芎 150 克　柴　胡 150 克　赤　芍 150 克　防　风 150 克

黄　芩 150 克　花　粉 300 克　元参 300 克 (去芦)　葛　根 300 克

大青叶 300 克　竹　叶 300 克　甘　草 75 克　炒大力子 300 克

连　翘 225 克 (去心)

〔制法〕以上各药熬汁去渣过滤，将汁炼至滴毛头纸上背面不洇为标准，收清膏。每清膏 500 克对蜜 1 000 克，收膏装瓶。

〔用法〕每次服 30 克，白开水冲服。

千 金 膏 滋

〔主治〕肺热咳嗽。

〔处方〕千金钗石斛 1000 克

〔制法〕千金钗不易出汁，必须多煮，时间宜长，用清水煎煮三次成浓汁，去渣滤清，加白蜜 1 500 克收膏。

〔用法〕每服6克，开水和服。

地芩膏滋 (清火贵金膏)

〔主治〕肺热咳嗽。

〔处方〕　　　生　地500克　　　条　芩500克　川　芎500克
黄　柏500克　生栀子250克　　　黄　连90克　当　归100克
白　芍750克　生石膏250克 (打碎)　菊　花500克　竹　茹250克
茯　苓250克　半　夏250克　　　砂　仁120克 (捣碎)

〔制法〕上药共熬膏，每180克对蜂蜜300克。

〔用法〕一日服三次，每次一匙。

选自《全国中药成药处方集》

苏麻膏滋 (通宣理肺膏)

〔主治〕发热解表，清肺化痰。感冒风寒咳嗽、气喘、发
烧、头疼、鼻塞不通。

〔处方〕　　　苏　叶500克　麻　黄180克　枳　壳240克 (麸炒)
甘　草1000克　生石膏60克　杏　仁180克 (去皮炒)
桔　梗180克　制半夏180克　冬　花90克　葛　根120克
前　胡360克　生桑皮240克　广　皮120克　浙贝母90克
百　合120克

〔制法〕上药熬汁去渣过滤，将汁收清膏。每500克清膏
对蜜1000克收膏装瓶。

〔用法〕　每次服30克，开水冲服。

选自《全国中药成药处方集》

百花膏滋（润肺百花膏）

〔主治〕咳嗽喘急，痰中带血，津少咽干，虚烦潮热。

〔处方〕百　合 2500 克（蒸、焙）　　款冬花 2500 克

〔制法〕加水 6 倍，煮沸 3 小时，照例 3 次，每次取汁过滤去渣，将滤液浓缩至 12 500 毫升，加白蜜 5 000 克，熬成膏。

〔用法〕每服 9 克，一日服二至三次，开水冲服。

选自《全国中药成药处方集》

五百膏滋（神效百花膏）

〔主治〕同上。

〔处方〕　　五　味 60 克　百　合 120 克　冬　花 120 克

丹　皮 120 克　麦　冬 120 克　前　胡 120 克　桔　梗 120 克

紫　苑 120 克　花　粉 120 克　陈　皮 120 克　乌　药 30 克

元　参 60 克　沙　参 60 克　杏　仁 60 克　川　贝 60 克

柿　霜 60 克

〔制法〕共研为细面，加蜜为膏。

〔用法〕日服三次，每次 9 克。

选自《全国中药成药处方集》

秋梨膏滋 （雪梨膏）

〔主治〕止咳化痰生津，咳嗽痰喘，咯血口渴。

〔处方〕　　秋 梨 5000克　白 糖 20000克　萝卜、藕汁 各500克

鲜 姜 250克　贝 母 500克　　麦 冬 500克　生 地 250克

茅 根 500克

〔制法〕上药熬膏，每清汁 500 克，对蜜 1 000 克。

〔用法〕每服 15 克，开水冲服。

〔禁忌〕风寒外感咳嗽忌服。

　　　　　　　　　　　　　　　　　选自《全国中药成药处方集》

红白膏滋 （清金止嗽膏）

〔主治〕清肺润燥，肺热咳嗽，肺痿肺燥，干咳呛咳，失音失血，咽喉肿痛，喘哮声嗖，痰咳不爽，呼吸迫促。

〔处方〕　　红梨汁 90克　白梨汁 90克　萝卜汁 90克

白蜂蜜 90克　杏 仁 60克　川贝母 60克

〔制法〕砂锅内炭火熬膏，瓷罐收贮。

〔用法〕每服 6 克，温开水冲服。

〔禁忌〕咸辣刺激性物。

　　　　　　　　　　　　　　　　　选自《全国中药成药处方集》

黄花膏滋 （清肺抑火膏）

〔主治〕清肺止咳，降火生津。肺热咳嗽，痰涎壅盛，咽

喉肿痛，大便干燥，小便赤黄。

〔处方〕　　黄　芩7000克　黄　柏2000克

花　粉4000克　生栀子4000克　前　胡2000克

桔　梗4000克　大　黄6000克　苦　参3000克

知　母3000克

〔制法〕上药熬汁去渣，将汁收清膏。每清膏 500 克对蜜 1 000克收膏装瓶。

〔用法〕每服 30 克，开水冲服。

〔禁忌〕外感风寒咳嗽，及孕妇忌服。

选自《全国中药成药处方集》

生贝膏滋（琼玉膏）

〔主治〕虚痨干咳，肺结核。

〔处方〕　　鲜生地38400克　贝　母7200克　党　参3600克

沉香120克　　琥　珀120克

〔制法〕先将鲜生地、贝母、党参煎汁 3 次，榨净，将各次所煎药汁澄清过滤，蒸发成浓汁。再加入沉香、琥珀，用白蜜 14 400 克收膏，成膏 17 400 克装瓶。

〔用法〕每次一汤匙，开水化服。

选自《全国中药成药处方集》

黄　白　膏　滋

〔主治〕滋阴润肺。潮热、咳血。肺结核久咳。

〔处方〕大生地黄2000克　　　　　白茯苓360克

北沙参 180克（另研细末和入） 　白 蜜 1000克

〔制法〕将生地黄洗净与茯苓共同煎熬3次，去渣取汁，滤清浓缩，加入白蜜成膏，再将沙参另研细末和入搅匀。

〔用法〕每服12克，一日一次或二次，早晚开水和服。

〔备考〕另有琥珀沉香各15克，如服者需要，按膏滋每48克，加琥珀末、沉香末各0.3克临时和入。

鲜 参 膏 滋

〔主治〕虚痨肺痿干咳（肺结核）。

〔处方〕鲜地黄 2000克　吉林人参 90克　茯 苓 360克

　　　　白 蜜 1000克

〔制法〕以鲜生地2 000克同白蜜熬沸过滤去渣，将茯苓、人参研末入煎汁和匀装入瓷瓶。

〔用法〕开水冲服一汤匙，每日三次。

〔禁忌〕感冒风寒及痰多而清稀者勿服，并忌食辛辣烟酒。

玉 竹 膏 滋

〔主治〕滋阴润肺，肺火过盛。

〔处方〕肥玉竹 2 500克

〔制法〕清水煎熬3次去渣取汁，滤清浓缩，加冰糖2 500克收膏。

〔用法〕每服9克，一日一次，开水或淡盐水吞服。

选自《全国中药成药处方集》

二 母 膏 滋

〔主治〕久咳痰喘慢性气管炎。

〔处方〕麦　冬120克　天　冬120克　知　母120克

川贝母120克（研面另入）

〔制法〕将麦冬、天冬、知母煎三次再入川贝面，白蜜收膏。

〔用法〕每服 10 克，开水化服。

四汁膏滋（玄霜膏）

〔主治〕滋阴润肺，清利气道。虚带肺痿，咳嗽便秘，吐血咯痰，肺热哮喘，咽干唇裂，喉头炎症。

〔处方〕　　　乌梅汁120克　雪梨汁120克　萝卜汁120克

柿　霜120克　甘蔗糖120克　白　蜜120克　鲜姜汁120克

白茯苓60克　款冬花60克　天　冬60克

〔制法〕前 7 味熬膏搅合后 3 味，瓷器收贮。

〔用法〕每服 6 克，徐徐噙化。

选自《全国中药成药处方集》

六汁膏滋（云霜紫雪膏）

〔主治〕滋润肺燥，清热止血，滋阴养肺，清胃热。吐血咳痰，肺痿干咳（肺结核），便秘便血。

〔处方〕　　　雪梨汁1000毫升　　　生藕汁500毫升

生地汁 500毫升　　　大寸冬 150毫升（煎汁）　　　生莱菔汁 150毫升

鲜茅根汁 500毫升

〔制法〕滤去渣取汁慢火熬煎，加白蜜 150 克，饴糖、柿霜各 120 克，姜汁半杯熬煎成膏。

〔用法〕每服三匙，日服三次。

〔禁忌〕五辛发物。

选自《全国中药成药处方集》

秋冬膏滋（梨膏）

〔主治〕润肺利咽，生津止嗽。咳嗽口干，失音气促。

〔处方〕秋　梨 69000克　　麦　冬 960克　　百　合 960克

　　　　贝　母 960克　　款冬花 720克　　冰　糖 19200克

〔制法〕共熬汁收膏，每 480 毫升膏汁对蜂蜜 480 克。

〔用法〕每服 15 克，一日服二次，开水温化送下。

选自《全国中药成药处方集》

秋 藕 膏 滋

〔主治〕止嗽化痰，生津止痛。咳嗽痰喘，痰中带血，咽干口渴，声重音哑。

〔处方〕秋　梨 50000克　　萝　卜 500克　　鲜　藕 1000克

鲜　姜 240克　　浙贝母 500克　　麦　冬 500克

〔制法〕熬汁滤去渣，将汁熬沸，收清膏。每清膏 500 克对蜜 1 000 克，冰糖 500 克收膏装瓶。

〔用法〕每服 30 克，开水冲服。

枇 杷 膏 滋

〔主治〕清热润肺，咳嗽，干呕气逆，咽痛音哑，痰中带血等症。

〔处方〕鲜枇杷 5000 克

〔制法〕将枇杷去核熬汁，滤去渣，收成清膏。每清膏 500 克加冰糖 1 024 克收膏。

〔用法〕每服 9 至 15 克，开水和服。

选自《全国中药成药处方集》

杷 叶 膏 滋

〔主治〕清热、化痰、止嗽、气管炎虚热咳嗽，气逆喘促，咽肿声哑，口燥舌干，痰中带血。

〔处方〕　　　　鲜枇杷叶 2500 克（去毛）

川　贝 15 克　　连　子 300 克（去心）

麦　　冬 300 克　　红　枣 300 克

天　冬 15 克　　生　　地 300 克

元　参 300 克（去芦）

〔制法〕熬汁去渣，收清膏。每清膏 500 克对蜜 1 000 毫升，收膏装瓶。

〔用法〕每服 30 克，开水冲服。

〔禁忌〕辛辣油腻等物。

选自《全国中药成药处方集》

梨 参 膏 滋

〔主治〕止咳化痰，咳嗽痰喘，慢性气管炎。

〔处方〕1. 梨 12000 克　　沙 参 750 克　川贝母 750 克

　　　　2. 秋梨 23000 克

〔制法〕熬汁每 500 克加蜜 7 500 毫升，冰糖 5 000 克收膏。

〔用法〕一日服二次，每次 150 毫升。

选自《全国中药成药处方集》

小 叶 膏 滋

〔主治〕咳嗽痰喘（慢性气管炎）。

〔处方〕烈香杜鹃 100 克　黄 芪 10 克　蒲公英 10 克

〔制法及用法〕用水熬蒸烈香杜鹃，然后用酒精提膏，用水煎黄芪、蒲公英熟后，再用糖适量收膏。一日服三次，每服一茶匙。

梨枣膏滋（枇杷膏）

〔主治〕咳嗽吐血，胸胁疼痛，肺痿肺热，喘哮咽干，肺热唇焦，食欲不振，呕哕便秘。

〔处方〕鲜枇杷叶 30000 克（去毛）　大雪梨（去皮心切成小片）2 个

白蜂蜜 半茶杯　大红枣 24 克（去核）　鲜莲肉 120 克

〔制法〕将枇杷叶、梨、枣、莲肉，用水煎汁去渣，再用蜜微火慢熬成膏。

〔用法〕每服 6 克，温开水冲服。

〔禁忌〕泄泻便溏者忌服。

选自《全国中药成药处方集》

西 瓜 膏 滋

〔主治〕清热化痰止咳，生津止渴。咳嗽多痰，痰中带血，口燥咽干，胃热作呕。

〔处方〕　　　西　瓜 2个（不得低于 15000 克）　陈　皮 60 克
生石膏 30 克　　制半夏 30 克　炒苏子 30 克　　百　合 30 克
杏　仁 15 克（去皮炒）生阿胶 15 克　甘　草 30 克　生五味子 9 克

〔制法〕上药熬汁去渣过滤，将汁熬沸，收清膏。每清膏 500 克对蜜 1 500 克收膏装瓶。

〔用法〕每服 30 克，开水冲服。

〔禁忌〕风寒外感咳嗽忌服。

选自《全国中药成药处方集》

第三节　消化病膏药

二 丑 膏 （行水膏）

〔主治〕怔忡（贴心口），干呕而吐（用生姜半夏为团搽后贴），痞满而痛（贴痛处或掺黄连半夏末），痰饮（用控涎丹加膏内贴），水气喘嗽（气胸）（用苏子、葶苈、半夏、桑皮、木通、黑丑、椒目煎抹胸口再贴膏）；水结胸（用生姜搽后贴或即用十枣汤煎抹后贴），阳黄疸（贴胸脐），阳水肿满（贴心脐），热胀（贴胸脐），小便黄赤（贴胸脐及脐下用麦冬、竹叶、木通，煎抹胸），或小腹急满（湿热下注膏贴小腹），或尿涩不通（用黄芩、车前子、木通、黑山栀等利水之药煎汤洗脐下贴），大便溏泻（贴脐上），或便秘不通

(贴脐上及天枢穴),又肩背沉重、肢节疼痛(贴背心及痛处),脚气肿痛(贴脐上及痛处)。

〔处方〕

黑 丑 60克	白 丑 30克	苍 术 15克	
生半夏 9克	防 己 9克	黄 芩 9克	黄 柏 9克
苦葶苈 9克	甘 遂 9克	红芽大戟 9克	芫 花 9克
木 通 9克	生白术 60克	龙胆草 60克	羌 活 60克
大 黄 60克	芒 硝 60克	黑山栀 60克	桑白皮 60克
泽 泻 60克	川 芎 30克	当 归 30克	赤 芍 30克
黄 连 30克	川郁金 30克	苦 参 30克	知 母 30克
商 陆 30克	枳 实 30克	连 壳 30克	槟 榔 30克
郁李仁 30克	大腹皮 30克	防 风 30克	细 辛 30克
杏 仁 30克	胆南星 30克	茵 陈 30克	花 粉 30克
苏 子 30克	独 活 30克	青 皮 30克	广陈皮 30克
藁 本 30克	瓜蒌仁 30克	柴 胡 30克	地骨皮 30克
白鲜皮 30克	丹 皮 30克	灵 仙 30克	旋复花 30克
生蒲黄 30克	猪 苓 30克	牛蒡子 30克	马兜铃 30克
白 芷 30克	升 麻 30克	川楝子 30克	地肤子 30克
车前子 30克	杜牛膝 30克	香附子 30克	莱服子 30克
土茯苓 30克	川萆薢 30克	生甘草 30克	海 藻 30克
昆 布 30克	瞿 麦 30克	扁 蓄 30克	木鳖仁 30克
蓖麻仁 30克	干地龙 30克	土 狗 36克	山 甲 30克
浮 萍 90克	延 胡 15克	厚 朴 15克	附 子 15克
乌 药 15克	龟 板 90克	飞滑石 120克	生 姜 120克
韭 白 120克	葱 白 120克	榆 白 120克	桃 枝 120克
大蒜头 240克	杨柳枝 240克	槐 枝 240克	桑 枝 240克
苍耳草 500克	益母草 500克	马齿苋 500克	

黄花地丁 (鲜者500克)　　　　凤仙草 全株干者用60克

九节菖蒲30克　　　　　　　　花椒、白芥子各30克

皂　角60克　　赤小豆60克　　车前草500克

〔制法〕用麻油15 000毫升，将上述96味药熬枯去渣入丹收膏，再入铅粉炒500克，净松香240克，金陀僧、生石膏各120克，明矾、轻粉各60克，官桂、木香各30克，牛胶120克以酒蒸化搅匀即可。

〔用法〕上贴心口，中贴脐眼，下贴丹田或患处。如外症拔毒消炎可加黄蜡和用，又龙骨、牡蛎也可酌用。

神曲膏 (阳痧救急膏)

〔主治〕风寒暑湿（病毒性感冒）、胃肠疼痛吐泻（胃肠道炎症）。

〔处方〕　神　曲60克（炒）　苍　术90克　藿　香60克

陈　皮60克　枳　壳60克　　山　查60克（炒）

麦　芽60克　黄　芩60克（酒炒）半　夏60克

厚　朴30克　羌　活30克　防　风30克　荆　芥30克

白　芷30克　杏　仁30克　香　附30克　乌　药30克

青　皮30克　大腹皮30克　槟　榔30克　草　果30克

木　瓜30克　郁　金30克　细　辛30克　香　薷30克

白　术30克　川　芎30克　车前子30克

黄　连30克（姜汁炒透）　大　黄30克　猪　苓30克

木　通30克　泽　泻30克　莱菔子30克　紫苏子21克

柴　胡21克（炒）　　　　干　葛21克　薄　荷21克

吴茱萸15克　川　乌15克　甘　草15克　滑　石120克

生　姜60克　薤　白60克　大蒜头60克　菖　蒲60克

风　仙30克 (1株)　　　白芥子30克　川　椒30克

陈佛手30克 (干)

〔制法及用法〕上述 50 味药用麻油 15 000 毫升，熬枯去渣，入丹炸，入雄黄、朱砂、砂仁、明矾、降香、木香、丁香、官桂各 15 克收膏，贴心脐。

选自《理瀹骈文》

灰黄膏 (三圣膏)

〔主治〕破积瘀化痞块（肝脾肿大）。

〔处方〕未化石灰250克 (末)　　大　黄30克 (末)

　　　　桂　心15克 (末)　　陈　醋200毫升

〔制法及用法〕未化石灰 250 克为末，瓦器中炒，令淡红色，提取火，候热稍减，次下大黄末 30 克，就炉外炒，候热减，下桂心末 15 克，略炒，入醋熬搅成黑膏，厚纸摊贴患处。

选自《母溪心法》

椒子膏 (痞块膏)

〔主治〕食积痞块（消化不良，肝脾肿大）。

〔处方〕川　椒 (49粒开口者)　五倍子 (7粒整者)

〔制法〕麻油 120 毫升熬枯去渣，入铅粉 60 克收膏，离火入麝香末 3 克搅匀。

〔用法〕摊贴患处。妇女须候经净贴丹心。

选自《惠直堂经验方》

白山膏（神效膏）

〔主治〕散结消痞块（肝脾肿大）。

〔处方〕川白芥子1000克 穿山甲240克

〔制法〕用桐油1 000毫升入锅先熬半晌，次入穿山甲熬数沸，再次入白芥子，俟爆止，滤去渣，入飞净炒黑的黄丹250克，收膏，离火，再入麝香末4克，去火毒7日。

〔用法〕摊时隔水化开贴敷，不可用火。加阿魏120克更妙。

选自《回生集》

灵脂膏（灵宝化积膏）

〔主治〕积滞（食欲不振）。

〔处方〕 五灵脂120克 巴豆仁100粒 蓖麻仁100粒

阿 魏30克（醋煮化） 当 归30克 两头尖15克

穿山甲15克 乳 香15克（去油） 没 药15克（去油）

麝 香4克 松 香750克 芝麻油150毫升

〔制法〕除乳香、没药、麝香、松香、阿魏外，余药皆切片浸油内三日，用砂锅煎药至焦黑色，去渣，入松香煎半小时再入乳香、没药、麝香、阿魏，然后取出，入水中抽洗，以金黄色为度，煎时以柳桃枝搅匀，勿令枯。

〔用法〕摊狗皮上贴患处，每日须热熨，令药气深入为妙。

选自《串雅内编》

文术膏（五积六聚膏）

〔主治〕食积（消化不良）。

〔处方〕　　文　术 9克　阿　魏 9克　木鳖子 15克

三　棱 9克　桃　仁 9克　红　花 9克　赤　芍 9克

丹　参 9克　乳　香 9克　没　药 9克　香　油 500毫升

〔制法〕将上药用香油 500 毫升炸焦，去渣再熬沸，加漳丹 180 克，熬成膏。

〔用法〕每用 30 至 60 克，摊白布上，再以寸香 0.15 克，梅片 0.15 克研细放入膏药中搅匀，贴患处。

寄奴膏（神仙化痞膏）

〔主治〕破积消肿化痞块（肝脾肿大）。

〔处方〕　　刘寄奴 120克　当　归 30克　川　芎 30克

白　芷 30克　黄　柏 30克　胡黄连 30克　苏　木 30克

川　乌 30克　肉　桂 30克　丁　香 30克　巴豆肉 30克

草　乌 30克　大　黄 90克　蜈　蚣 90克　穿山甲 90克

白花蛇 0.5克　桃柳枝 (3寸)　香　油 1000毫升

〔制法及用法〕以上药浸 5 日，桑柴慢火熬黑，去渣，放冷，滤清，净取 750 克，再入锅内熬沸，下飞过黄丹 90 克，陀僧 30 克，仍慢火熬，再下黄丹 240 克熬收膏，方离火待微冷，再下乳香、没药各 30 克，硇砂 45 克，麝香、轻粉各 6 克，血竭、阿魏各 15 克，陆续搅入膏内，贴肝脾区。

选自《全国中药成药处方集》

魏蚣膏

〔主治〕解毒化痞块（肝脾肿大）。

〔处方〕　　阿　魏9克　蜈　蚣3条　麝　香1克另研

全　蝎7个　鸡　蛋1个　蜂　蜜60克葱　白3根

皂　角21克

〔制法及用法〕以上共为细末，用酒糟拳大一块，将前药捣和成膏，加葱白7根入蜜少许，搅和成膏。量痞大小以红布摊贴在患处。

选自《丹溪精华》

羌活膏（阿魏膏）

〔主治〕破积解毒化痞块（肝脾肿大）。

〔处方〕　　羌　活15克　独　活15克　元　参15克

官　桂15克　赤　芍15克　穿山甲15克　生地黄15克

两头尖15克　大　黄15克　白　芷15克　天　麻15克

桃　枝9克　柳　枝9克　槐　枝9克　木鳖子仁20枚

血　余15克　红　花12克

〔制法及用法〕以上用香油120毫升，煎黑去渣徐徐下黄丹煎，软硬适中，入芒硝、阿魏、苏合油、乳香、没药各15克，麝香9克调匀，即成膏，摊贴患处。凡贴膏药，先用朴硝敷患处。

大皂膏 (五仙膏)

〔主治〕消肿化痞块（肝脾肿大）。

〔处方〕　　　大　黄250克　皂　角250克　生　姜250克
生　葱250克　大　蒜250克

〔制法〕上药共捣烂，水煎取汁去渣，再熬成膏。

〔用法〕摊绢绵上，先针轻刺患处，后贴膏药。

芄术膏 (神仙化痞膏)

〔主治〕消炎化痞块（肝脾肿大）。

〔处方〕　　　秦　芄9克　莪　术9克　　大　黄9克
黄　柏9克　当　归9克　三　棱9克　　全　蝎14个
山甲片（炮14个）　　　　木鳖仁（7个）　蜈　蚣5条

〔制法及用法〕用麻油1 120毫升将上药熬枯去渣，入炒
黄丹250克收膏，再入乳香、没药各15克搅匀摊贴，先用姜
搽过贴，贴后以纱布包熨于膏上或热手熨之均可。

选自《全国中药成药处方集》

水红膏 (贴痞膏)

〔主治〕破积痞块（肝脾肿大）。

〔处方〕　　　水红花子6克　生大黄3克　朴　硝3克
山栀仁3克　石　灰3克　　酒　曲（如鸡子大一块）

〔制法及用法〕共捣成膏，摊于布上，贴于痞块。

选自《江西中医药》

香　槟　膏

〔主治〕腹中食积痞块，胸胁胀满，肚腹疼痛以及妇女症瘕血块。

〔处方〕　　香　附60克　　槟　榔60克　　三　棱60克
莪　术60克　　芜　荑60克　　莱　菔60克　　青　皮60克
大　黄60克　　山　甲60克　　干　姜60克　　巴　豆60克
元　胡60克　　使君子60克　　南　星60克　　阿　魏90克
沉　香15克　　木　香15克　　丁　香15克　　芦　荟15克
硫　黄15克　　雄　黄15克　　青　粉30克
香　油5000毫升　　　　　　　漳　丹1860克

〔制法〕将麻油熬沸，离火下漳丹搅匀熬成膏药；再将上药研细末掺入搅匀即成。

摊于布帛上，收贮备用。

〔用法〕将膏微火熔开贴于肚脐上。

〔禁忌〕孕妇勿贴。

选自《天津市达仁堂经验方》

昆　布　膏

〔主治〕活血祛瘀止痛，腹中痞块，症瘕血块。

〔处方〕　　昆　布30克　　全当归30克　　红　花30克
金银花30克　　三　棱30克　　白芥子30克　　莪　术30克
胡芦巴30克　　生　地30克　　桃　仁30克　　大熟地30克
大　黄30克　　穿山甲30克　　鳖　甲30克　　巴　豆9克

黄　连9克　漏　芦9克　贝　母9克　半　夏9克

天南星9克　草　薢9克　海　藻9克　蓖麻子9克

甘　遂9克　乌　头9克　大　戟9克　胡黄连9克

阿　胶9克　凤仙子9克　芫　花9克　海浮石9克

全　蝎9克　灵　仙9克　槟　榔9克　僵　蚕9克

马钱子30个　大　蒜30头　蜈　蚣30条

木鳖子30个（去壳）　商　陆240克　　活鲫鱼1尾重约250克

水红花子120克　　麻　油10000毫升　黄　丹按季节用

〔制法〕上药用麻油炸黄黑色，去渣，加丹熬成膏后，再下细料：乳香、没药、血竭、阿魏各9克，麝香1克，共研细末，掺入膏中搅匀，摊膏。贴于肚脐上。

〔禁忌〕孕妇忌用。

良姜膏（消痞块狗皮膏）

〔主治〕同上。

〔处方〕　　良　姜9克　生地黄9克　枳　壳9克

苍　术9克　五加皮9克　桃　仁9克　山　奈9克

当　归9克　川　乌9克　陈　皮9克　乌　药9克

三　棱9克　草　乌9克　川　军9克　何首乌9克

柴　胡9克　防　风9克　刘寄奴9克　牙　皂9克

川　芎9克　官　桂9克　羌　活9克　赤　芍9克

威灵仙9克　天南星9克　香　附9克　荆　芥9克

白　芷9克　海风藤9克　藁　本9克　续　断9克

独　活9克　麻　黄9克（去节）　　甘　松9克

连　翘9克

〔制法〕用麻油2000毫升将药炸枯去渣，下黄丹9000克，以下细料药：阿魏30克、肉桂15克、公丁香15克、木香12克、乳香18克、没药18克、麝香1克，搅匀即成膏。

〔用法及禁忌〕同上。

选自《汪阳上奇膏药方》

甲鱼膏（二龙膏）

〔主治〕症瘕痞块，婴儿积痞，肚胀腹痛，腹泻痢疾，干血痨症（子宫内膜结核）。

〔处方〕　　活甲鱼500克　苋　菜500克　三　棱30克
莪　术30克　乳　香150克　没　药150克　木　香6克
沉　香135克　肉　桂135克　麝　香1克　　香　油7500毫升
漳　丹3120克

〔制法〕用香油先将前4味药炸枯去渣，下漳丹熬成膏药基质；再取乳、没及木香共研细末，每1500克膏药基质中对入上细末30克；再将沉香、肉桂、麝香混合研细，每大张贴掺细料0.3克，中贴掺细料0.18克，小贴掺0.09克。

〔用法〕贴肚脐上。

〔禁忌〕生冷油腻，孕妇勿贴。

选自《北京同仁堂制药厂方》

白玄膏（百效膏）

〔主治〕破积痞块（肝脾肿大），月经不调等症。

〔处方〕　　白　芷120克　玄　参120克　木鳖子120克

大　黄120克　　赤　芍120克　　官　桂330克

当　归330克　生地黄330克

〔制法〕用香油7 200毫升将上药炸枯去渣，入黄丹3 000克，熬搅匀成膏。另对入细料：阿魏、乳香、没药各60克，共研细粉，每500克膏内对细料15克，搅匀摊贴，每贴重4.5克左右。

〔用法〕微火熔开，贴患处及小腹。

二茴膏（暖脐膏）

〔主治〕祛寒止痛、腹痛泄泻（腹泻、急慢性肠炎等）。

〔处方〕　　大茴香120克　小茴香120克　当　归120克

白　芷120克　肉　桂6克　乳　香6克　　没　药6克

木　香9克　沉　香6克　母丁香6克

麝　香3克（共研成细末）

〔制法〕香油7 500毫升熬沸加黄丹3 120克搅匀收膏。每500克膏药基质，对上药研成细料粉末15克。

〔用法及禁忌〕微火化开贴脐上，忌食生冷。

选自《保定市商业局中药制药厂方》

肉果膏（十香暖脐膏）

〔主治〕清炎利热，腹痛泻痢。

〔处方〕　　肉　果30克　木　通120克　泽　泻60克

猪　苓60克　苍　术60克　良　姜60克　川　朴60克

肉　桂60克

〔制法及用法〕上药以香油2 500毫升炸枯去渣，入漳丹熬搅收膏，贮于瓷器中。贴于脐上。

选自《安国第一国药成药生产合作社方》

香山膏（急性阑尾炎止痛膏）

〔主治〕消肿止痛，肠痈（阑尾炎疼痛）。

〔处方〕公丁香10颗　大茴香1颗　山　奈1颗

〔制法及用法〕将上药研成细粉，取一般膏药基质9克熔化加入细粉，用牛皮纸四寸见方，摊药直径三寸二分。贴时，每贴另加麝香0.15克至0.3克，立时止痛。如非剧痛可加樟脑0.3克。

〔注意〕此膏仅属止疼验方膏药，治疗阑尾炎症尚须另用汤药或用其他方法。

选自《南京人民医院方》

花草膏（消痞狗皮膏）

〔主治〕舒肝理气，散结消块，适用于肝气郁结等。

〔处方〕　　水红花子90克　透骨草90克　京三棱90克
大　黄90克　莱菔子90克　　穿山甲90克　蜈　蚣45克
全当归90克　大蒜头90克　　杏　仁90克　莪　术90克
木鳖子90克　全　蝎45克

〔制法及用法〕用麻油7 500毫升，熬枯去渣再加漳丹1 800克、阿胶90克熬搅收膏。临摊时，每净药膏500克，再加麝香1.2克，芦荟、制乳香、制没药各9克，阿魏30克、梅冰

片 1.5 克各研细粉，入膏药内搅匀，摊于狗皮上。用时将膏在
滚水茶壶上烘热样熔，贴于患处，再用暖手揉百余转，能作寒
热，腹痛下秽，其疾自愈。

〔禁忌〕百日内忌酒色，气恼，劳役，发物。

选自《全国中药成药处方集》

菜鱼膏（二龙膏）

〔主治〕化痞消积，积聚痞块，面色萎黄。

〔处方〕鲜苋菜 480 克　甲　鱼 480 克　三　棱 30 克
莪　术 30 克

〔制法〕用香油 7 200 毫升，炸枯去渣，入黄丹 3 000 克，
熬搅成膏，再将乳香、没药各 150 克，麝香 3 克，肉桂、沉香
各 27 克，共研为细粉，每 480 克膏药基质对细粉 15 克。

〔用法〕微火化开贴脐上。

〔禁忌〕孕妇忌贴。

选自《全国中药成药处方集》

木 蓬 膏

〔主治〕胸腹积水，胀满疼痛，积聚痞块，四肢浮肿，小
便不利。

〔处方〕　　　　木蓬花 15 克　　大　黄 15 克
当归尾 15 克　生三棱 15 克　生莪术 15 克
生山甲 15 克　秦　艽 15 克　生芫花 15 克
芦　荟 15 克　生大戟 15 克

〔制法〕用香油7 500毫升，上药炸枯去渣滤净，再入黄丹2 700克熬搅匀成膏。每膏药油7 500毫升对：血竭面、肉桂面各15克，搅匀。大张净油24克，小张净油15克。

〔用法〕贴脐部。

〔禁忌〕孕妇忌贴。

选自《全国中药成药处方集》

穿山膏（消痞膏）

〔主治〕除湿止痛。积聚痞块，腹胀疼痛。

〔处方〕　　穿山甲18克　川羌活60克　红　花60克

陀　僧360克　麻　油1500毫升

〔制法〕以麻油1 500毫升，将上药泡5日后，置火上熬枯，去渣滤尽，加陀僧360克，熬搅收膏，将膏药放入盆中，浸水数日，涂于红布上。小张15克，大张30克。

〔用法〕视病变大小，贴于患处。

〔禁忌〕孕妇忌用。

选自《全国中药成药处方集》

大香膏（阿魏化痞膏）

〔主治〕化痞消积，腹中积聚痞块，胸胁胀满，肚腹疼痛。

〔处方〕　　大　蒜60克　香　附60克　　大　黄60克

川　乌60克（生）　　　三　棱60克　　当　归60克

莪　术60克　穿山甲60克（生）　　　　白　芷60克

使君子60克　厚　朴60克　蓖麻子60克　　木鳖子60克

草　乌60克(生)　　　　蜣　螂60克　胡黄连60克

〔制法〕用香油 7 200 毫升，将上药炸枯去渣，入黄丹 3 000 克熬搅匀成膏，另对：乳香、没药、芦荟、血竭各 36 克，阿魏 240 克，樟脑、雄黄、官桂各 180 克，共为细粉。每 5 000 克膏内对细粉 15 克，搅匀摊贴。

〔用法〕微火化开贴胸口或脐上。

〔禁忌〕忌油腻，孕妇忌贴。

选自《全国中药成药处方集》

香附膏 (阿魏化痞膏)

〔主治〕腹中积聚痞块，胸胁胀满，肚腹疼痛，寒积食滞。

〔处方〕　　　生香附90克　槟　榔90克　生三棱90克

生莪术90克　芜　荑90克　生青皮90克　大　黄90克

生山甲90克　生元胡90克　巴　豆90克　干　姜90克

使君子90克　生南星90克　生莱菔子90克

〔制法〕用香油 7 500 毫升，上药炸枯去渣滤净，再入漳丹 2 700 克熬搅匀成膏。膏药 7 500 克，对阿魏面 135 克，沉香面、硫黄面各 22.5 克，轻粉面 45 克，雄黄面、芦荟面、广木香面、公丁香面各 22.5 克，搅匀，每大张净油 18 克，中张净油 12 克，小张净油 6 克。

〔用法〕贴肚脐上。

〔禁忌〕孕妇忌贴。

选自《全国中药成药处方集》

葫芦膏（阿魏化痞膏）

〔主治〕活血润肠止痛。化痞积。

〔处方〕　　葫芦巴 30克　　当归尾 30克　　红　花 30克

金银花 30克　三　棱 30克　白芥子 30克　蓬莪术 30克

昆　布 30克　生　地 30克　桃　仁 30克　血　余 30克

大　黄 30克　熟　地 30克　鳖　甲 30克　川山甲 30克

海　藻 9克　两头尖 9克　阿　魏 9克　蓖麻子 9克

川乌头 9克　巴豆仁 9克　黄　连 9克　天南星 9克

漏　芦 9克　大贝母 9克　半　夏 9克　川萆薢 9克

大　戟 9克　胡黄连 9克　甘　遂 9克　凤仙子 9克

芫　花 9克　海浮石 9克　阿　胶 9克　威灵仙 9克

槟　榔 9克　僵　蚕 9克　全　蝎 9克　瓜　蒌 9克

血　竭 9克　乳　香 9克（去油）　　　　土木鳖 30个

番木鳖 30个　　　　　独　蒜 30个　蜈　蚣 30条

水红花子 120克　　　鲜商陆 240克

活鲫鱼 1尾（重250克）　麻　油 1500毫升

黄　丹 740克（飞晒炒）　麝　香 3克

〔制法及用法〕将上粗药用麻油熬枯去渣入丹收膏，另将乳香、没药、麝香、血竭、阿魏 5味药研为细末收贮，临摊时掺于膏药上，贴患处。

选自《全国中药成药处方集》

参糖膏滋 （党参膏）

〔主治〕补益生津。止腹泻，食少便溏。

〔处方〕党参 28 800 克。

〔制法〕将党参煎汁三次榨净，将各次所煎药汁澄清过滤，蒸发成浓汁，加冰糖 10 000 克熬煎收膏。

〔用法〕每次一汤匙，开水化服。

大小膏 （暖脐膏）

〔主治〕散寒止痛，寒冷腹痛，大便泄泻。

〔处方〕　　　大茴香 120 克　　　小茴香 120 克

当　归 120 克　　白　芷 120 克　　木　香 60 克

香　附 120 克 （生）　　　　　　乌　药 120 克

〔制法〕上药用香油 7 200 毫升炸枯去渣，再熬沸入黄丹 3 000 克搅匀成膏另对：乳香、没药、沉香、母丁香、肉桂各 30 克，麝香 4.5 克，共为细粉，每 7 200 毫升膏油对入以上细粉，搅匀摊贴。

〔用法〕微火化开贴脐上。

〔禁忌〕忌食生冷，孕妇忌贴。

选自《全国中药成药处方集》

三子膏 （十香暖脐膏）

〔主治〕肚腹冷痛，大便溏泻，脐腹发胀。

〔处方〕　　生附子90克　　川楝子90克　　韭菜子90克
大生蒜20头　干　姜90克　　川　椒180克　　吴　萸90克
小茴香90克

〔制法〕以上药料用香油7 500毫升，炸枯去渣，滤净熬沸再入漳丹2 700克搅匀成膏。每膏药油7 500毫升对．肉桂面126克、公丁香面36克、麝香10克、广木香面36克，搅匀。每大张净油24克，中张净油12克，小张净油6克。

〔用法〕贴脐部。

〔禁忌〕孕妇忌贴。

选自《全国中药成药处方集》

天　香　膏

〔主治〕散寒止痛，利水止泻。胃肠炎，久泻，腹痛。

〔处方〕　　大　麻90克　　小茴香60克
附　子60克　　菟丝子60克　　川　芎60克
木　香30克　　川　乌30克　　草　乌30克
干　姜30克　　白　芷30克

〔制法〕用香油1 500毫升和诸药熬枯去渣，再入黄丹熬膏，摊时每600克入丁香、乳香、没药、肉桂面各3克，每贴4.2克重（净油）。

〔用法〕摊布贴脐部。

〔禁忌〕孕妇忌用。

选自《全国中药成药处方集》

仲参膏 （十香暖脐膏）

〔主治〕脐腹冷痛，泻泄久痢等症。

〔处方〕　　　杜　仲300克　元　参300克　白　芷300克
当　归300克　赤　芍300克　生　地300克　小茴香300克
大茴香300克　苁　蓉300克　牛　膝300克　川　断300克
香　附300克　乌　药300克（以上为第一宗）
乳　香60克　没　药60克　木　香60克　沉　香60克
母丁香60克　肉　桂60克　麝　香9克

〔制法〕第一宗掺匀，每1 500克用香油7 500毫升熬枯黑去渣，用铁纱笋过净渣子，再熬沸，入黄丹3 000克搅匀，候温再将第二宗共为细粉掺入90克搅匀。

〔用法〕贴于脐部。

〔禁忌〕孕妇忌用。

三米饼 （健脾膏）

〔主治〕胃肠虚弱，消化不良，食少体倦。

〔处方〕　　　糯　米210克　粳　米490克　薏　米180克
淮山药180克　吴茱芋180克　云　苓180克　扁　豆180克
莲　子180克　广陈皮45克　使君子180克　白　术60克
党　参90克

〔制法〕各药微炒香研细末，另将糯米、粳米各蒸熟晒干后炒爆，磨成细粉，与各药和匀，加白糖7 500克（如嫌糖量重可酌减以适量为准）用模印成块烘干。

〔用法〕小儿视年龄适量服之。营养不良者可常服。

选自《全国中药成药处方集》

沙参饼（健脾膏）

〔主治〕健脾开胃，调气养血。消化不良、疳积等症。

〔处方〕　　　　土粉沙参 240 克　　冬瓜仁 480 克　　黄　精 360 克

橘　皮 120 克　　莲　米 120 克　　　榧子肉 120 克　　云茯苓 120 克

山　楂 120 克　　雷　丸 60 克　　　百　合 120 克　　山　药 240 克

苡　仁 240 克　　建神曲 30 克　　　麦　芽 30 克　　　谷　芽 30 克

鸡内金 30 克

〔制法〕共碾细末，每净药粉 1 500 克，另加糯米粉 7 500
克，白糖 11 500 克，开水少许打成块。

〔用法〕每服三四片，小孩一二片。

选自《全国中药成药处方集》

五　香　膏

〔主治〕呕吐泄泻，脐腹疼痛。

〔处方〕　　　　真麻油 2500 毫升　　　　生天雄 500 克

炮　姜 420 克　　广木香 120 克　　香橼皮 120 克

小　茴 120 克　　黄　丹 900 克　　没药末 60 克

肉桂末 360 克

临摊时，重加肉桂末 150 克、母丁香 30 克、硫黄 90 克、
生香附 240 克、麝香 6 克。

〔制法〕取天雄、炮姜、广木香、香橼皮、小茴 5 味，加

麻油 2 500 毫升，浸 7 日，入油锅内，熬药枯黑，滤渣净，再熬沸；加炒黄丹 900 克，棍搅至烟尽微冷，再加没药、肉桂末 360 克，入膏内搅匀成膏，倾钵内收贮，浸冷水中 3 日，炖化去火毒候用。摊时重加肉桂 150 克及母丁香、硫黄、生香附、麝香等研粉，每张加药粉 0.06 克。以红布为壳，每张重 6 克。

〔用法〕贴于腰脐上。

〔禁忌〕孕妇忌用。

绿　豆　膏

〔主治〕肠胃虚寒，肠胃机能不振，消化不良，吞酸暖气，便稀肠鸣，慢性肠炎。

〔处方〕绿豆粉 9 克　　　母丁香 6 克　　　白胡椒 6 克

枯　矾 9 克　　　淡吴萸 3 克

〔制法〕共研为极细末，加太乙膏 120 克熔化搅匀。

〔用法〕贴于脐上。

腹水草膏滋

〔主治〕利水消肿散瘀。肝硬化腹水，血吸虫病腹水。

〔处方〕腹水草 30 克 （南方草药）

〔制法及用法〕用全草水煎熬成汁滤渣，用冰糖熬成糊状收膏，日服二次，每次空腹服 15 克。

参 术 膏 滋

〔主治〕胃脾虚弱，不思饮食，疲乏无力。

〔处方〕　　党　参9克　土炒白术9克　生山药15克

炙甘草5克　茯　苓12克　广陈皮6克　　炒扁豆12克

砂　仁3克　炒薏仁20克　桔　梗6克　　炒莲肉9克

〔制法及用法〕上药用水煎成汁，滤渣用糖适量收膏，日服三次，每次15克。

第四节　风湿病膏药

黑附软膏（治风毒脚弱痹满上气方）

〔主治〕风湿寒痹（风湿性关节炎）。

〔处方〕黑附子30克（去皮脐）

〔制法及用法〕将上药捣为散，生姜汁调如膏涂敷患部，药干再调涂之，肿消为止。

选自《葛洪肘后备急方》

雷丸软膏（涂摩膏）

〔主治〕风湿寒痹，四肢抽筋（风湿性关节炎、四肢痉挛）。

〔处方〕　　雷　丸30克　牛　膝30克（去苗）

芍　药 30克　芎　䓖 30克　当　归 30克　白　芷 30克

白　术 30克　蜀　椒 30克 (去自合口者)　厚　朴 30克 (去粗皮)

半　夏 30克　桔　梗 30克炒　细　辛 30克 (去苗叶)

吴茱萸 30克　桂 30克 (去粗皮)　附　子 30克 (炮制去皮脐)

木　香 30克　大腹皮 30克　槟　榔 30克　牛　酥 60克

猪　脂 1500克

〔制法及用法〕上 19 味，除后二味外，并将上药切细，量药多少以酒渍一宿，先炼猪油成膏去渣后，再入群药以慢火从早煎至晚，其膏成，以绵裹滤去渣，再入锅中投酥候清搅匀，以瓷器盛，不拘多少以药摩之，摩经 7 日，即歇二三日再摩之。

选自《圣济总录》

川椒软膏 (摩风白芷膏)

〔主治〕风毒、风湿寒痹（中毒性皮炎，风湿性关节炎）。

〔处方〕　　川　椒 15克 (去目)　　　　　　白　芷 15克

防　风 15克 (去芦头)　　　附　子 15克 (去皮脐)　白　芍 15克

当　归 15克　羌　活 15克　独　活 15克　　　藁　本 15克

川乌头 15克 (去皮脐)　　　细　辛 15克　　　生　姜 150克

白僵蚕 15克　黄　蜡 150克　猪　脂 500～1000克 (水浸 2 宿逐日 1 换)

〔制法及用法〕上药都细切，先煎猪脂，去渣，入诸药，煎白芷色焦，以绵滤去渣，澄清，拭锅令净，慢火熬，入蜡消，用瓷盒盛，每取少许温热用手摩之。

天雄软膏（摩风膏）

〔主治〕祛风散瘀。痛风（代谢关节炎）。

〔处方〕　　　天雄 90 克（生去皮脐）　　当　归 90 克

白　芷 30 克　　附子 90 克（去皮脐）　　细　辛 60 克　桂　心 30 克

干　姜 60 克　　芎　劳 60 克　　川乌头 60 克（去皮脐）

朱　砂 30 克（细研）　　　　　醋 210 毫升　松　脂 250 克

生地黄 90 克（捣后取汁）　　　猪　脂 2500 克（炼成者）

雄　黄 210 毫升（细研）

〔制法及用法〕上药细切，以地黄汁及醋浸一宿，滤出，入猪脂，用慢火煎之，候白芷色黄，膏成绵滤去渣，入朱砂、雄黄及松脂等，以柳枝搅匀，于瓷器中盛。每取少许摩于患处面目黧黑消瘦，似心腹中冷，酒调半匙，日三服。

选自《全国中药成药处方集》

双雄软膏（摩风神验膏）

〔主治〕散寒止痛。风痹（游走性关节炎）。

〔处方〕　　　雄　黄 90 克（细研）　　天　雄 120 克（生去皮脐）

硫　黄 90 克（细研）　朱　砂 90 克（细研）　附　子 120 克（生去皮脐）

人　参 90 克（去芦头）　当　归 90 克　　　细　辛 90 克

防　风 90 克（去芦头）　白　芷 80 克　　　桂　心 90 克

干　姜 90 克　　　芎　劳 90 克　　　川　椒 90 克（去目及闭口者）

独　活 90 克　　　菖　蒲 90 克　　　川大黄 90 克　藁　本 90 克

白　术 90 克　　　吴茱萸 90 克　　　松　脂 250 克（后入）

〔制法及用法〕上药细切，以酒浸 24 小时，然后再取生地黄 250 克，捣取汁，同入猪脂中，慢火煎之，以药味尽为止，以绵滤去渣，后下松脂、雄黄、硫黄、朱砂等，以柳枝不住手搅，膏凝，收入瓷盒中。摊贴患处。

牛膝软膏（神经摩风毒膏）

〔主治〕祛风散痛。风毒、四肢抽筋（中毒性皮炎，四肢痉挛）。

〔处方〕　　牛　膝 30克（去苗）　　　　赤　芍 30克

当　归 30克　　白　术 30克　　白　芷 30克　　川　椒 30克（去目）

厚　朴 30克（去粗皮）　　　　雷　丸 30克　　半　夏 30克

桔　梗 30克（去芦头）　　　　细　辛 30克　　吴茱萸 30克

附　子 30克（生去皮脐）　　　木　香 30克　　大腹皮 30克

槟　榔 30克　　　　　　　　牛　酥 60克　　猪　脂 150克

〔制法及用法〕上药细切，以酒渍一宿，先煎猪脂，然后入诸药，以慢火煎之，以绵滤去渣，即入锅中，立即下酥，其膏即成，待稍冷收于瓷盒中。每取如枣大于患处摩之，仍须避风。

犀羚软膏（雄黄摩风膏）

〔主治〕痛风及白虎风（代谢性关节炎、游走性关节炎）。

〔处方〕　　　　犀角屑 30（60）克　　　羚羊角屑 30（60）克

雄　黄 15克（细研）　硫　黄 60克（细研）　朱　砂 15克（细研）

鬼箭羽 30（60）克　　侧　子 30（60）克（生去皮脐）

木 香 30 (60) 克　　　　汉防己 30 (60) 克

牛 膝 30 (60) 克 (去苗)　细 辛 30 (60) 克　　虎胫骨 180 克

石 斛 150 克 (去根)　　败龟板 150 克　　　菖 蒲 150 克

熟干地黄 30 克　沙 参 30 克 (去芦头)　　　薯 蓣 30 克

巴 戟 30 克　　川 芎 30 克　续 断 30 克　杜 若 30 克

当 归 30 克　　秦 艽 30 克 (去苗)　　　狗 脊 30 克

萆 薢 30 克　　茵 芋 30 克　白 蔹 30 克　桂 心 30 克

杜 仲 30 克 (去粗皮)　　川 椒 30 克 (去目)

天 雄 30 克 (生去皮脐)

〔制法及用法〕上药细切，以炼后猪脂3000克入锅中，同诸药以慢火煎，自早至午，候药味尽，用新布绞去渣，更以绵滤净，拭净锅再炼煎，然后入硫黄、雄黄、朱砂等，以柳木棍搅匀，候凝，收于瓷器中。但有痛处，先用膏摩二三百遍，后涂膏于故帛上贴之。

三脂软膏（摩风膏）

〔主治〕风毒、筋挛（中毒性皮炎，肌肉痉挛）。

〔处方〕　　猪 油 60 克　狗 脂 60 克　　鹅 脂 60 克

桂 心 15 克　没 药 15 克　麒麟竭 15 克　白 芷 15 克

白附子 15 克 (生用)　附 子 15 克 (生用)　天 麻 15 克

吴茱萸 15 克　青 盐 15 克　马牙硝 0.3 克　川朴硝 0.3 克

清 油 500 毫升

〔制法及用法〕上药前三味脂，先细切，同清油于锅内煎化尽，滤去渣，余药均捣为细末，在油锅内用慢火从8时熬至12时，再入黄蜡180克，化尽倾在盒内，入麝香0.3克，雄黄

15 克、腻粉 15 克，三味一处研细，入在药盒内，用柳枝搅匀，摊贴患处。

选自《全国中药成药处方集》

头风软膏（乌头摩风膏）

〔主治〕痛风及皮肤不仁，筋肉拘急（代谢性关节炎，皮肤麻木，肌肉痉挛）。

〔处方〕　　　川乌头 15 克（生用去皮脐）　　防　风 15 克（去芦头）

桂　心 15 克　白　芷 15 克　藁　本 15 克　川　椒 15 克（去目）

吴茱萸 15 克　白　术 15 克　细　辛 15 克　白附子 15 克

藜　芦 15 克　莽　草 15 克　羌　活 15 克　黄　蜡 150 克

猪　脂 500 克　生　姜 90 克　川　芎 15 克

〔制法及用法〕上药细剉，放猪脂于锅中煎之，后入诸药煎，待白芷色黄，候药味出尽，以新布绞去渣，更以绵布滤过，将锅拭净，重入膏于慢火中熬之，再下黄蜡令消，去火，待稍冷，收于瓷器中。每有痛处，于火边搓手乘热取膏摩之一二百遍，以手涩为好。

头 葛 软 膏

〔主治〕痛风、手足顽麻（代谢性关节炎，四肢慢性麻木）。

〔处方〕　川乌头 150 克（生去皮脐）　　野　葛 500 克

莽　草 500 克

〔制法及用法〕上药细切，用酒拌匀，经三日，用猪脂

2500克与前药入锅中，以草火煎之，以乌头色焦黄为度，用绵滤去渣，收于瓷器中盛。或有患者近火摩三二千遍贴敷。

头 子 软 膏

〔主治〕痛风、顽痹、四肢拘挛，白癜疮（代谢性关节炎，慢性麻木，四肢痉挛，白癜风）。

〔处方〕　　乌　头60克　附　子60克（并生用）

当　归60克　羌　活30克　细　辛30克　桂　心30克

防　风30克（去芦头）　　白　术30克　川　椒30克

吴茱萸30克　猪　脂500克（腊月者，若能得驼脂去脂膜后去渣放冷）

〔制法〕上药细切如大豆，以醋微淹之，经一宿，煎猪脂化，去渣，内药微火煎之，候附子色黄即膏成，收瓷盒中。患者频取摩之。宜用衣裹，切避风寒。

〔用法〕贴患处。

踯躅膏（踯躅摩风膏）

〔主治〕痛风，肌肉顽痹，瘾疹（代谢性关节炎，肌肉性麻木，麻疹）。

〔处方〕　　踯躅花30克　羌　活30克　防　风30克（去芦头）

川　芎30克　杏　仁30克（汤去皮）　　细　辛30克

当　归30克　白　蔹15克　白　芨15克　白　芷15克

丹　参15克　玄　参15克　桂　心15克　附　子15克（去皮脐）

川乌头15克（去皮脐）　　皂　荚15克（去黑皮）

汉　椒15克（去目）　　莽　草15克　川大黄15克

苦　参15克

〔制法及用法〕上药细切，以醋 70 毫升搅令匀，经三宿后，以慢火炒令干，用猪脂 1 000 克，以慢火同煎一日，候药味出尽，以新布绞去渣，更以绵滤过，再入锅中煎，以柳木棍不住手搅，成膏，候凝，收于瓷盒中。每取一弹子大摩于疼处。

垂柳膏（换骨膏）

〔主治〕风毒，筋骨疼痛（中毒性皮炎，关节炎疼痛）。

〔处方〕　　垂柳枝60克（切）　　槟　榔0.3克　没　药0.3克　青　盐0.3克　麝　香0.3克（细研）　当　归0.3克　干　蝎0.3克　川　芎0.3克　黄　丹90克

〔制法及用法〕前药捣碎箩过为末，先以清油 150 克煎，柳枝成黄黑色滤出，以绵过滤，再入锅中，下黄丹搅熬，令黑色，再下诸药末，搅匀，膏成，摊贴，日三换之。

野 葛 软 膏

〔主治〕风毒，筋脉拘急。（中毒性皮炎，筋腱血管痉挛）。

〔处方〕　　野　葛90克　蛇　衔60克　犀角屑60克　乌　头60克（去皮脐）　桔　梗60克　茵　芋60克　防　风90克　川　椒60克　干　姜60克　巴　豆30克（去皮心）　川升麻60克　细　辛60克　雄　黄30克（细研）　鳖　甲30克

〔制法及用法〕上药捣碎筛过，用绵裹，以酒 140 毫升浸一宿，以不中水猪膏 2 500 克和前药于火上煎，令药色发黄，勿令焦黑，膏成后去渣，乃下雄黄，搅匀，每日三两次用少许炙手摩之。

防己软膏（汉防己膏）

〔主治〕风毒，筋脉拘急（中毒性皮炎，筋血管痉挛）。

〔处方〕 汉防己 30 克 野 葛 45 克 犀角屑 30 克

莽 草 75 (45) 克 川乌头 30 克（去皮脐） 吴茱萸 30 克

川 椒 30 克（去目） 丹 参 45 克 踯躅花 60 克

川升麻 30 克 干 姜 30 克 附 子 30 克（去皮脐）

白 芷 30 (60) 克 当 归 30 克 桔 梗 30 克

巴 豆 30 克（去皮心） 雄 黄 30 克（细研） 蛇 衔 30 克

防 风 30 克（去芦头） 鳖 甲 30 克

〔制法与用法〕上药细切用绵裹，以醋 140 毫升浸一宿，用猪脂 1 500 克，慢火煎令药色黄，膏成，绞去渣，盛瓷盒中。每取摩所患处。

选自《太平圣惠方》

马鞭软膏（透骨膏）

〔主治〕祛风散寒，风湿寒痹（风湿性关节炎）。

〔处方〕 马鞭草 250 克 生熟地黄 90 克 吴茱萸 90 克

白 面 90 克 骨碎补 120 克 败姜屑 120 克（即干生姜）

鳖 甲 1500 克（炙） 蒲 黄 60 克

〔制法及用法〕上药研为细末，用醋调成膏，于火上温热，涂于疼处，用纸裹着，候药研冷，再用热涂，如此 7 次，于避风处用药。

选自《瑞竹堂经验方》

加皮膏（宝珍膏）

〔主治〕风湿寒痹疼痛（风湿性关节炎疼痛）。

〔处方〕 五加皮9克 生 地9克 茅 术9克（炒）

枳 壳9克（炒） 莪 术9克 桃 仁9克（去皮）

山 奈9克 当 归9克 川 乌9克（制）

陈 皮9克 乌 药9克 三 棱9克 大 黄9克

首 乌9克（制） 草 乌9克（制） 柴 胡9克

防 风9克 刘寄奴9克 牙 皂9克 川 芎9克

官 桂9克 羌 活9克 威灵仙9克 赤 芍9克

南 星9克（制） 香 附9克（制） 荆 芥9克

白 芷9克 海风藤9克 藁 本9克 续 断9克

良 姜9克 独 活9克 麻 黄9克（去节）

甘 松9克 连 翘9克 血 余60克 黄 丹900克（炒）

肉 桂6克 麝 香6克 木 香6克 附 子6克（去皮制）

冰 片9克 小茴香9克 樟 脑9克 乳 香9克（制）

没 药9克（制） 阿 魏9克 细 辛9克

〔制法及用法〕用棉子油2 000毫升将生地下36味煎至药枯，去渣滤清，加入血余、黄丹熬成膏。再将肉桂下11味研细末搅入膏药内，摊在红布上。大号用膏15克，中号9克，小号7.5克，贴患处。

选自《医宗金鉴》

豨莶膏（追风逐湿膏）

〔主治〕风湿寒痹，筋脉挛痛（风湿性关节炎，筋血管痉挛疼痛）。

〔处方〕　　豨莶草90克　麻　黄90克　川　乌90克
草　乌90克　风　藤90克　半　夏90克　南　星90克
羌　活90克　蓖麻子90克（打碎）　　　桂　枝90克
独　活60克　细　辛60克　当　归60克　白　芷60克
苍　术60克　大　黄60克

〔制法及用法〕上药切片，用葱汁、姜汁各300毫升拌药，先浸一宿，次日用香油250毫升同药入锅，慢火熬至葱姜汁将干时，油与药相煎渣枯为度，细绢滤清，每油500毫升，下飞过炒丹300克为准配用，再将前油入锅内煎滚，方下黄丹，徐徐搅入，待膏成，再下碾净松香末620克，再同熬化，取下锅来，以盆顿稳，再下乳香、木香、胡椒、轻粉各末60克，白芥子细末120克，渐入搅匀，倾入瓷内盛贮。渐用热水燉化，绫缎摊贴。

选自《外科正宗》

藿香膏（善救万全膏）

〔主治〕鹤膝风，风湿寒痹，瘰疬，跌打损伤，肝脾痞块等（关节炎，游走性关节炎，外伤，肝脾肿大）。咳嗽、疟疾贴背心第七椎，倘贴后起泡水出，此病气本深，尽力药力拔出，不必恐惧记之。

〔处方〕　　藿　香45克　木　香45克　白　芷45克

白　蔹 45克	乌　药 45克	大生地 45克	贝　母 45克
丁　香 45克	白　芨 45克	当归尾 45克	僵　蚕 45克
檀　香 45克	蜂　房 45克	苦　参 45克	五加皮 45克
细　辛 45克	荆　芥 45克	苏　木 45克	红　花 45克
连　翘 45克	秦　艽 45克	防　风 45克	肉　桂 45克
大枫子 45克	蝉　蜕 45克	丁　皮 45克	羌　活 45克
桂　枝 45克	蓖麻子 45克	鳖　鱼 45克	独　活 45克
萝卜子 45克	全　蝎 45克	赤　芍 45克	元　参 45克
南　星 45克	川　芎 45克	枳　壳 45克	艾　绒 45克
白鲜皮 45克	藁　本 45克	高良姜 45克	桃　仁 45克
杏　仁 45克	香　附 45克	牛　膝 45克	苍　术 45克
威灵仙 45克	川　乌 45克	草　乌 45克	续　断 45克
黄　芩 45克	麻　黄 45克	牙　皂 45克	金银花 45克
甘　草 45克	附　子 45克	半　夏 45克	紫荆皮 45克
骨碎补 45克	海风藤 45克	黑山栀 45克	大　黄 90克
蜈　蚣 35条	蛇　蜕 5条	槐　枝 35寸	
柳　枝 35寸	桃　枝 35寸	桑　枝 35寸	
楮　枝 35寸	榆　枝 35寸	桂　枝 35寸	
血　余 9克	松　香 50000克	橡　皮 （滤过）	

百草霜 5000克 （研细筛过）

〔制法及用法〕麻油 10 000 毫升，除松香、百草霜外俱浸入，火熬，以药枯油黑，滤去渣称重，每药油 360 毫升，下滤净松香 2 000 克，同熬沸，每锅下百草霜细末 180 克，勿住手搅，俟火候成时，则倾入水缸内，以棒搅和成块，扯拔数次，收贮摊贴患处。

选自《外科枢要》

夏胶软膏 （拔痹膏）

〔主治〕风湿寒痹（风湿性关节炎）。

〔处方〕 生半夏15克（末） 广 胶15克（熬膏）

〔制法及用法〕用姜汁将膏烊化，调入半夏末涂患处。

选自《兰台轨范》

香椒膏 （追风逐湿膏）

〔主治〕风湿寒痹，筋脉挛痛（风湿性关节炎），筋血管痉挛疼痛。

〔处方〕 木 香30克 胡 椒30克 二术膏500克
白芥子60克

〔制法及用法〕上药为末，入膏内，搅匀摊贴痛处。

选自《外科大成》

姜竹膏 （集宝疗痹膏）

〔主治〕风寒麻木，痹症（风湿病等）。

〔处方〕 生姜汁300毫升 竹 汁300毫升 川 乌12克
草 乌12克 南 星12克 半 夏12克 当 归12克
红 花12克 独 活12克 羌 活12克 大 黄12克
桃 仁12克 山 甲30克 肉 桂30克 白 芷15克
陀 僧60克 硫 黄250克 松 香500克 麻 油500毫升

〔制法及用法〕上药煎好，加乳香、没药、血竭、胡椒、樟脑、细辛、牙皂末各6克，若加商陆根、凤仙、闹羊花、鲜烟叶、鲜蒜、鲜豨莶等汁更妙，摊贴患处。

九汁膏（见睨膏）

〔主治〕风湿寒痹（风湿性关节炎）、痿痹（小儿麻痹），鹤膝风、偏头风、漏肩风（肩周炎）等症。

〔处方〕　　血　余60克　　　大　黄24克　　　灵　仙24克

川　乌24克　草　乌24克　　刘寄奴24克　　土　鳖大者20个

羌　活30克　独　活30克　　红　花30克　　当　归30克

蛇床子30克　苍　术30克　　生南星30克　　生半夏30克

白芥子30克　桃　仁30克（以上18味俱切碎）　樟　冰30克

甘　松9克　山　奈9克　　　花　椒9克　　　猪牙皂9克

山　甲9克（灸研）　　　荜　拔9克（不必去油同乳香灸热同群药细研）

乳　香15克　　　　　白　芷15克（以上9味研极细末）

鲜菇叶500毫升（汁）　　松　香180克（收晒干）

鲜商陆根500毫升（汁）　松　香180克（收）

鲜艾叶250毫升（汁）　松　香90克（收）　生　姜250毫升（汁）

松　香90克（收）　韭250毫升（汁）　松　香90克（收）

葱（汁）250毫升　　松　香90克（收）　大　蒜120毫升（汁）

松　香60克（收）

〔制法及用法〕麻油1 620毫升，将前药入油，熬至焦黄色，不可太枯，即滤去渣，入前松香熬化，再将丝棉滤去渣，再熬至油面起核桃花纹，先加入极细密陀僧120克，再徐徐加入西硫黄末500克，投此二味时，务须慢慢洒入，不可太多、太快，离火待湿，然后掺入细药搅匀，瓷器收贮。熬时须用桑枝不住手搅。青布摊贴，每张净药重 12 克，临时加肉桂末 0.15 克，细辛末 0.06 克。摊贴患处。

选自《医学从众录》

乌醋膏 （神仙外应膏）

〔主治〕手足拘挛（四肢痉挛）。

〔处方〕 川 乌 500 克（研为细末）

〔制法及用法〕以隔年陈醋入砂锅内，将川乌慢火熬膏，如酱色，敷患处。

松川膏 （七制松香膏）

〔主治〕风湿寒痹（风湿性关节炎）。

〔处方〕松 香 1500 克（第一次姜汁煮，第二次葱汁煮，第三次白凤仙汁煮，第四次烧酒煮，第五次闹羊花煮，第六次商陆根煮，第七次醋煮） 桐 油 1500 毫升 川 乌 120 克 草 乌 120 克 白芥子 120 克 蓖麻子 120 克 干 姜 120 克 官 桂 120 克 苍 术 120 克

〔制法及用法〕加桐油熬至药枯，滤去渣，入牛皮 120 克，烊化，用制过松香渐渐收之，离火，加樟脑 30 克，麝香 9 克，厚纸摊之，贴患处。

选自《串雅内编》

香丹膏 (湿热膏)

〔主治〕风湿热痹（类风湿关节炎）。

〔处方及制法〕麻油240毫升熬滚入 黄蜡7.5克，化开，次入松香30克，再下黄丹30克，铜绿6克，轻粉3克，制乳没9克 共末搅匀成膏。

〔用法〕敷贴患处。

甲蚣膏 (湿毒膏)

〔主治〕风湿寒痹毒（风湿性关节炎发烧）。

〔处方〕　　麻　油330毫升　当　归6克　白　芷3克
独　活3克　山　甲2片　蜈　蚣1条　血　余15克

〔制法及用法〕上药熬枯，去渣，入红丹60克，杭粉60克，轻粉1.5克，铜绿0.6克，白蜡4.5克（刮），共末收膏。用时摊贴。

选自《丹方精华》

草龙软膏 (治风湿性关节炎方)

〔主治〕风湿寒痹（风湿性关节炎）。

〔处方〕　　老鹳草120克　　五爪龙120克　木　香120克
苍　术120克　菖　莆120克　当　归120克　川　芎240克
川　乌240克　草　乌240克　蛇床子150克　箭杆风120克
透骨草120克

〔制法及用法〕晒干共为末，加酵面三分之一，以白酒和水调敷患处，外用油纸包扎，干湿适宜为度。

〔禁忌〕切忌口服。

姜葱软膏 (葱姜敷方)

〔主治〕风湿寒痹（风湿性关节痛）

〔处方〕 生 姜60克 葱 子60克 川 乌9克
草 乌9克 麻 黄9克 北细辛9克 白 芷9克
羌 活12克

〔制法及用法〕前6味药共为细末，生姜、葱子共捣绒，用酒水各半调匀，炒热熨敷痛处。如令再炒再熨，连熨敷三次。不可内服。

风火软膏 (防风敷方)

〔主治〕祛风痹痛。陈年痛风（老年性代谢性关节炎）。

〔处方〕防 风60克 大 葱60克 白 芷60克
川 乌60克

〔制法及用法〕共捣为膏，调热黄酒敷冷痛处。二三日后用大红椒、艾叶煎汤敷洗再敷药，包好。若皮肉热痛用清油搽之。

姜胶膏 (治关节痛方)

〔主治〕风寒痛风（代谢性关节炎）。

〔处方〕　　鲜　姜500毫升（自然汁）　　明水胶120克

〔制法及用法〕合熬成膏，摊布上贴患处。旬日一起换。若症因受风而得者，酌加细辛末掺于膏药中，其效更捷。

选自《中医验方汇编》

乌芎膏（神秘万金膏）

〔主治〕风湿寒痹（风湿关节炎）。

〔处方〕　　草　乌18克　　川　芎18克　　大　黄18克
当　归24克　　赤　芍24克　　白　芷24克　　连　翘24克
白　芨24克　　白　蔹24克　　乌　药24克　　官　桂24克
木鳖子24克　　槐　枝12克　　柳　枝12克　　桃　枝12克
桑　枝12克　　枣　枝12克

（一方加苦参、皂荚各15克。一方加苏合油0.9克 名万应紫金膏。）

〔制法及用法〕上药细切，用麻油1 000毫升浸药一宿，用火熬至药焦色，用生丝绢滤去渣，将油再入锅，以火熬沸后入乳香、没药末各12克搅匀，摊贴患处。

二芍膏（乾坤一气膏）

〔主治〕风湿寒痹（风湿性关节炎）。

〔处方〕　　赤　芍30克　　白　芍30克　　当　归30克
白附子30克　　白　芷30克　　生地黄30克　　熟地黄30克
炮山甲30克　　木鳖仁30克　　巴　仁30克　　蓖麻仁30克
荆三棱30克　　莪　术30克　　续　断30克　　灵　脂30克

肉　桂30克　没　药36克　乳　香36克　麝　香9克
阿　魏30克　元　参30克

〔制法及用法〕除麝香、阿魏、乳香、没药、肉桂外，其余药用香油1 000毫升熬黄去渣入黄丹收膏，贮于瓷器中，同时贴肾俞穴。

选自《膏药方集》

青乳膏（狗皮膏）

〔主治〕风湿寒痹疼痛（风湿关节痛），四肢麻木，内腰岔气，跌打损伤。

〔处方〕甲方：

青　皮	枳　壳	蛇床子	猪　苓
何首乌	生半夏	藁　本	前　胡
麻　黄	连　翘	细　辛	甘　草
川楝子	泽　泻	楮实子	乌　药
大枫子	川续断	菟丝子	牛　膝
防　风	石　腊	羌　活	沙　苑
蒺　藜	独　活	荆　芥	金银花
苦　参	僵　蚕	白　蔹	黄　柏
杏　仁	黄　连	桃　仁	苍耳子
地　榆	赤　芍	广木香	黄　芩
浙贝母	肉苁蓉	苍　术	生附子
知　母	官　桂	灵　仙	白　芷
桔　梗	薄　荷	川　芎	生川乌
天　麻	生　地	栀　子	大　黄

熟　地	大茴香	小茴香	木　通
生草乌	五加皮	当　归	杜　仲
五味子	山　药	香附子	远　志
穿山甲	陈　皮	青风藤	白　术

玄　参　　茵陈蒿 (以上等量掺匀)

乙方：

| 乳　香 | 血　竭 | 儿　茶 | 没　药 |
| 轻　粉 | 樟　脑 | 丁　香 (各等量共轧细面) | |

〔制法〕将处方甲的药料 1 500 克，蜈蚣两条，用芝麻油 7 500毫升，熬枯去渣，加黄丹 3 120 克，待温后，再加入处方乙的药料 90 克，搅匀，去火毒，摊于布被子，计有下列两种规格：甲方，长被子，长五寸九分，宽四寸，摊膏 21 克，另加麝香 0.06 克。乙方，圆壳，长四寸一分，宽四寸，摊膏 12克，另加麝香 0.03 克。

〔用法〕微火化开，贴患处。

〔禁忌〕孕妇禁忌。

选自《中药成药配制经验介绍》

香茶膏 (追风活血膏)

〔主治〕腰腿疼痛，风湿寒痹（风湿性关节炎）。

〔处方〕　　儿　茶 15克　乳　香 15克　没　药 15克

血　竭 15克　广木香 9克　桐　油 500毫升

香　油 500毫升　漳　丹 500克

〔制法〕上 5 味药共为细末，先将桐油、香油熬开，下药末熬成膏，然后下漳丹成膏。小张重 15 克，大张重 30 克。

〔用法〕贴患处。

箭耆膏（追风除湿膏）

〔主治〕瘫痪，风湿寒痹（半身不遂，风湿性关节炎）。

〔处方〕　　　生箭耆 24 克　　全当归 30 克　　羌　活 30 克
独　活 24 克　　防　风 24 克　　透骨草 24 克　　怀牛膝 24 克
生杜仲 24 克　　千年健 18 克　　钻地风 18 克　　川厚朴 18 克
麻　黄 12 克　　制乳没 12 克　　自然铜 9 克（煅）
香　油 1000 毫升　　　　　　黄　丹 420 克

〔制法及用法〕前 11 味切片入香油内泡，用大火熬药枯去渣，俟冷入丹熬沸待凉下，研细乳香、没药、自然铜，调匀贴患处。

〔禁忌〕中风血冲脑症禁用。

辛桂软膏（活络镇痛软膏）

〔主治〕风湿寒痹痛麻（风湿性关节炎疼痛麻木）。

〔处方〕　　　北细辛 15 克　　上肉桂 15 克　　生草乌 15 克
甘松根 15 克　麻　黄 15 克　　干　姜 15 克

〔制法及用法〕上药研细末，凡士林 500 克，药粉 60 克拌成膏，剩余者瓶贮备用。用时以棉垫括上软膏，敷患处，胶布或绷带包扎。

选自《祖国医学采风录》

七生膏（消炎解凝膏）

〔主治〕风湿寒痹痛（风湿性关节炎、神经痛）。

〔处方〕一方：

生川乌 120克　　生草乌 120克　　生南星 120克

生半夏 120克　　生麻黄 120克　　川桂枝 120克

生山甲 120克　　赤　芍 120克　　生栀子 120克

宣木瓜 120克　　白芥子 120克　　京三棱 120克

蓬莪术 120克　　荜　拔 120克　　花槟榔 120克

二方：

樟　脑 30克　　急性子 30克　　公丁香 30克

升　麻 20克　　官　桂 30克　　辛　夷 30克

川　椒 30克　　阿　魏 30克　　甘　松 30克

制乳没 30克 （各研成极细粉）

〔制法〕麻油 5 000 毫升，将一方之药物浸泡三四天后，熬煎去渣，滤净，加黄丹 2 400 克熬成膏药。稍凉时将二方之粉剂倾入，搅和匀化即成。

〔用法〕摊贴患处。

四生膏（风湿膏）

〔主治〕风湿寒痹（风湿性关节炎），肌肉痛，神经痛，活血镇痛作用。

〔处方〕一方：

当　归 60克　　川　芎 60克　　红　花 60克　　防　风 60克

明天麻 60克　　川续断 60克　　川牛膝 60克　　秦　艽 30克

乳　香 30克　　五加皮 30克　　白茄根 30克　　威灵仙 30克

羌　活 30克　　独　活 30克　　桑白皮 180克

二方：

生南星 250克　　生半夏 250克　　生草乌 250克

生川乌 250克

三方：

桐　油 2 500毫升　　黄　丹 1 000克

〔制法及用法〕先将一方、二方各研成细粉末，密藏。桐油 2 500毫升，倾于铁锅内，缓缓加入黄丹，炼成膏药，俟热度放散后，再加入一、二方的粉末各 90克（以 2 500毫升桐油计算）充分搅匀即成，摊贴患处。

选自《疮疡中医治疗经验选集》

补骨膏（狗皮膏）

〔主治〕风湿寒痹（风湿关节炎），腰腿疼痛，闪腰岔气，跌打损伤。

〔处方〕　　补骨脂 30克　　枳　壳 30克　　青　皮 30克

川楝子 30克　　大枫子 30克　　赤石脂 30克　　僵　蚕 30克

赤　芍 30克　　官　桂 30克　　天　麻 30克　　小茴香 30克

蛇床子 30克　　甘　草 30克　　乌　药 30克　　牛　夕 30克

羌　活 30克　　黄　柏 30克　　威灵仙 30克　　生川乌 30克

当　归 30克　　木　香 30克　　细　辛 30克　　续　断 30克

菟丝子 30克　　白　蔹 30克　　桃　仁 30克　　生附子 30克

川　芎 30克　　生草乌 30克　　生杜仲 30克　　远　志 30克

穿山甲30克　　香　附30克　　白　术30克　　橘　皮30克
青风藤30克

〔制法及用法〕上药用香油7 500毫升炸枯去渣，炼沸，入丹3 120克，搅匀成膏。另轻粉、儿茶、公丁香、樟脑、乳香、没药、血竭各15克共研细末重105克，每7 500克膏中加以上细料105克，搅匀摊贴患处。

选自《北京同仁堂经验方》

二　皮　膏

〔主治〕风湿寒痹（风湿性关节炎），四肢麻木，跌打损伤，受风受寒，腰背疼痛，腹胀腹疼。

〔处方〕　　陈　皮30克　　青　皮30克　　天　麻30克
甘　草30克　　羌　活30克　　灵　仙30克　　乌　药30克
黄　柏30克　　续　断30克　　赤　芍30克　　当　归30克
川　芎30克　　白　蔹30克　　细　辛30克　　生枳壳30克
大枫子30克　　生杜仲30克　　生附子30克　　广木香30克
生僵蚕30克　　生茴香30克　　生川乌30克　　生草乌30克
生桃仁30克　　生远志30克　　生山甲30克　　青风藤30克
蛇床子30克　　怀牛夕30克　　菟丝子30克　　生香附30克
生白术30克　　生川楝子30克　　香　油7500毫升
漳　丹2700克

〔制法及用法〕熬制方法同一般黑膏药，每膏油7 500毫升对研细肉桂面30克，樟脑、血竭、儿茶、没药、乳香、公丁香等细末各15克，搅匀摊膏备用。

选自《上海达仁堂经验方》

虎骨膏 (虎骨狗皮膏)

〔主治〕风湿寒痹（风湿性关节炎）。

〔处方〕 虎 骨90克 麝 香18克
信 石18克 冰 片18克 潮 脑90克
乌 蛇18克 排 草18克 朱 砂12克
轻 粉18克 全 虫15克 龙 骨45克
台 乌27克 白 芷27克 白 蔹18克
木 鳖18克 白 芨24克 川 乌27克
草 乌21克 血 竭9克 山 甲18克
桂 枝90克 龟 板15克 鳖 甲15克
甘 草45克 黄 柏45克 白 胡18克
乳 香45克 桂 子90克 蜈 蚣30条
没 药45克 明 雄45克 当 归45克

〔制法及用法〕用粉底膏作基质，每粉底膏30克，加以上处方研细药末9克，摊贴患处。

选自《甘肃武威王蛤蟆膏药方》

白虎膏 (追风虎骨膏)

〔主治〕风湿寒痹，筋脉拘痉（风湿性关节炎，筋血管痉挛）。

〔处方〕 白 术30克 虎 骨720克 桃 枝30克
生草乌30克 香 附30克 当 归30克 细 辛30克
怀牛膝30克 羌 活30克 生杜仲30克 生川乌30克

白 芷 30克	青风藤 30克	威灵仙 30克	生山甲 30克
苍 术 30克	榆 枝 30克	川 芎 30克	续 断 30克
天 麻 30克	白 蔹 30克	川楝子 60克	柳 枝 60克
大枫子 60克	熟 地 30克	桑 枝 30克	生首乌 30克
独 活 30克	生 地 30克	五加皮 30克	僵 蚕 30克
槐 枝 30克	蜈 蚣 2条		

〔制法及用法〕上药用香油 7 500 毫升炸枯，去渣，炼沸，入黄丹 3 000 克收膏。另对肉桂、乳香、公丁香、血竭、没药各 15 克，麝香 9 克共为细粉。每膏药 7 500 克，掺入以上细料 84 克，摊贴患处。

选自《北京同仁堂经验方》

青风膏（虎骨膏）

〔主治〕筋骨疼痛，风湿寒痹（风湿性关节炎）。

〔处方〕	青风藤 7.5克	川 芎 7.5克	怀牛膝 7.5克
熟 地 7.5克	何首乌 7.5克	当 归 7.5克	生 地 7.5克
五味子 7.5克	桃 枝 7.5克	枳 壳 7.5克	玄 参 7.5克
前 胡 7.5克	细 辛 7.5克	栀 子 7.5克	赤石脂 7.5克
木 通 7.5克	大 黄 7.5克	杜 仲 7.5克	薄 荷 7.5克
香 附 7.5克	威灵仙 7.5克	半 夏 7.5克	天 麻 7.5克
防 风 7.5克	草 乌 7.5克	羌 活 7.5克	五加皮 7.5克
川 乌 7.5克	山 药 7.5克	白 芷 7.5克	猪 苓 7.5克
白 术 7.5克	连 壳 7.5克	陈 皮 7.5克	远 志 7.5克
山 甲 7.5克	续 断 7.5克	桃 仁 7.5克	乌 药 7.5克

杏　仁 7.5 克　　甘　草 7.5 克　　苦楝皮 7.5 克　　青　皮 7.5 克

苍耳子 7.5 克　　麻　黄 7.5 克　　白　蔹 7.5 克　　藁　本 7.5 克

黄　连 7.5 克　　知　母 7.5 克　　楮实子 7.5 克　　苍　术 7.5 克

桑　枝 7.5 克　　浙贝母 7.5 克　　蒺　藜 7.5 克　　泽　泻 7.5 克

地　榆 7.5 克　　黄　芩 73 克　　赤　芍 7.5 克　　独　活 7.5 克

榆　枝 7.3 克　　金银花 7.5 克　　槐　枝 7.5 克　　僵　蚕 7.5 克

桔　梗 7.5 克　　川楝子 7.5 克　　柳　枝 7.5 克　　荆　芥 7.5 克

茵　陈 7.5 克　　苦　参 7.5 克　　大枫子 7.5 克　　黄　柏 7.5 克

蜈　蚣 2 条　　虎　骨 750 克

〔制法及用法〕用香油 7 500 毫升，将粗药炸枯，去渣，加黄丹 2 700 克收膏，另对入下药粉 90 克搅匀，肉桂、丁香、龙骨、没药、血竭、乳香 1 000 克，麝香 5.1 克研细候对，上述细料亦可按比例少配。如无香油，可用花生油、棉油、麻子油或桐油代，下黄丹适量，以软硬老嫩适宜为度。摊贴患处。

选自《保定市商业局中药制药厂方》

熊虎膏（虎骨熊油膏）

〔主治〕风湿寒痹（风湿性关节炎）。

〔处方〕　　熊　油 5 000 毫升　　虎　骨 5 000 克　　全当归 240 克

川　芎 240 克　　木　瓜 240 克　　川牛膝 240 克　　杜　仲 240 克

天　麻 240 克　　天南星 240 克　　藁　本 240 克　　羌　活 120 克

独　活 120 克　　防　风 120 克　　骨碎补 120 克　　川续断 120 克

葫芦巴 120 克　　淫羊藿 120 克　　草豆蔻 120 克　　海风藤 120 克

钻地风 120 克　　青风藤 120 克

〔制法及用法〕用麻油40 000毫升，浸7日夜，熬枯去渣，加炒黄丹收膏，俟将凝，另加研细肉桂、丁香、乳香、没药、血竭、儿茶各240克，麝香、梅片各60克。贮于瓷器中，摊贴患处。

虎潮膏（风湿关节膏）

〔主治〕风湿寒痹（风湿关节炎）。

〔处方〕

虎　骨 90克	潮　脑 90克	信　石 18克
冰　片 18克	乌　蛇 180克	豨莶草 180克	乌　头 180克
马钱子 180克	排　草 180克	朱　砂 12克	轻　粉 18克
全　虫 15克	龙　骨 45克	甘　草 45克	白　芨 24克
白　蔹 18克	白古月 18克	白　芷 27克	黄　柏 45克
台　乌 27克	川　乌 27克	草　乌 27克	血　竭 9克
乳　香 45克	没　药 45克	明　雄 45克	木　鳖 18克
山　甲 18克	当　归 45克	桂　枝 90克	龟　板 15克
鳖　甲 15克	蜈　蚣 30条	苍　术 54克	木　瓜 30克
益知仁 30克	接骨草 180克

〔制法〕用粉底膏作基质，每粉底膏30克加以上处方研细药末9克，搅匀。

〔用法〕贴患处。

选自《甘肃武威王蛤蚂膏药方》

大枫膏（狗皮膏）

〔主治〕风湿寒痹疼痛（风湿性关节炎疼痛），肢体麻木，闪腰岔气，跌打损伤。

〔处方〕

	大枫子 36克	枳　壳 36克	青　皮 36克
何首乌 36克	泽　泻 36克	赤石脂 36克	前　胡 36克
续　断 36克	羌　活 36克	黄　柏 36克	生附子 36克
天　麻 36克	荆　芥 36克	桃　仁 36克	浙贝母 36克
薄　荷 36克	独　活 36克	苍耳子 36克	官桂皮 36克
榧　子 36克	小茴香 36克	陈　皮 36克	五加皮 36克
茵　陈 36克	生香附 36克	广木香 36克	细　辛 36克
防　风 36克	麻　黄 36克	楮实子 36克	猪　苓 36克
甘　草 36克	菟丝子 36克	苦　参 36克	蜈　蚣 36克
苍　术 36克	生川乌头 36克	金银花 36克	地　榆 36克
知　母 36克	熟地黄 36克	白　蔹 36克	赤　芍 36克
桔　梗 36克	生地黄 36克	杜　仲 36克	青风藤 36克
远　志 36克	大茴香 36克	白　术 36克	半　夏 36克
乌　药 36克	蛇床子 36克	连　壳 36克	淮牛膝 36克
藁　木 36克	川楝子 36克	沙苑子 36克	僵　蚕 36克
黄　芩 36克	威灵仙 36克	生草乌 36克	杏　仁 36克
生肉苁蓉 36克	川　芎 36克	大　黄 36克	川黄连 36克
补骨脂 36克	白　芷 36克	木　通 36克	五味子 36克
当　归 36克	生穿山甲 36克	淮山药 36克	玄　参 36克
麻　油 15000毫升	黄　丹 适量	血　竭 30克	轻　粉 30克

公丁香30克　　儿　茶30克　　樟　脑30克　　乳　香30克

没　药40克

〔制法及用法〕用麻油将上药熬枯去渣，以黄丹收膏，再
入后 7 味香料，搅匀摊贴患处。

芍桂膏（狗皮万应膏）

〔主治〕风湿寒痹（风湿关节炎），手足麻木，跌打损伤，
腹胀腹痛等症。

〔处方〕　　赤　芍15克　　肉　桂15克　　当　归15克

生　地15克　　白　芷15克　　白　芨15克　　象　皮15克

山　甲15克　　粉　草15克　　白　蔹15克　　大　黄15克

川　乌15克　　草　乌15克　　羌　活15克　　独　活15克

元　参15克　　苦　参15克　　乌　药15克　　木鳖子15克

香　油2500毫升

〔制法〕上粗药熬枯、滤渣，熬沸下漳丹收膏。再将乳香、
没药、血竭各 30 克，研细掺入。

〔用法〕先将患处用姜水洗净擦干贴之。

〔禁忌〕孕妇忌用。

选自《安国第一国药成药生产合作社方》

云香膏（万应狗皮膏）

〔主治〕风湿寒痹（风湿关节炎），筋骨疼痛。

〔处方〕　　云　香270克　　当　归270克　　白　芷270克

白　蔹 270克	白　芨 270克	川　乌 270克
草　乌 270克	山　甲 270克	麻　黄 270克
生　地 270克	木　瓜 270克	灵　仙 270克
麻　仁 270克	桃　仁 270克	官　桂 270克
蜂　房 270克	麻　油 28/50毫升	黄　丹 14000克

〔制法〕先用麻油将各药熬炸至焦枯，去渣，下黄丹熬沸搅匀收膏。

〔用法〕摊贴患处。

选自《重庆市伍舒芳厂祖传验方》

龟　板　膏

〔主治〕男妇食积，风湿寒痹（消化不良，风湿关节炎）等，小儿奶积，经水不通，经色不正，瘀血凝滞，行经腹痛、腰痛，红血痢疾，水泻肛痛，背间疼痛、腰痛、两膀疼痛，鹤膝风等症。

〔处方〕	龟　板 10个	川牛膝 120克	白　术 120克
马钱子 120克	穿山甲 120克	全　虫 120克	川　乌 120克
草　乌 120克	土　元 120克	当　归 120克	木鳖子 120克
蓖麻子 120克	川附片 120克	大　黄 180克	秦　艽 180克
山　棱 180克	莪　术 180克	黄　柏 180克	槐　条 180克
巴豆米 75克	血　余 60克	蜈　蚣 1条	阿　魏 120克
没　药 120克	乳　香 10克	麝　香 36克	蛤　蚧 1对
香　油 16000毫升	黄　丹 (炒) 适量		

〔制法及用法〕木鳖子去壳，秦艽取净，蛤蚧去骨，槐条、龟板如上数即可。其中除阿魏、麝香、没药研细待膏药熬成凉

后洒入搅匀，麝香研细最后加入外，先将各药先后放入油中炸焦呈黄黑色，龟板应先轧成小块，不耐火炸的草药和碎细片剂宜后加入，不要炸成焦炭。然后滤去药渣，加黄丹熬沸，去火，待稍凉，先后加入阿魏、乳香、没药及麝香。如无香油，可用菜油代替，贴患处。

选自《陕西泾阳大寺膏药处方》

秦艽膏（金不换膏）

〔主治〕风湿寒痹（风湿性关节炎）四肢麻木，腰腿疼痛，跌打损伤，伤筋伤骨，筋骨疼痛。

〔处方〕　秦　艽45克　当　归45克　独　活45克
苍　术45克　白　芷45克　生杜仲45克　羌　活45克
生川乌45克　干　姜45克　良　姜45克　荆　芥45克
防　风45克　生草乌45克　川　芎45克　元　参45克
生　地45克　甘　草45克　生山甲21克　麻　黄18克

〔制法及用法〕以上药料用香油7 500毫升，炸枯、去渣、滤净、微炼，再入漳丹2 700克搅匀成膏。每膏药油7 500毫升对肉桂面45克，麝香1.5克，乳香面30克，没药面60克，血竭面15克，樟脑30克，去壳海螵蛸面15克，煅龙骨18克贴患处。

选自《天津市达仁堂制药厂方》

香竭膏（金不换神仙膏）

〔主治〕风湿寒痹痛（风湿性关节痛），筋骨痛，痞块痛，四肢麻木,腰酸,背腿疼痛等。

〔处方〕 乳 香300克 血 竭300克 三 七300克
没 药60克 生南星60克 生半夏60克 儿 茶60克
自然铜60克 生川乌180克 生草乌180克 桂 枝120克
细 辛240克 樟 脑30克 麝 香15克 生 姜2500克
大 蒜2500克 大 葱2500克 血 余1000克 麻 黄1000克
白附子750克 清 油6000毫升 桐 油6000毫升 黄 丹3680克

〔制法及用法〕白附子碾筛细粉500克,粗粉入油炸。三
七、血竭、麝香、樟脑研细,待膏药熬成稍凉后加入搅匀,亦
可同白附子细粉掺和分摊每张膏药中心。白附子500克细粉可
在摊膏时,分撒在每张膏药上。其他各药,先在油中浸泡数
日,然后在热油中炸枯滤渣,下丹及除火毒与一般黑膏药熬制
方法同,贴患处。

选自《成都市膏药方》

天牛膏 (追风膏)

〔主治〕风湿寒痹(风湿性关节炎),疼痛麻木。

〔处方〕 天 麻60克 牛 膝60克 良 姜60克
桃 仁60克 羌 活60克 独 活60克 麻 黄60克
山 甲60克 肉 桂60克 当 归60克 细 辛60克
灵 仙60克 生草乌60克 生乌药60克 海风藤60克
大 戟60克 白 芷60克 南红花60克 赤 芍60克
续 断30克 生 地30克 熟 地30克 苏 木30克
蛇 蜕15克 生川乌15克 五加皮15克 蜈 蚣10条

〔制法及用法〕用香油6 000毫升浸药3日,开始用大火炸

药至枯，去渣，入黄丹 2 250 克收膏。待凉，加入以下细料：没药、乳香、雄黄、檀香、血竭各 9 克，丁香、麝香、冰片各 3 克，搅和均匀，摊贴患处。

选自《保定市商业局中药制药厂方》

石虎膏（虎骨追风膏）

〔主治〕腰痛贴命门穴、风市穴，胳膊疼贴天府、曲池穴，小腿痛贴足三里穴，鹤膝风贴膝眼，筋骨疼贴患处，浑身酸痛贴膏肓穴，漏肩疼贴肩井穴，背痛贴患处，胯疼贴环跳穴，腹痛贴肚脐。

〔处方〕

石　斛 120 克	虎　骨 240 克	赤　芍 90 克
白　芨 60 克	川　芎 180 克	羌　活 90 克	桂　枝 120 克
杜　仲 90 克	生　地 240 克	生川乌 60 克	白　蔹 60 克
生山甲 60 克	独　活 90 克	麻　黄 60 克	透骨草 120 克
当　归 240 克	生草乌 60 克	南红花 60 克	大　黄 60 克
防　风 90 克	皮　草 60 克		

〔制法〕用香油 15 000 毫升，将药炸枯去渣，对入漳丹 32 400 克搅熬收膏，另对入以下药面：肉桂 90 克、乳香 60 克、没药 60 克、血竭 90 克、木香 30 克、丁香 30 克、麝香 3 克搅匀。

〔用法〕慢火化开，用鲜姜搽去患处油泥，贴之。

阿香膏（阿魏麝香化疾膏）

〔主治〕除同上石虎膏外，月经腹痛贴肚脐，痞块贴患处。

〔处方〕 　　阿　魏 60克　　乳　香 60克　　生山甲 60克

独　活 60克　　生　地 60克　　没　药 60克　　白　芷 60克

天　麻 60克　　木鳖子 30克　　官　桂 60克　　赤　芍 60克

元　参 60克　　松　香 60克　　麝　香 3克

〔制法及用法〕上药除乳香、没药、麝香外，用香油6 000毫升炸枯去渣，加黄丹35 000克收膏。待凉掺入研细乳香、没药、麝香搅匀。用法与石虎膏同。

选自《太原市恒济堂膏药方》

紫石膏（如意膏）

〔主治〕风湿寒痹痛（风湿性关节炎痛），跌打损伤，四肢酸软。

〔处方〕 　　紫荆皮 75克　　石菖蒲 75克　　白　芷 75克

独　活 75克　　赤　芍 75克　　山　甲 15克　　大　黄 15克

牛蒡子 15克　　鳖　甲 15克　　血　余 15克　　全　蝎 15克

荆　芥 15克　　麻　黄 15克　　桑　枝 15克　　连　壳 15克

半　夏 15克　　海风藤 15克　　苏　木 15克　　防　风 15克

黄　柏 15克　　黄　芩 15克　　白附子 15克　　良　姜 15克

红　花 15克　　苦　参 15克　　桃　枝 15克　　槐　枝 15克

当　身 15克　　没　药 15克　　白　芨 15克　　天　麻 15克

白　蔹 15克　　羌　活 15克　　黄　芪 15克　　草　乌 15克

黄　连 15克　　柳　枝 15克　　蓖麻子 15克　　雄　黄 15克

大　戟 15克　　巴　豆 15克　　甘　草 15克　　防　己 15克

花　粉 15克　　牛　膝 15克　　柴　胡 15克　　猬　皮 15克

牙　皂 15克　　千金子 15克　　血　竭 15克　　乌　药 15克

桃　仁 15克	银　花 15克	细　辛 15克	僵　蚕 15克
浙贝母 15克	龙　衣 9克	蜈　蚣 3条	麝　香 17克
芸　香 17克	丁　香 17克	檀　香 17克	藿　香 17克
樟　脑 17克	排　草 17克	木　香 17克	降　香 17克
玉　桂 17克	沉　香 17克	真珠粉 10克	冰　片 10克
生　葱 180克	乳　香 30克	苏合油 210毫升	麻　油 6120毫升
黄　丹 2220克			

〔制法〕各药洗净切碎晒干，用油煎至黑枯色，将药渣滤净，成为药油，加入黄丹熬至成膏，加入血竭粉、雄黄粉制成膏药基质，再加入麝香粉等细料，搅匀摊膏。

〔用法〕将膏药在热壶外熨烫，按患处大小摊开敷贴。

选自《广州市敬修堂联合制药厂经验方》

地风膏 （附桂紫金膏）

〔主治〕风湿寒痹（风湿性关节炎），筋骨酸痛，腰腿疼痛，四肢麻木等症。

〔处方〕	地风皮 90克	当　归 180克	麻　黄 60克
天　麻 60克	巴　戟 60克	补骨脂 90克	吴茱萸 60克
北　姜 90克	防　风 90克	牛　膝 120克	细　辛 60克
羌　活 90克	独　活 90克	生　地 120克	甘　草 90克
桂　枝 90克	广　皮 90克	川　芎 90克	苍　术 120克
生草乌 60克	锁　阳 90克	白　芷 90克	韭　子 90克
杜　仲 120克	上　桂 120克	南　星 90克	厚　朴 90克
生白附子 60克	没　药 120克	僵　蚕 60克	制乳香 120克
公丁香 90克	广木香 90克	生附子 360克	山　奈 60克

鲜　葱 810克　　生　姜 810克　　千年健 60克　　麻　油 15000毫升
黄　丹 适量

〔制法及用法〕与一般黑膏药熬制法和用法相同。

选自《长沙市劳九芝堂方》

南　桂　膏

〔主治〕同上。

〔处方〕　　　生南星 60克　　桂　枝 60克　　生附子 500克
生草乌 60克　　羌　活 60克　　苍　术 60克　　生山甲 18克
麻　黄 120克　　公丁香 60克　　蓖麻子 60克　　上肉桂 300克
生　姜 120克　　葱　蔸 120克　　乳　香 24克　　细　辛 18克
香　油 5000毫升　黄　丹 1680克

〔制法及用法〕与一般黑膏药熬制法和用法相同。

选自《零陵县医药公司膏药方》

星夏软膏（四虎散）

〔主治〕鹤膝风（关节炎）。

〔处方〕　　生南星 15克　　生半夏 15克　　生川乌 15克
生草乌 15克

〔制法及用法〕共研细末，用陈酒、蜜糖调和，搽敷患处。

选自《圣济总录》

首乌膏 （治鹤膝风方）

〔主治〕鹤膝风（关节炎）。

〔处方〕　　大何首乌 250克　　　酒 250~500毫升

〔制法及用法〕二味同煎将酒去半，捣药渣敷膝头，乘热布裹。更可取煎汁，内服数杯，微醉。三四次即可。忌食鱼虾之类。

选自《外科启玄》

地 骨 软 膏

〔主治〕鹤膝风（关节炎）。

〔处方〕　　地骨皮 45克　　乳　香 45克　　没　药 45克
无名异 45克　麝　香 0.3克

〔制法及用法〕共研细末，另以车前草捣烂沥汁，将药末和汁调匀，炖热后包敷于患处。

羊花膏 （琼花膏）

〔主治〕筋骨疼痛，腰腿疼痛。

〔处方〕　　闹羊花根皮 45克 加五皮 60克　　归　身 60克
威灵仙 30克 防　风 45克　　荆　芥 45克　　玄　参 45克
天花粉 45克 甘　草 30克

〔制法及用法〕麻油 1 500毫升浸煎，用铅粉收膏，退火毒7日，摊贴患处。

选自《外科大成》

二术膏（家传西圣膏）

〔主治〕手足麻木，遍身筋骨疼痛，咳嗽痰喘，疟疾，痢疾，痞块，跌打损伤，肿毒瘰疬，顽疮结毒。

〔处方〕

白　术 45克	苍　术 45克	当　归 45克
川　芎 45克	赤　芍 45克	生　地 45克	熟　地 45克
甘草节 45克	陈　皮 45克	半　夏 45克	香　附 45克
枳　壳 45克	乌　药 45克	何首乌 45克	白　芷 45克
知　母 45克	杏　仁 45克	桑　皮 45克	金银花 45克
黄　连 45克	黄　芩 45克	黄　柏 45克	大　黄 45克
白蒺藜 45克	栀　子 45克	柴　胡 45克	连　翘 45克
薄　荷 45克	威灵仙 45克	木　通 45克	桃　仁 45克
玄　参 45克	桔　梗 45克	白鲜皮 45克	猪　苓 45克
泽　泻 45克	前　胡 45克	升　麻 45克	五加皮 45克
麻　黄 45克	牛　膝 45克	杜　仲 45克	山　药 45克
益母草 45克	远　志 45克	续　断 45克	良　姜 45克
藁　本 45克	青风藤 45克	茵　陈 45克	地　榆 45克
防　风 45克	荆　芥 45克	青　皮 45克	两头尖 45克
羌　活 45克	独　活 45克	苦　参 45克	天　麻 45克
南　星 45克	川　乌 45克	草　乌 45克	文　蛤 45克
巴豆仁 45克	芫　花 45克	细　辛 30克	贝　母 30克
僵　蚕 30克	大枫子 30克	穿山甲 30克	蜈　蚣 21条
苍耳子 21个		虾　蟆 7个	白花蛇 15克
地　龙 15克	全　蝎 15克	海桐皮 15克	白　蔹 15克
白　蔹 15克	木鳖子 240克	桃　枝三七寸

柳　枝三七寸　榆　枝三七寸　槐　枝三七寸

桑　枝三七寸　楝　枝三七寸　杏　枝三七寸

椿　枝三七寸　血　余120克

〔制法及用法〕用麻油6 500毫升浸之，入大锅内慢火煎至药枯，浮起为止。住火片时，用布袋滤尽药渣，将油称准，将锅洗净，复用细绢滤油入锅内，要清净为美，投血余慢火熬至血余浮起，以柳棒挑看似膏熔化之。熬熟。每净油500毫升，用飞过黄丹195克，徐徐投入，火加大些，每净油500毫升，加丹15克，不住手搅，使锅内先发青烟，后至白烟叠叠旋起，气味香馥者，其膏已成，即住火。将膏入水中，试软硬得中，如老加熟油，若稀加炒丹少许，渐渐加火，务要冬夏老嫩得所为佳。掇下锅来，搅俟烟尽，下细药搅匀倾水内，以柳棍搂成块，再换冷水洗片时，乘温，扯白转成块又换冷水拔浸。用时在一铜杓内熔化摊用。

细药开后：

乳　香30克　没　药30克　血　竭30克　轻　粉24克

潮　脑60克　龙　骨60克　赤石脂60克　海螵蛸15克

冰　片9克　麝　香9克　雄　黄60克（共为末加入前膏内）

遍身筋骨疼痛，腰脚酸软无力，贴膏肓穴、肾俞穴、三里穴。

痰喘，气急咳嗽，贴肺俞穴、华盖穴、膻中穴。

左瘫右痪，手足麻木，贴肩井穴、曲池穴、三里穴。

痢疾水泻，贴丹田穴（气海穴）。

疟疾，贴第七颈椎。

腰痛，贴命门穴。头风，贴风门穴。心气疼，贴中脘穴。寒湿脚气，贴三里穴。

胸腹胀闷，贴中脘穴。

痞疾，先用面作圈，围痞块上，入皮硝 30 克，纸盖，熨斗熨热去硝，贴膏药再熨，出汗至腹内觉热方止。

跌打损伤，俱贴患处。

凡内外诸症，贴之必用热布熨之，疥癣疼癞等症，贴脐熨之，汗出为度。

血瘕痞疾，加马苋膏 60 克。

细绢摊膏，用鸡子清浆过。布摊膏，用松香、黄蜡涂过。狗皮摊膏，用水洗去硝气。油纸摊膏用甘草汤，或加槐枝煮过摊用。

表棉纸法：用杭州毛头，每麦面 500 克，加白矾核桃大一块，打稀糊，量加小粉表之，则软白而且不洇。

油纸法：用天麻子仁数粒、铅粉 3 克研末，入桐油碗内，打匀，棉花蘸刷令遍，与石油纸相同，铺之压之，须频换不粘，以生桐油，熟猪油，平对如法。

选自《外科大成》

凤仙膏（温煦薄贴）

〔主治〕风湿热痹（类风湿性关节炎）。

〔处方〕　　鲜凤仙茎 500 克（连枝叶花葱根茎洗净日曝半干）

大生地 180 克　　当归须 120 克　　急性子 150 克　　天南星 90 克

川　乌 60 克　　草　乌 60 克　　干　姜 60 克　　羌　活 60 克

独　活 60 克

〔制法及用法〕上药各切片用麻油 7 500 毫升煎沸，入凤仙茎熬 20 分钟，俟不爆再入生地，又熬 10 余分钟，乃入诸药，煎枯滤净。另入净锅，慢火熬沸，入筛净黄丹，筛细铅粉各750克，柳木棍不住手搅极匀，膏成离火，予研细麝香5克，乳香、没药去油各30克，上安桂末、丁香末各60克调匀，入水成团，藏如常法，每用摊成厚膏贴之。

选自《中医外科诊疗学》

乌姜软膏（回阳玉龙膏）

〔主治〕痈疽，痹风湿，鹤膝风等症。

〔处方〕　　　　生草乌90克(炒)　　淡干姜60克(煨)
赤芍药30克(炒)　生南星30克(煨)　　白　芷30克(生研)
肉　桂15克(不见炒)

〔制法〕共研细末。

〔用法〕每用9.15克，温酒调敷患处。

〔禁忌〕不可入口。

选自《全国中药成药处方集》

黄参膏（万应膏）

〔主治〕舒筋活血，驱风散寒。受风受寒，手足麻木，腰疼腿疼，肚腹疼痛，积聚痞块。

〔处方〕　　大　黄90克　　元　参90克　　赤　芍90克
木鳖子90克　　白　芷90克　　生血余45克　　生　地405克
当　归405克　　蜈　蚣2条(1.5克)

〔制法〕以上药料用香油7 500毫升，炸枯去渣滤净，炼沸，再入漳丹2 700克，搅匀成膏，每膏药油7 500毫升，对肉桂面

45 克，阿魏面、乳香面、没药面各 180 克搅匀，每张净油 4.5 克重。

〔用法〕贴患处。

选自《全国中药成药处方集》

鹳草膏（舒筋活络膏）

〔主治〕散风活血，化瘀止痛。筋骨疼痛，手足麻木。

〔处方〕　　老鹳草27克　　生虎骨72克　　防　风27克
红　花18克　　木　瓜27克　　怀牛膝18克　　骨碎补27克
青风藤27克　　功带叶18克　　当　归27克　　麻　黄9克
海风藤27克

〔制法〕上药用香油7 500毫升炸枯去渣滤净，炼沸，再入漳丹2 700克搅匀成膏，每膏药油7 500毫升，对乳香面、没药面各 27 克，麝香 3.6 克搅匀，每大张净油 30 毫升，小张净油 15 毫升。

〔用法〕贴患处。

〔禁忌〕孕妇忌贴腹部。

选自《全国中药成药处方集》

六生膏（追风膏）

〔主治〕舒筋活血，追风散寒。风湿性关节炎，筋骨疼痛，四肢麻木，行步艰难，腰脊疼痛。

〔处方〕　　生草乌75克　　生草大戟75克　　生山甲75克
生桃仁75克　　生　地36克　　生川乌18克　　怀牛膝75克

麻　黄 75克	当　归 75克	天　麻 75克	羌　活 75克
细　辛 75克	乌　药 75克	白　芷 75克	良　姜 75克
独　活 75克	赤　芍 75克	海风藤 75克	红　花 75克
蛇　蜕 18克	苏　木 36克	蜈　蚣 20条	灵　仙 75克
熟　地 36克	续　断 36克	五加皮 18克	

〔制法〕上药用香油7 500毫升炸枯去渣滤净，炼沸，再入漳丹2 700克搅匀成膏，每膏药油7 500毫升，对肉桂面 75 克，冰片 3.6 克，没药面、雄黄面、檀香面、血竭面各 11 克，麝香 3.6 克，乳香面 11 克，公丁香 3.6 克，每大张净油 30 毫升，小张 15 毫升。

〔用法〕贴患处。

〔禁忌〕孕妇忌贴腰腹部。

　　　　　　　　　　　　　选自《全国中药成药处方集》

苍耳膏 (追风膏)

〔主治〕风湿寒痹，四肢麻木疼痛等症。

〔处方〕	苍耳子 180克	当　归 90克	川　芎 90克
千年健 90克	桑　皮 90克	五加皮 90克	苍　术 120克
川　乌 90克	草　乌 120克	杜　仲 90克	血　藤 90克
良　姜 90克	白　芨 90克	天　麻 90克	生　姜 500克
金毛狗脊 90克	桑寄生 90克	刘寄奴 90克	僵　蚕 90克
续　断 90克	附　子 90克	艾　叶 120克	地风皮 90克
麻　黄 120克	独　活 90克	桂　皮 120克	血　余 15克
马钱子 120克	羌　活 90克	乌　药 90克	大　葱 500克

〔制法〕上药切片用香油7 500毫升浸泡（春秋七日、夏季

四日、冬季十日）慢快火熬枯去渣，入黄丹 3 750 克，生半夏 90 克，肉桂子 90 克，白胡椒、血竭各 60 克，乳香、没药各 120 克，儿茶 60 克，共为细末，熬成膏后，微湿再入，搅匀，退火摊用。

〔用法〕用时烘化贴患处。

〔禁忌〕非因寒湿之病及有炎症者忌贴，孕妇忌贴腹部。

选自《全国中药成药处方集》

马甲膏 (海马追风膏)

〔主治〕追风散寒。风寒湿痹，腰腿痛。

〔处方〕　　海　马 360 克　　穿山甲 30 克　　杜　仲 30 克　　地肤子 30 克　　怀牛膝 30 克　　当　归 3 克　　赤　芍 30 克　　连　翘 30 克　　花　粉 30 克　　广木香 30 克　　松　香 30 克　　追风草 30 克　　薄　荷 30 克　　云　苓 30 克　　土茯苓 30 克　　木　通 30 克　　麻　黄 30 克　　漳　丹 500 克　　麻　油 1000 毫升

〔制法〕用铁锅将麻油熬开，入上药熬枯去渣。入黄丹熬搅收膏，贮于瓷器中备用。

〔用法〕外用贴患处。

选自《全国中药成药处方集》

青艾膏 (红花活血膏)

〔主治〕活血追风，风寒湿痹。

〔处方〕　　青　艾 9 克　　当　归 9 克　　川　芎 9 克　　血竭花 9 克　　穿山甲 9 克　　地　龙 9 克　　海　马 9 克

没　药 9克	乳　香 9克	杜　仲 9克	防　风 9克
麻　黄 9克	木　瓜 9克	牛　膝 9克	木　香 9克
川　椒 9克	马钱子 15克	麻　油 500毫升	漳　丹 250克

〔制法〕上药用麻油熬枯去渣，入黄丹熬搅收膏，收瓷器中保存。

〔用法〕贴患处。

选自《全国中药成药处方集》

桑 枝 膏 滋

〔主治〕骨节疼痛，筋络牵强。

〔处方〕　　桑　枝 48 000克

〔制法〕将桑枝煎汁 3 次榨净，将各次所煎药汁澄清过滤，蒸发成浓汁，加冰糖20 000克收膏滋25 000克。

〔用法〕每次一汤匙，开水冲服。

虎草膏（虎骨膏）

〔主治〕散风止痛，风湿寒痹，腰腿疼痛，筋脉拘挛，四肢麻木。

〔处方〕	虎　骨 720克	草　乌 30克（生）	当　归 30克
川　乌 30克（生）	白　芷 30克	细　辛 30克	川　芎 30克
天　麻 30克	怀牛膝 30克	熟　地 30克	何首乌 30克
羌　活 30克	五加皮 30克	生　地 30克	杜　仲 30克（生）
桃　枝 30克	香　附 30克	威灵仙 30克	白　术 30克
青风藤 30克	穿山甲 30克（生）	续　断 30克	白　蔹 30克

苍 术 30克　　桑 枝 30克　　独 活 30克　　榆 枝 30克

槐 枝 30克　　僵 蚕 30克　　川楝子 30克　　柳 枝 30克

大枫子 30克　　蜈 蚣 2条

〔制法〕上药用香油7 200毫升炸枯去渣，炼沸，入黄丹3 000克，搅匀成膏，另对肉桂、公丁香、没药、乳香、血竭各15克，麝香9克，共为细粉，每7 200毫升膏油对入以上细粉搅匀摊贴。

〔用法〕微火化开贴患处。

〔禁忌〕忌食生冷，孕妇忌贴。

选自《全国中药成药处方集》

三风膏（熊油虎骨膏）

〔主治〕风湿寒痹，手足麻木，半身不遂，筋骨疼痛，腰腿酸软。

〔处方〕　　防 风 120克　　地 风 120克　　青风藤 120克

虎 骨 5000克　　熊 油 5000克　　当 归 240克　　川 芎 240克

木 瓜 240克　　川牛膝 240克　　杜 仲 240克　　天 麻 240克

南 星 240克　　藁 本 240克　　川 羌 120克　　独 活 120克

骨碎补 120克　　川 断 120克　　葫芦巴 120克　　淫羊藿 120克

草豆蔻 120克　　海风藤 120克

〔制法〕用麻油40 000毫升浸7日夜，如法熬膏入炒黄丹，收膏后将凝定，再下入：肉桂、丁香、乳香、没药、血竭、儿茶名240克，麝香、冰片各60克。

〔用法〕将膏摊于布上，贴患处。大小酌用。

〔禁忌〕忌食生冷之物；孕妇忌用。

选自《全国中药成药处方集》

石虎膏（虎骨膏）

〔主治〕去风、散寒、舒筋、活血、止痛。筋骨疼痛，四肢麻木。

〔处方〕　　石　斛 60克　　生虎骨 120克　　赤　芍 45克

白　芨 30克　　川　芎 30克　　羌　活 45克　　桂　枝 60克

生杜仲 45克　　生　地 120克　　生川乌 30克　　白　蔹 30克

生山甲 30克　　独　活 45克　　麻　黄 30克　　透骨草 60克

当　归 120克　　生草乌 30克　　红　花 30克　　大　黄 30克

防　风 45克　　甘　草 30克

〔制法〕以上药料用香油 7 500毫升炸枯去渣滤净，炼沸，再入漳丹 2 700克搅匀成膏。每膏药油 7 500毫升对：肉桂面 45克，乳香面 30克，没药面 30克，麝香 1.5克，血竭面 45克，广木香面 1.5克，公丁香面 1.5克，搅匀。每大张净油 30毫升，小张净油 15毫升。

〔用法〕贴患处。

〔禁忌〕孕妇忌贴腹部。

选自《全国中药成药处方集》

生军膏（金不换神化膏）

〔主治〕风湿寒痹，筋骨痛诸症。

〔处方〕　　生　军 15克　　川　乌 15克　　栀　子 15克

柴　胡 15克　　生　地 15克　　威灵仙 15克　　薄　荷 15克

白　芍 15克	木　通 15克	乌　药 15克	泽　泻 15克
当　归 15克	桑皮叶 15克	枳　壳 15克	首　乌 15克
广　皮 15克	香　附 15克	青　皮 15克	白　芷 15克
知　母 15克	杜　仲 15克	黄　柏 15克	甘　草 15克
细　辛 15克	银　花 15克	黄　苓 15克	蒺　藜 15克
杏　仁 15克	川　莲 15克	桃　仁 15克	元　参 15克
白　术 15克	防　风 15克	猪　苓 15克	僵　蚕 15克
桔　梗 15克	升　麻 15克	藓　皮 15克	麻　黄 15克
前　胡 15克	山　药 15克	远　志 15克	牛　膝 15克
藁　本 15克	良　姜 15克	贝　母 15克	川　断 15克
全　蝎 15克	坤　草 15克	青风藤 15克	桃　枝 15克
羌　活 15克	南　星 15克	草　乌 15克	文　蛤 15克
独　活 15克	天　麻 15克	白　芍 15克	柳　枝 15克
穿山甲 15克	苍　术 15克	荆　术 15克	荆　芥 15克
苦　参 15克	元　花 15克	蜈　蚣 15克	大枫子 15克
苍耳子 15克	两头尖 15克	茵　陈 15克	五加皮 15克
槐　枝 15克	榆　枝 15克	秦　艽 15克	

〔制法及用法〕用香油5 000毫升，将诸药熬枯去渣熬沸，加漳丹2 500克，再用细料：乳香、没药、血竭、轻粉、龙骨各9克，海螵蛸、赤石脂各15克，樟脑45克，冰片、寸香各9克共研面，入膏内。用时贴于患处。

选自《全国中药成药处方集》

三皮膏（神仙金不换膏）

〔主治〕风湿寒痹，筋骨疼。

〔处方〕　　青　皮 21克　　白蘝皮 21克　　秦艽皮 21克

僵　蚕 21克　　独　活 21克　　川附子 21克　　防　风 21克

生草乌 21克　　何首乌 21克　　穿山甲 21克　　半　夏 21克

生川乌 21克　　青风藤 21克　　马钱子 21克　　桃　仁 21克

生虎骨 21克　　天　麻 21克　　归　尾 21克　　良　姜 21克

威灵仙 21克　　生　姜 2具　　韭　菜 2具　　生　蒜 2具

青　葱 2具

〔制法及用法〕用香油3 750毫升，将药炸枯去渣，加漳丹1 620克凉透，再将下列细料入内：乳香、没药各 18 克，公丁香 15 克，官粉 39 克，冰片 1.5 克，木香 2.4 克，共研极细面搅入膏内。贴患处。

选自《全国中药成药处方集》

虎 蛇 膏

〔主治〕活血追风，镇痛，风寒湿酸痛，神经痹痛，筋骨麻木，腰膝疼痛，筋骨拘急症等。

〔处方〕　　虎　骨 500克　　白花蛇 90克　　贡　桂 30克

当　归 60克　　细　辛 30克　　明天麻 30克　　全　蝎 30克

羌　活 60克　　杜　仲 60克　　川　乌 60克　　三　棱 60克

文　术 60克　　乳　香 60克　　没　药 60克　　母丁香 60克

生马钱 120克　　鲜　姜 1000克　　麝　香 6克　　冰　片 15克

〔制法〕用香油20 000毫升，将上药熬枯去渣再熬沸，再入漳丹成膏，入乳香、没药后，对麝香、冰片。

〔用法〕贴敷患处。

选自《全国中药成药处方集》

川楝膏（狗皮膏）

〔主治〕去风散寒，舒筋活血止痛。风寒麻木，腰腿疼痛。

〔处方〕　　　　川楝子30克　　枳　壳30克　　蛇床子30克

木　香30克　　　青　皮30克　　甘　草30克　　细　辛30克

乌　药30克　　　续　断30克　　大枫子30克　　牛　膝30克

菟丝子30克　　　赤石脂30克　　羌　活30克　　白　蔹30克

僵　蚕30克　　　黄　柏30克　　桃　仁30克　　赤　芍30克

补骨脂30克　　　生附子30克　　官　桂30克　　威灵仙30克

川　芎30克　　　天　麻30克　　川　乌30克 (生)

草　乌30克(生)　小茴香30克　　当　归30克

杜　仲30克(生)　远　志30克　　香　附30克　　桔　皮30克

穿山甲30克(生)　白　术30克　　青风藤30克

〔制法〕上药用香油7 200毫升炸枯去渣，炼沸，入黄丹3 000克搅匀成膏，每7 200毫升膏油另对：轻粉、樟脑、血竭、儿茶、没药、乳香、公丁香（均用细粉）各15克搅匀摊贴。

〔用法〕微火化开贴患处。

选自《全国中药成药处方集》

羌　白　膏

〔主治〕风湿寒痹，风湿热痹。

〔处方〕　　　羌　活60克　　白　芷60克　　独　活60克

良　姜60克　　川　乌60克　　草　乌60克　　麻　黄60克

苍　术60克

〔制法〕取上药，用麻油3 000毫升，加鲜侧柏叶4 000克，松毛尖4 000克，生天雄500克，同群药炸枯黑去渣，熬沸，下黄丹960克（油、丹共重3 840克）搅匀，九折成膏3 756克，用皮被子摊，摊成加肉桂末480克，共成膏3 906克。大张36克，中张24克，小张15克。

〔用法〕熔化贴患处，隔一至二日换一次。

茵陈膏（狗皮膏）

〔主治〕舒筋活血，散寒止痛。风湿寒痹，筋骨疼痛，手足麻木，腹胀腹痛等症。

〔处方〕			
茵　陈120克	枳　壳120克	防　风120克	
杏　仁120克	泽　泻120克	地　榆120克	天　麻120克
五味子120克	川　乌120克	浙　贝120克	猪　苓120克
赤石脂120克	白　蔹120克	甘　草120克	赤　芍120克
五加皮120克	栀　子120克	薄　荷120克	山　药120克
首　乌120克	羌　活120克	苦　参120克	青　皮120克
黄　芩120克	故　纸120克	熟　地120克	香　附120克
远　志120克	半　夏120克	独　活120克	荆　芥120克
麻　黄120克	苁　蓉120克	小茴香120克	草　乌120克
白　芷120克	陈　皮120克	前　胡120克	银　花120克
牛　膝120克	藁　本120克	附　片120克	大茴香120克
木　通120克	五灵脂120克	官　桂120克	连　翘120克
僵　蚕120克	续　断120克	蛇床子120克	桔　梗120克
大　黄120克	当　归120克	知　母120克	细　辛120克

黄　柏 120克　　台乌药 120克　　苍耳子 120克　　川　芎 120克

生　地 120克　　杜　仲 120克　　苍　术 120克　　元　参 120克

川　楝 120克　　桃　仁 120克　　蒺　藜 120克　　楮实子 120克

大枫子 120克　　青风藤 120克　　菟丝子 120克　　白　术 120克

穿山甲 120克　　蜈　蚣 14条

〔制法〕用香油 54 000 毫升，将前药炸枯，去渣再熬沸，对漳丹 16 860 克搅匀成膏，每 3 750 克对细料 60 克搅匀。

细料面：血竭、净冰、儿茶、木香、丁香、没药各 30 克，研匀，用布被、皮被均可。

〔用法〕贴敷患处。

选自《全国中药成药处方集》

钻地膏（麝香狗皮膏）

〔主治〕腰腿痛，寒腿风痛，关节炎。

〔处方〕　　　钻地风 45克　　生虎骨 30克　　当　归 45克

牛　膝 45克　　红　花 45克　　加　皮 45克　　秦　艽 45克

独　活 45克　　川　乌 45克　　草　乌 45克　　木　瓜 45克

羌　活 45克　　防　己 45克　　乌梢蛇 5个　　由　姜 45克

天　麻 30克　　白　芷 45克　　威灵仙 45克　　防　风 45克

地　龙 30克　　寄　生 60克　　麻　黄 240克　　全　虫 30克

大茴香 45克　　小茴香 45克　　土　鳖 30克　　杜　仲 45克

干　姜 45克　　苍　术 60克　　二藁本 60克　　芥　子 15克

海　枫 45克　　年　健 45克　　桂　枝 45克

〔制法〕上药共为一处，用香油 10 000 毫升熬炸去渣，炼沸，对漳丹 36 000 克成膏，再对下列药面：细辛、没药、乳香、儿茶、母丁香、血竭各 18 克，樟脑 30 克，丁香 18 克，麝香 1.8 克，每 500 毫升油用药面 30 克。

〔用法〕贴患处。

选自《全国中药成药处方集》

豨 莶 膏 滋

〔主治〕祛风和络，四肢麻痹，筋骨冷痛，腰膝无力。

〔处方〕　豨莶草（蜜拌 9 蒸 9 晒）

〔制法〕蒸取浓汁，酌加冰糖，文火收老成膏。

〔用法〕每服 9 至 15 克，一日三次，开水冲服。

选自《全国中药成药处方集》

公藤膏（回阳膏）

〔主治〕同上。

〔处方〕　　公　藤 30 克　　生　姜 60 克　　草　乌 30 克

川　乌 30 克　　大　黄 24 克　　当　归 24 克　　白　芨 24 克

乳　香 15 克　　白　芷 24 克　　皂　刺 15 克　　穿山甲 30 克

白　蔹 15 克　　木　鳖 15 克　　乌　药 15 克　　台　麝 0.6 克

漳　丹 600 克　　麻　油 2500 毫升　　没　药 15 克

〔制法及用法〕用常法共熬成膏，贴患处。

选自《全国中药成药处方集》

甘遂膏（救急膏）

〔主治〕驱风去寒，逐瘀止痛。腰疼腹痛，关节作痛，风寒湿气，麻痹不仁，拘挛瘫痪，手足不遂。

〔处方〕　甘　遂60克　陀僧面120克　蓖麻子60克

木鳖子60克　大　黄60克　莪　术30克　草　乌30克

生　地30克　三　棱30克　川　乌30克　当　归45克

蜈　蚣10条　黄　丹1620克　柳　枝一寸五　人　戟24克

枳　实24克　麻　黄24克　黄　柏24克　巴　豆24克

白　芷24克　牙　皂24克　肉　桂24克　川　芎24克

元　参20克　桃　仁20克　细　辛20克　独　活20克

防　风20克　杏　仁20克　厚　朴20克　文　蛤20克

槟　榔20克　全　蝎20克　花　粉20克　穿山甲20克

兰　花20克　香　附20克　蛇　蜕15克　黄　连15克

〔制法〕将诸药入锅内浸7日，熬枯去渣以香油3 500毫升再熬沸，下黄丹用柳枝搅之，冷后再入麝香1.5克。

〔用法〕贴患处。

〔禁忌〕忌食猪肉。

选自《全国中药成药处方集》

羌活膏（风损膏药）

〔主治〕风寒湿痹，筋骨关节疼痛，四肢麻木，腹部痞块。

〔处方〕　羌　活180克　菖　蒲120克　秦　艽240克

甘　遂120克　阿　魏120克　当　归540克　姜　黄240克

白芥子240克　南　星60克　川　芎90克　桑寄生120克

党　参120克　独　活120克　千年健60克　山甲片90克

皂　角120克　大　戟240克　白　芷60克　芫　花120克

三　棱 90克	草　乌 240克	良　姜 240	桃　仁 90克
生　姜 240克	草　果 120克	黄　柏 120克	苍　术 120克
川　乌 480克	莪　术 96克	桂枝尖 120克	大　黄 120克
商　陆 120克	川牛膝 60克	红　花 240克	威灵仙 90克
半　夏 120克	没　药 60克	香　葱 480克	天　麻 90克
甘　草 60克	五加皮 90克	厚　朴 120克	郁　金 120克
元胡索 120克	细　辛 120克	黄　丹 10000克	麻　油 20000毫升

〔制法〕依法熬制成膏后，待温将后列药末投入：肉桂、公丁香、山奈各240克，麝香6克，共研细末，须用密筛筛过搅匀，用布摊之，每张重21克。

〔用法〕贴于患处，10天换一张。

〔禁忌〕孕妇忌用。

选自《全国中药成药处方集》

天地膏（附桂紫金膏）

〔主治〕风湿风寒，劳伤瘫痪，积聚痞块，瘰疬，鹤膝等症。

〔处方〕	天　雄 240克	生　地 30克	当　归 30克
干　姜 30克	桂　枝 30克	麻　黄 30克	白　芷 30克
甘　草 30克	苍　术 30克	枳　壳 9克	五加皮 9克
莪　术 9克	桃　仁 9克	山　奈 9克	川　乌 9克
陈　皮 9克	台　乌 9克	三　棱 9克	细　辛 9克
首　乌 9克	草　乌 9克	柴　胡 9克	防　风 9克
寄　奴 9克	牙　皂 9克	川　芎 9克	威灵仙 9克
羌　活 9克	赤　芍 9克	藁　本 9克	续　断 9克

独　活9克　　连　翘9克　　血　余9克　　小茴香9克

香　附9克　　荆　芥9克　　海风藤9克

〔制法〕上药用麻油2 000毫升，入药煎枯去渣，再下黄丹900克，熬成膏，候半冷，再下后列细料药：中安桂30克，麝香0.9克，广木香6克，冰片12克，樟脑9克，乳香、没药各9克，共研细末搅入膏内令匀，退火摊用。

〔用法〕用时将膏药在火上烘融摊开，贴患处。

〔禁忌〕非因寒湿致病及有发炎症状者忌贴，孕妇忌用。

选自《全国中药成药处方集》

生茅膏 （万应宝珍膏）

〔主治〕风湿疼痛，跌打损伤。

〔处方〕　生　地9克　　芳　术9克（炒）　枳　壳9克（炒）

五加皮9克（炒）　莪　术9克　　桃　仁9克（去皮）

山　奈9克　　当　归9克　　川　乌9克（制）

陈　皮9克　　乌　药9克　　三　棱9克

大　黄9克　　首　乌9克（制）　草　乌9克（制）

柴　胡9克　　防　风9克　　刘寄奴9克

牙　皂9克　　川　芎9克　　官　桂9克

羌　活9克　　威灵仙9克　　赤　芍9克

南　星9克（制）　香　附9克（制）　荆　芥9克

白　芷9克　　海风藤9克　　藁　本9克

续　断9克　　良　姜9克　　独　活9克

麻　黄9克（去节）　甘　松9克　　连　翘9克

棉子油2000毫升　血　余60克　　漳　丹900克（炒）

（以上为粗料）

〔制法〕将粗料用棉子油煎至药枯，去渣滤清加血余、漳丹煎成膏，再将细料搅入膏药油内，摊在红布上。大号用膏药油15毫升，中号用9毫升，小号7.5毫升。

〔用法〕贴患处。

〔禁忌〕不可入口。

选自《全国中药成药处方集》

茸 参 膏 滋

〔主治〕风湿寒痹（风湿性关节炎）。

〔处方〕
鹿　茸1克	鹿　筋2克	人　参3克
肉　桂9克	茯　苓6克	党　参6克	白　术6克
熟　地6克	山　药9克	山芋肉6克	当　归6克
杜　仲9克	枸　杞3克	黄　芪6克	肉苁蓉15克
远　志6克	麦　冬6克	五味子3克	制附片3克
甘　草9克

〔制法及用法〕将上18味药用水熬汁滤过除渣，用冰糖熬成糊状收膏，另将鹿茸、人参研为细末撒入膏内搅匀，每次服6克，一日二次。

祖师麻膏药

〔主治〕风湿性关节炎。对类风湿性关节炎，风湿性肌肉痛，慢性关节炎亦有一定疗效。

〔处方〕

1．祖师麻细粉 20%

2．底膏成分

胡麻油$_{5000毫升}$ 黄 丹$_{1200克}$ 银 粉$_{100克}$

〔制法〕

1．配制底膏，将胡麻油在铁锅内熬炼至油沸沫消，将油锅移离火源。待油温，取银粉、黄丹混合细粉徐徐加入，边加边搅，使其均匀。再将油锅放入火上，用慢火继续加热，熬炼滴水成球，用手取之，不粘手为度。冷却后备用。

2．配制硬膏：取制好的底膏 800 克，用慢火熔化，分次加入祖师麻细粉 200 克，边加边搅，使其均匀。趁热分摊于胶布或兽皮上即可。

〔用法〕加温软化后贴于患处，一般 7～10 天更换一次，贴敷过程中可适当加温，以提高治疗效果。

选自《中国人民解放军第十医院》

益 群 膏

〔主治〕风湿性关节炎痛、肌肉痛、游走性肌肉痛、跌打损伤、骨关节、肌腱外伤愈合后疼痛、腰腿痛、胃腹疼痛以及消炎、止麻木等。

〔处方〕   祖师麻$_{3克}$ 曼陀蔓$_{3克}$ 细 辛$_{3克}$

香 附$_{3克}$ 肉 桂$_{3克}$ 川 椒$_{3克}$ 小茴香$_{3克}$

八 角$_{3克}$ 川 芎$_{3克}$ 良 姜$_{3克}$ 干 姜$_{3克}$

芋 头$_{3克}$ 丹 参$_{3克}$ 泽 兰$_{3克}$ 木 香$_{3克}$

五味子$_{3克}$ 元 胡$_{3克}$ 丁 香$_{3克}$ 血 竭$_{3克}$

急性子$_{3克}$ 白 芷$_{3克}$ 防 风$_{3克}$ 癞蛤蟆皮$_{3克}$

以上各味药，共研为细粉。

使用时放入熬好的膏药基质内，用柳木棍搅拌均匀。

〔制法〕先将桐油 500 毫升放在大型铁锅内，用温火烧开三次，即将黄丹、黄蜡粉适量倒入铁锅内，迅速搅拌均匀（事先准备好冷水—瓷盆），把桐油、黄丹、黄蜡粉熬制成有特异的香气而成黑色。注意火候，黄丹、黄蜡粉调配。

〔用量用法〕每张膏药 6～10 克重，贴敷于患处。

选自《周益群秘方剂》

白防膏（风湿跌打止痛膏）

〔主治〕活血祛风、消肿止痛。用于跌打损伤、风湿骨痛、四肢酸痹、关节疼痛。

〔处方〕　　白胶香 587 克　　防　风 117 克　　草　乌 117 克
白　芷 281 克　独　活 187 克　冰　片 353 克　黑老虎 6 375 克
荆　芥 117 克　桂　皮 117 克　宽筋藤 234 克　半　夏 187 克
樟　脑 375 克

〔制法及用法〕以上 12 味，冰片、樟脑、白胶香为后入药，其余各药加茶油 75 斤冷浸 7 天后炸枯、滤过，再炼至滴水成珠，取已炒红丹 28 斤 8 两加入油内，搅拌至皂化成膏，用文火熔化，待温加后入药，搅拌均匀，分摊于纸上，即得黑色、光泽、芳香之硬膏。外用时温热化开贴患处。

紫白膏（风湿膏）

〔主治〕活血祛风，消肿止痛。用于风湿骨痛，腰腿疼痛，四肢酸软，跌打损伤。

〔处方〕　　　紫荆皮 546克　　白　芷 546克　　赤　芍 546克

桃　枝 109克　　柳　枝 109克　　穿山甲 109克　　大　黄 109克

血　余 109克　　全　蝎 109克　　僵　蚕 109克　　桑　枝 109克

半　夏 109克　　防　风 109克　　黄　芩 109克　　高良姜 109克

苦　参 109克　　白　芨 109克　　白　蔹 109克　　黄　连 109克

黄　芪 109克　　巴　豆 109克　　防　己 109克　　牛　膝 109克

石菖蒲 546克　　独　活 546克　　海风藤 109克　　槐　枝 109克

红　花 109克　　牛蒡子 109克　　鳖　甲 109克　　荆　芥 109克

天　麻 109克　　麻　黄 109克　　连　翘 109克　　苏　木 109克

黄　柏 109克　　白附子 109克　　红大戟 109克　　当　归 109克

川　乌 109克　　羌　活 109克　　草　乌 109克　　蓖麻子 109克

甘　草 109克　　天花粉 109克　　柴　胡 109克　　刺猬皮 109克

千金子 109克　　桃　仁 109克　　细　辛 109克　　蚖　蜕 65克

蜈　蚣 10克　　肉　桂 125克　　檀　香 125克　　广藿香 125克

丁　香 125克　　冰　片 156克　　没　药 109克　　乳　香 218克

珍珠末 71克　　猪牙皂 109克　　乌　药 109克　　金银花 109克

贝　母 109克　　葱　 1,313克　　排　草 125克　　沉　香 125克

降真香 125克　　雄黄（水飞）109克　　　　　　　木　香 125克

樟　脑 156克　　血　竭 109克　　苏合油 19,031克　安息香 125克

〔制法及用法〕以上 74 味药，排草、肉桂、沉香、檀香、降真香、广藿香、雄黄、丁香、木香、冰片、樟脑、没药、血竭、乳香、苏合香、珍珠末、安息香为后入药。其余各药加麻油 90 斤冷浸 7 天后炸枯、滤过，再炼至滴水成珠，取已炒红丹 33 斤 12 两加入油内，搅拌至皂化成膏，用文火熔化，待温，加后入药，搅拌均匀，分摊于纸上，即得黑色光泽芳香之

硬膏。

　　外用时，温热化开，贴患处。

牛乌膏（追风膏）

　　〔主治〕祛风散寒、舒筋止痛。用于筋骨腰背疼痛，四肢麻木及风湿性关节炎。

　　〔处方〕　　　牛　膝 390 克　　乌　药 390 克

威灵仙 390 克　　麻　黄 390 克　　高良姜 390 克

穿山甲 390 克　　草　乌 390 克　　细　辛 390 克

蛇　蜕 93 克　　　地　黄 187 克（熟）

苏　木 187 克　　地　黄 187 克　　白胶香 62 克

樟　脑 187 克　　丁　香 187 克　　雄　黄 57 克

红大戟 390 克　　海风藤 390 克　　川　乌 93 克

续　断 187 克　　蜈　蚣 5 克　　　黑老虎 62 克

桃　仁 390 克　　羌　活 390 克　　当　归 390 克

独　活 390 克　　冰　片 187 克　　檀　香 57 克

肉　桂 390 克　　赤　芍 390 克　　五加皮 390 克

　　〔制法及用法〕以上 31 味，樟脑、冰片、丁香、雄黄、檀香、肉桂磨粉为后入药。其余各药加茶油 75 斤冷浸 7 天后，炸枯、去渣、滤净，再炼至滴水成珠，取已炒红丹 28 斤 2 两加入油内，搅拌至皂化成膏，用文火熔化，待温，加后入药，搅拌均匀，分摊于纸上，即得黑色光泽芳香之硬膏，外用时，温热化开，贴患处。

第五节　其它疾病膏药

二山膏滋

〔主治〕消渴（糖尿病）。

〔处方〕　山芋肉6克　山　药9克　熟　地6克
茯　苓6克　泽　泻6克　丹　皮6克　牛　夕6克
车前子6克　太子参6克　白　术6克

〔制法及用法〕以上10味药用水煎熬成汁滤过渣，用冰糖适量熬蒸成糊状收膏，一日三次，每次服7克。

〔禁忌〕忌淀粉类食物。

黄芪膏滋（芪糖软膏）

〔主治〕虚损羸瘦，消渴（糖尿病）。

〔处方〕黄　芪28800克（炙）

〔制法〕将黄芪煎汁3次，榨净，将各次所煎药汁澄清过滤，蒸发成浓汁，加冰糖12 000克收膏，成膏2 100克。

〔用法〕每次半汤匙至一汤匙，开水化服。

猪龙膏（涂脐膏）

〔主治〕肾气内伤水肿（肾炎等）。

〔处方〕猪　苓30克（去皮）　　地　龙30克　　针　沙30克

〔制法及用法〕上药为细末，擂葱涎调成膏，敷腰肾部，绢帛束之。以小便多为度。一日贴两次。

选自《济生方》

地 肉 膏

〔主治〕消渴（糖尿病）。

〔处方〕　　　　　熟　地 10克　　　山芋肉 10克
山　药 10克　　　茯　苓 9克　　　泽　泻 9克
丹　皮 9克　　　牛　膝 9克　　　车前子 9克
白　术 9克

〔制法及用法〕用麻油 200 毫升，将上药熬枯去渣，加黄丹 150 克收膏。摊贴腰部肾区。

杜 仲 膏

〔主治〕头昏晕（高血压）。

〔处方〕　　　　　杜　仲 9克　　　川　熟 9克
附　子 9克　　　牡　蛎 9克　　　枣　仁 9克
连　皮 9克　　　茯　苓 9克　　　龙　骨 9克
桑寄生 6克　　　狗　脊 6克　　　党　参 6克
熟　地 6克　　　川楝子 4.5克（炮）　远　志 4.5克
香　油 300毫升　　黄　丹 120克

〔制法及用法〕上药用香油 300 毫升炸枯去渣，熬沸加黄丹收膏。贴肾区（第 11 胸椎与第 2 腰椎体两侧）。

二鲜膏（阳和解凝膏）

〔主治〕疟疾、瘰疬等。

〔处方〕鲜牛蒡 1500 克　鲜白凤仙梗 120 克　川　芎 120 克

川附子 60 克　桂　枝 60 克　大　黄 60 克　肉　桂 60 克

当　归 60 克　官　桂 60 克　草乌头 60 克　地　龙 60 克

川乌头 60 克　僵　蚕 60 克　赤　芍 60 克　白　芷 60 克

白　蔹 60 克　白　芨 60 克　常　山 60 克　乳　香 60 克

没　药 60 克　防　风 30 克　荆　芥 30 克　五灵脂 30 克

木　香 30 克　香　橼 30 克　陈　皮 30 皮　续　断 30 克

苏合油 120 克　麝　香 30 克

〔制法〕将鲜牛蒡、鲜白凤仙梗入麻油 3 500 毫升熬枯去渣，次日除乳香、没药、麝香、苏合油外，余药俱陆续入锅煎枯，去渣滤净，称准克，每 500 毫升膏油加炒透黄丹 210 克，撒下锅熬沸，再将乳香、没药、麝香、苏合油入膏搅和备用。

〔用法〕摊贴患处，若治疟疾，贴第三胸棘部位。

〔备考〕一方麝香用 15 克，摊时每 500 毫升加麝香 1.2 克，每张 2.1 克重。

选自《全国中药成药处方集》

青豆膏（疟疾膏）

〔主治〕打摆子（疟疾）。

〔处方〕　青　蒿 60 克　巴　豆 60 克（去壳捣细末箩用 15 克）

白胡椒 60 克　草　果 60 克（去壳）

〔制法及用法〕上药共研细末，掺入膏药基质中，于临发前2小时，将膏贴于背部第三胸椎处，一日后取下。

选自《丹方精华续集》

椿皮膏滋 （便血红痢膏）

〔主治〕赤痢，便血。

〔处方〕　椿　皮250克　酸　梨500克　鲜　姜9克

红　糖120克

〔制法〕先将椿皮多加水熬剩500毫升，去渣取汁，再将姜、梨捣汁去渣，将汁对在一起，放生锅内熬沸，再下红糖成膏。

〔用法〕每日早晚各服一匙，开水冲服。

选自《全国中药成药处方集》

二川膏 （金不换膏）

〔主治〕活血止痛，心脏供血不足。

〔处方〕　川　芎15克　川　乌15克（生）细　辛15克

天　麻15克　怀牛膝15克　防　风15克　熟　地15克

草　乌15克（生）　　　　　羌　活15克　当　归15克

大　黄15克　五加皮15克　杜　仲15克（生）

山　药15克　桃　枝15克　香　附15克　白　芷15克

威灵仙15克　红　花15克　青风藤15克　连　翘15克

桔　皮15克　远　志15克　穿山甲15克（生）

续　断15克　桃　仁15克　乌　药15克　麻　药15克

白 蔹 15克 苍 术 15克 桑 枝 15克 何首乌 15克

赤 芍 15克 独 活 15克 榆 枝 15克 金银花 15克

槐 枝 15克 僵 蚕 15克 柳 枝 15克 荆芥穗 15克

苦 参 15克 大枫子 15克 蜈 蚣 1条

〔制法〕上药用香油 7 200 毫升炸枯去渣,炼沸,入黄丹 3 000 克,搅匀成膏,另对血竭、乳香、轻粉、没药、樟脑各 18 克(共为细粉),每 7 200 毫升膏油对以上细粉搅匀摊贴。

〔用法〕微火化开贴膻中穴位。

枸 杞 膏 滋

〔主治〕胸闷胸痛,冠状动脉供血不足。

〔处方〕 枸 杞 45克 炒赤小豆 90克 炒酸枣仁 30克

槐 花 24克 当 归 30克 丹 参 9克 人 参 9克

〔制法及用法〕前 6 味药用水 750 毫升,煎熟汁滤渣熬蒸成糊状,用红糖适量收膏,人参研为细末,每服时撒入膏内搅匀。每次服 9 克,一日二次。

天麦膏滋 (二冬膏)

〔主治〕贫血,胃出血,咳嗽咯血,耳鸣等。

〔处方〕天 冬 450克 麦 冬 450克

〔制法〕上 2 味药水煎去渣熬汁,加入川贝母面 120 克和入梨花蜜 1 000 毫升,再微火熬至如稀糊成膏。

〔用法〕每日服一至二次,每次服一至二调匙,饭前用温开水和服,小儿酌减。

〔禁忌〕痰饮咳嗽及大便稀溏者忌服。

　　　　　　　　　　　　　　选自《全国中药成药处方集》

地 黄 膏 滋

〔主治〕身体虚弱，贫血腹痛。

〔处方〕　　地　黄 32克　山　黄 16克　丹　皮 12克
茯　苓 12克　山茱萸 16克　泽　泻 12克

〔制法及用法〕将地黄等 6 味药用水煎成汁滤渣，用糖适量收膏，一日服三次，每次 10 克。

第七章　妇科病膏药

第一节　经、带症瘕病膏药

千金膏药方

〔主治〕　经血不调，产后杂病，逆气喉痹，鼻出血，目黑，耳聋，头风痛等。

〔处方〕蜀　椒4升　穹　穷1升　白　芷1升　付子30果 (30粒)

〔制法〕以上4味药研成细末置铜器中用浓醋3升浸一宿，次用豬（同骗）猪脂3斤和鸡蛋黄1捻搅匀即成。

〔用法〕痈肿者以此药涂患处中留小孔大如钱，药干复涂。逆气、喉痹以酒或温水吞服，心腹痛吞服，嗌痛吞服，血府(子宫)痛吞服，涂于，咽干涂及齿痛，昏衄涂之鼻中生恶伤(鼻腔恶性肿瘤)吸涂之亦可将搓如酸枣大吞服，妇人乳余吞服，耳奇用细帛裹药塞耳中一日一换，金创伤涂之，头风涂之。

选自甘肃省武威县旱滩坡出土之《汉代医简》原方

益母膏 (调经膏)

〔主治〕妇人经水不调。

〔处方〕鲜益母草 120克　党　参 60克　当　归 60克

香　附 60克（制）　丹　参 60克　熟　地 60克

白　术 60克　灵　脂 60克（炒）　生　地 60克

陈　皮 30克　青　皮 30克　乌　药 30克　柴　胡 30克

丹　皮 30克　地骨皮 30克　川　芎 30克　酒白芍 30克

半　夏 30克　麦　冬 30克　黄　芩 30克　杜　仲 30克

续　断 30克　延　胡 30克　红　花 30克　川楝子 30克

苍　术 30克　没　药 15克　远志肉 15克　枳　壳 15克（炒）

吴　萸 15克　黄　连 15克　厚　朴 15克　小茴香 15克

木　通 15克　木　香 15克　官　桂 15克　甘　草 15克

炮　姜 9克　雄乌鸡骨 1只（竹刀破腹去毛杂或用全付骨亦可）

〔制法及用法〕麻油熬，黄丹收，牛胶 60 克蒸化搅匀，贴丹田穴。

选自《理瀹骈文》

归片膏（养血调经膏）

〔主治〕妇女月经不调。

〔处方〕　　当　归 15克　川附片 15克　小茴香 15克

良　姜 15克　川　芎 15克　木　香 15克

〔制法〕上药用香油 7 500 毫升炸枯去渣，熬沸，入黄丹 3 000 克，搅匀，收膏。另配细料：青毛鹿茸 240 克，肉桂 300 克，沉香 240 克，混合研成细粉。每 500 克膏药对细料 9 克，搅匀摊贴。大张药重 21 克，小张药重 13.5 克。

〔用法〕微火化开贴丹田穴。

选自《北京同仁堂经验方》

红 花 膏

〔主治〕妇女月经不调，腰酸疼，痛经。

〔处方〕　　　红　花15克　　当　归60克　　川　芎30克

白　芍15克　　柴　胡15克　　茯　神15克　　续　断15克

牛　膝15克　　杜　仲15克　　香　附12克　　陈　皮12克

丹　皮12克　　白　术12克　　熟　地7.5克　　甘　草7.5克

蕲　艾7.5克　　泽　兰7.5克　　益母草15克

〔制法〕上药用香油1 500毫升炸枯去渣，加黄丹560克收膏。另掺入细料：人参、沉香各15克，鹿茸12克，肉桂9克，搅匀，每张药重15克。

〔用法〕贴腰骶部或脐部。

〔禁忌〕孕妇忌贴。

选自《保定市商业局中药制药厂方》

香月膏（妇女白带膏）

〔主治〕妇女白带（宫颈糜烂）。

〔处方〕　　　母丁香25粒　　白古月30粒　　雄　黄3克

银　杏25粒　　白牡丹10克　　石榴皮5.1克

麝　香1.8克　　海螵蛸4.5克

〔制法及用法〕上药混合研成细末，同武威粉底膏300克搅匀，分摊10张，贴于腰底部。

选自《甘肃武威王蛤蚂膏药方》

益 桂 膏

〔主治〕痛经。

〔处方〕　　益母草9克　桂　枝6克　茯　苓9克
白　术6克　当　归6克　泽　泻6克　香　附6克
川　芎4.5克　延胡索4.5克

又方：

益母草9克　　当　归6克　　白　芍6克　　白　术6克
官　桂4.5克　　川　芎4.5克　　苏　叶4.5克　　炒干姜3克
炒木香3克　　吴　萸2.4克　　香　油150毫升　黄　丹120克

〔制法及用法〕香油加黄丹熬制成膏，微火化开，贴于丹田穴。

柴 胡 膏

〔主治〕月经不调。

〔处方〕　　柴　胡12克　当　归12克　白　芍12克
白　术12克　茯　苓12克　甘　草12克　薄　荷12克
乳　香6克　没　药6克

〔制法及用法〕用香油100毫升，将上7味熬枯去渣，再入乳香、没药，最后用黄丹150克收膏。贴丹田穴。

双 风 膏

〔主治〕舒筋通络，驱风散寒，调经止痛。女子带下，月经崩漏。

〔处方〕 防　风30克　海风藤30克　栀　子30克

良　姜30克　灵　仙30克　牛　膝30克　熟　地30克

桃　仁30克　柴　胡30克　白藓皮30克　全　虫30克

枳　壳30克　白　芷30克　甘　草30克　黄　连30克

细　辛30克　白　芍30克　元　参30克　猪　苓30克

前　胡30克　麻　黄30克　桔　梗30克　僵　蚕30克

升　麻30克　地　丁30克　大　黄30克　木　通30克

桔　皮30克　川　乌30克　生　地30克　香　附30克

金银花30克　知　母30克　薄　荷30克　当　归30克

杜　仲30克　白　术30克　泽　泻30克　青　皮30克

黄　柏30克　杏　仁30克　黄　芩30克　穿山甲30克

蒺　藜30克　天　麻30克　苦　参30克　乌　药30克

羌　活30克　半　夏30克　茵　陈30克　浙　贝30克

加　皮30克　续　断30克　山　药30克　桑　皮30克

白　芨30克　苍　术30克　独　活30克　荆　芥30克

芫　花30克　藁　本30克　连　翘30克　远　志30克

草　乌30克　益母草30克　五倍子30克　天南星30克

何首乌30克　大枫子30克

〔制法〕香油5 000毫升熬枯去渣滤过熬沸，再入细料（黄丹2 500克，乳香、没药、血竭、轻粉、樟脑、龙骨、海螵蛸、赤石脂各30克，梅片、麝香各15克，以上共研细末，另对搅匀）。

〔用法〕随症按穴位摊贴之。

薄 荷 膏

〔主治〕同上。

〔处方〕　　薄　荷15克　川　乌15克　山　栀15克

柴　胡15克　木　通15克　川　芎15克　白　术15克

灵　仙15克　白藓皮15克　生　地15克　猪　苓15克

当　归15克　熟　地15克　乌　药15克　香　附15克

首　乌15克　僵　蚕15克　元　参15克　泽　泻15克

枳　壳15克　知　母15克　白　芷15克　细　辛15克

广　皮15克　黄　柏15克　前　胡15克　黄　连15克

甘　草15克　杏　仁15克　金银花15克　蒺　藜15克

黄　芩15克　桃　仁15克　防　风15克　白　芍15克

加　皮15克　桔　梗15克　麻　黄15克　牛　膝15克

草　乌15克　山　药15克　地　榆15克　川　断15克

远　志15克　青风藤15克　良　姜15克　川　贝15克

苍　术15克　独　活15克　茵　陈15克　益母草15克

荆　芥15克　连　翘15克　半　夏15克　藁　本15克

羌　活15克　南　星15克　苦　参15克　白　蔹15克

全　虫15克　白　芨15克　芫　花15克　苍　耳15克

文　蛤15克　穿山甲15克　枫　子15克　蜈　蚣20条

柳、桑枝20寸　　　　　　槐、柏枝20寸

〔制法及用法〕香油6 000毫升将药泡在油内按春五、夏三、秋七、冬十日泡之,熬枯去渣,再熬油称准,投入黄丹,按二丹二油用槐木棒不住手搅匀,冷时下乳香、没药、轻粉、龙骨、洋老、海蛸、赤石脂各30克,冰片、麝香各15克,贴丹田穴。

仙 茅 膏

〔主治〕活血化瘀，驱风散寒，调经止痛。

〔处方〕　　仙 茅30克　当 归30克　川 芎30克
白 芷30克　灵 仙30克　桂 枝30克　官 桂30克
川 乌30克　穿山甲30克　独 活30克　千年见30克
木 瓜30克　牛 膝30克　川 断30克　天 麻30克
地 风30克　麻 黄45克

〔制法及用法〕用香油5 000毫升炸枯去渣，将油熬沸为度，漳丹成膏时，再入黄蜡90克，松香90克，又用：血竭、轻粉、龙骨、乳香、没药、硫黄、海螵蛸、赤石脂各30克，冰片15克，麝香3克，蟾酥9克，肉桂30克，共为细面，每500克膏药，对细料15克。膏药先用白漂布裱一层白磨造宣纸，每张13.5克至15克，贴丹田穴。

血藤膏滋（鸡血藤膏）

〔主治〕壮筋骨，暖腰膝，调经血。

〔处方〕鸡血藤

〔制法〕将鸡血藤煎一天一夜出锅，将药汁澄清过滤收膏。

〔用法〕按处方量服用。

梅鹿膏滋

〔主治〕调经散寒，益气养血。男女虚痨，营养不足，腰腿疼痛，精神疲倦，经血不调，子宫虚寒，腹痛脐冷，白带稀冷，血枯经闭。

〔处方〕　梅花鹿胎1具　祁　艾90克　香　附60克

川　芎30克　当　归45克　白　芍30克　炮姜炭15克

红　花9克　熟　地120克　吴　萸15克　桂　楠15克

黄　芩15克　川牛膝15克　元　胡15克　杜　仲30克

川　断30克　丹　皮15克　丹　参15克

〔制法〕上药水煎数滚滤渣，再用水熬数滚一连四五次澄清，再熬成膏，对元酒数壶，共调成膏。

〔用法〕每服3克，开水或元酒化服。

〔禁忌〕火盛者、孕妇勿服。

选自《全国中药成药处方集》

二鹿膏滋 (鹿胎胶)

〔主治〕养血益气，调经散寒。肾气亏损，经血不调，气血虚弱。

〔处方〕　鹿　胎4具　鹿　胶2000克　熟　地4000克

茯　苓1500克　白　术500克　当　归500克　人　参500克

甘　草500克　川　芎500克　白　芍500克

〔制法〕微火水熬，极稠为度，去渣，入鹿胶收膏。瓷坛严密封存贮用。

〔用法〕每服3克，开水化服。

〔禁忌〕火盛者勿服。

选自《全国中药成药处方集》

阿胶膏滋 (养血当归精)

〔主治〕面色萎黄，肌肉消瘦及妇女月经失常。

〔处方〕 阿 胶7500克 当 归2000克 川 芎60克

党 参120克 白 芍120克 熟 地120克 黄 芪120克

茯 苓120克 炙甘草60克

〔制法〕取当归粗粉2000克，加60%醇4000毫升浸一星期，过滤，将醇收回；再将当归残渣与川芎、党参、白芍、熟地、黄芪、茯苓、炙甘草等药，混合入锅，照量加水5倍，用常温（70℃）浸渍4小时，过滤，照例2次；最后滤液，加阿胶7500克，与当归液合并浓缩，再加蔗糖1500克，使成稠膏即得。

〔用法〕每服一茶匙，日服三次。

选自《全国中药成药处方集》

木香膏 (养血调经膏)

〔主治〕妇女子宫寒冷，经血不调，腹痛带下。

〔处方〕 木 香300克 当 归300克 川附片300克

小茴香15克 良 姜300克 川 芎300克

〔制法〕上药用香油10000毫升炸枯去渣，炼沸，入黄丹3000克搅匀成膏。青毛鹿茸240克，肉桂300克，沉香240克，以上3味共为细末，每500毫升膏油对药粉6克，搅匀摊贴。

〔用法〕微火化开贴脐上。

〔禁忌〕孕妇忌贴。

选自《全国中药成药处方集》

二　皮　膏

〔主治〕妇女气虚血寒，经血清冷，赶前错后，行经腹痛，腹胀作冷等。

〔处方〕　　腹　皮 60克　　广　皮 120克　　红　花 120克

生艾叶 60克　生茴香 120克　　生三棱 90克　　当　归 120克

益母草 240克　生干姜 60克　　生莪术 90克

〔制法〕以上药料，用香油 7 500毫升炸枯去渣，滤净，再熬沸，入漳丹 2 700克搅匀成膏。每 7 500毫升膏油对广木香面 120克搅匀。

〔用法〕贴脐部。

〔禁忌〕孕妇忌贴。

选自《全国中药成药处方集》

延胡膏（妇女调经膏）

〔主治〕经血不调，阴寒腹疼，赤白带下等症。

〔处方〕　　延胡索 30克　　益母草 30克　　穿山甲 60克

香　附 60克　　红　花 30克　　巴　豆 45克　　川　芎 30克

丹　皮 15克　　柴　胡 60克　　生　地 90克　　干　姜 30克

苍　术 30克　　吴茱萸 30克　　透骨草 30克　　木　香 15克

荆　芥 60克　　小茴香 60克　　蕲　艾 30克　　边　桂 15克

薄　荷 30克　　防　风 60克

〔制法〕用香油 5 000毫升，将药浸在油内，冬七日、夏三日，熬至药焦，去渣再熬，入炒漳丹 2 000克，搅熬成膏。

〔用法〕将膏摊于布上，微火化开，贴于丹田穴（脐下3寸）。贴时先用姜片擦净。

选自《全国中药成药处方集》

灵脂膏（附桂紫金膏）

〔主治〕妇女经血不调，行经腹痛，经来黑紫，腹冷胀疼，以及肾亏气虚，腰腿无力，周身酸疼等。

〔处方〕　　生灵脂60克　防　风60克　生杜仲60克

木　爪60克　白　芷60克　独　活60克　当　归60克

川　芎60克　羌　活60克　生附子60克

〔制法〕以上药料，用香油7 500毫升，炸枯去渣滤净再熬，入漳丹2 700克搅匀成膏。每7 500毫升膏药油对：

乳香面、没药面、广木香面、肉桂面各60克搅匀。每大张净油30克，小张净油15克。

〔用法〕贴胃脘部。

〔禁忌〕孕妇勿贴。

选自《全国中药成药处方集》

沙参膏滋（女经膏）

〔主治〕妇女阴虚有热，经期超前，经量或多或少，色紫，心烦，口干，掌心灼热等症。

〔处方〕　　南沙参90克　　鳖　甲150克　白茯苓90克

益母草60克　大熟地120克　当　归90克　炙甘草30克

地骨皮90克　淡黄芩90克　川　芎45克　制香附90克

陈阿胶90克　炒白芍90克　丹　参90克　雪梨清膏120克

青　蒿90克　川　断90克　白　蜜2000克　焦白术90克

杜　仲60克

〔制法〕上药微火共熬浓汁去渣，滤清。用阿胶、梨清膏、白蜜收膏。

〔用法〕每服9克，一日二次，早晚开水和服。

选自《全国中药成药处方集》

地香膏（调经回春膏）

〔主治〕经血不调，血色不正，血瘀结块，胁胀腹痛。

〔处方〕　　生　地30克　香　附60克　当　归90克

大　黄42克　肉　桂30克　厚　朴30克　全　蝎30克

白　芷30克　玄胡索30克　川　乌42克　细　辛15克

防　风30克　益母草60克　木　香42克　蓖麻子30克

穿山甲18克　杏　仁30克　独　活15克　羌　活15克

天花粉30克　黄　连24克　桃　仁18克　白　芍30克

枳　实15克　三　棱18克　黄　柏30克　玄　参30克

草　乌30克　熟　地60克　猪牙皂24克　莪　术18克

槟　榔24克　川　芎30克　乌　药30克　红　花18克

怀牛膝18克　丝瓜络30克　丹　参30克

〔制法〕上药用香油10 000毫升炸枯去渣再熬，春入黄丹4 140克，秋入黄丹4 080克，搅匀成膏。另外用：

丁香21克　干姜6克　阿魏3克　乳香、没药、血竭各6克　肉桂120克　冰片18克　麝香6克。

以上9味，共为细粉，每500毫升膏油，对药粉24克，搅匀摊贴。

〔用法〕微火化开贴脐上。

〔禁忌〕孕妇忌贴。

选自《全国中药成药处方集》

白官膏（百效膏）

〔主治〕活血化瘀，积聚痞块及妇女月经不调。

〔处方〕　　白　芷 120克　官　桂 90克　　当　归 330克

玄　参 120克　大　黄 120克　赤　芍 120克　木鳖子 120克

血　余 90克　生　地 330克

〔制法〕上药用香油 10 000 毫升炸枯去渣再熬沸，入黄丹 3 000克搅匀成膏。另用：阿魏、乳香、没药各 60 克，共为细粉。每 500 毫升膏油，对药粉 15 克，搅匀摊贴。

〔用法〕微火化开贴丹田穴。

〔禁忌〕忌食发物。

选自《全国中药成药处方集》

紫 河 膏

〔主治〕腰冷腹痛，女子赤白带下，经血不调，子宫寒冷，腰酸腿痛。

〔处方〕　　　　紫河车 1具　　甲　鱼 1个　　白花蛇 20克

乌　蛇 20克　阿　魏 20克　三　棱 20克　莪　术 20克

红　花 20克　桃　仁 20克　肉　桂 20克　漳　丹 720克

香　油 3120毫升

〔制法〕用香油，将上药熬枯去渣，再熬成膏，摊时对少许麝香、冰片为佳。

〔用法〕将膏药烤后贴脐上。

归 芍 膏 滋

〔主治〕月经不调，胸腹胀痛等。

〔处方〕　　当　归6克　白　芍6克　柴　胡5克
白　术6克　茯　苓6克　甘　草9克　薄　荷6克

〔制法及用法〕将上药用水煎熟成汁，滤去渣，用冰糖适量熬蒸成糊状收膏。一日服二次，每次服9克。

姜椒膏（暖脐膏）

〔主治〕痞块症瘕，妇人血寒，白带清冷，久不孕育，腰腹疼痛。

〔处方〕　　鲜　姜100克　花　椒500克　贯　筋250克
生草乌60克　生川乌60克　三　棱60克　文　术60克
牙　皂30克　桂　楠30克　广木香30克　母丁香30克
阿　魏15克　麝　香3克　生马钱30克

〔制法〕用香油5 000毫升将上药熬枯去渣，入漳丹2 500克，共熬成膏，摊于布上。

〔用法〕贴脐部。

选自《全国中药成药处方集》

边桂膏（暖脐膏）

〔主治〕妇女月经不调等症。

〔处方〕 边 桂40克 生川乌40克 生草乌40克

生川附40克 干 姜40克 川 椒40克 透骨草40克

防 风40克 乌 蛇40克 川羌活40克 全 蝎40克

虎 骨20克 乳 香20克 没 药20克 血竭花20克

生马钱60克

〔制法〕用香油5 200毫升将上药熬枯去渣，入漳丹2 060克共熬成膏，摊于布上。

〔用法〕烤粘贴于小腹。

选自《全国中药成药处方集》

元参膏（十香暖脐膏）

〔主治〕治久泻，止白带，腹冷痛。

〔处方〕 元 参300克 白 芷300克 当 归300克

赤 芍300克 大 黄300克 生 地300克 小茴香300克

大茴香300克 广藿香300克 怀牛膝300克 续 断300克

杜 仲300克 香 附300克 乌 药300克

〔制法〕用香油7 500毫升煎熬前药1 500克枯黑，去渣入漳丹3 000克熬炼成膏，收入凉水内。再以每锅对入下列药面90克搅匀：乳香、没药、木香、沉香、母丁香、肉桂各60克，麝香6克，共为细面，对入前膏。

〔用法〕贴肚脐、腰眼。

选自《全国中药成药处方集》

附：万应宝珍膏

〔处方〕　　　生　地9克　　茅　术9克 (炒)

枳　壳9克 (炒)　五加皮9克　　莪　术9克

桃　仁9克 (去皮)　山　奈9克　　当　归9克

川　乌9克 (制)　　陈　皮9克　　乌　药9克

三　棱9克　　　大　黄9克　　首　乌9克 (制)

草　乌9克 (制)　　柴　胡9克　　防　风9克

刘寄奴9克　　　牙　皂9克　　川　芎9克

官　桂9克　　　威灵仙9克　　赤　芍9克

南　星9克 (制)　　良　姜9克　　独　活9克

麻　黄9克 (去节)　甘　松9克　　连　翘9克

棉子油2000毫升　血　余60克　　漳　丹900克 (炒)

〔制法及用法〕同上。

选自《全国中药成药处方集》

海风膏 (麝香化痞膏)

〔主治〕症瘕积聚，痞满腹胀等症。

〔处方〕　　　海风藤9克　生　地9克　南　星9克

川　芎9克　草　乌9克　陈　皮9克　莪　术9克

赤　芍9克　独　活9克　山　奈9克　苍　术9克

香　附9克　桂　皮9克　柴　胡9克　乌　药9克

桃　仁9克　藁　本9克　麻　黄9克　大　黄9克

当　归9克　枳　壳9克　荆　芥9克　羌　活9克

防 风9克 三 棱9克 续 断9克 甘 松9克

牙 皂9克 首 乌9克 川 乌9克 五加皮9克

白 芷9克 威灵仙9克 刘寄奴9克 良 姜9克

连 翘9克

〔制法〕用麻油 2 000 毫升熬枯去渣，先下净血余 30 克，熔化，下黄丹 900 克熬成膏。再将阿魏 30 克，中安桂、公丁香各 15 克，麝香 3 克，广木香 12 克，乳香（去油）、没药各 18 克，冰片 15 克。共研细末。将药末搅入，摊膏于狗皮上。

〔用法〕用时须将此膏，在温处烘热贴患处。

选自《全国中药成药处方集》

独蒜膏（消痞狗皮膏）

〔主治〕痞块血块，症瘕积聚，小腹胀痛等症。

〔处方〕 独蒜头30克 生川乌30克 京三棱30克

生 地30克 木鳖子30克 胡黄连6克 白附子30克

生草乌30克 莪 术30克 赤 芍30克 蓖麻子30克

生穿山甲30克 生大黄30克 栀 子30克

川黄柏30克 川黄连18克 当 归30克 蜣螂虫14个

官 桂30克 大蜈蚣1条 香白芷30克

〔制法〕用麻油 2 500 毫升浸泡一宿，炸至枯黑，去渣滤清，用黄丹（炒透）990 克熬炼收膏。临用时，将后药 7 味研末，和入搅匀：阿魏、樟脑、雄黄各 60 克，血竭、芦荟各 21.9 克，制乳香、制没药各 12 克。用狗皮摊成膏药。

〔用法〕贴于小腹。

选自《全国中药成药处方集》

三棱膏（消痞狗皮膏）

〔主治〕症瘕血块积聚，腹胀疼痛等症。

〔处方〕　　三　棱 45 克　　蓬莪术 45 克　　薏米仁 45 克
山　栀 45 克　秦　艽 45 克　　川　连 12 克　　大　黄 27 克
当　归 27 克　山　甲 40 片　　全　蝎 44 个　　木　鳖 20 个
巴　豆 10 粒

〔制法〕上药用麻油 2 000 毫升煎枯去渣后下黄丹 750 克，收膏，加入：

阿　魏 3 克　　阿　胶 3 克　　芦　荟 3 克　　麝　香 9 克
乳　香 9 克　　没　药 9 克
研末，调入膏中。

〔用法〕用时将膏在热茶壶上烘至暖烊，贴小腹。

〔禁忌〕百日内禁忌酒色气恼、劳心劳力、诸般发物。

选自《全国中药成药处方集》

蓬莪膏（阿魏化痞膏）

〔主治〕妇女症瘕血块，腹胀疼痛等症。

〔处方〕　　蓬莪术 60 克　　三　棱 60 克　大　黄 60 克
穿山甲 60 克　白　芷 60 克　　木　鳖 60 克　大麻子 60 克
牙　皂 60 克　栀　子 60 克　　胡黄连 60 克　芦　荟 3 克
天竺黄 3 克　血　竭 3 克　　儿　茶 3 克　　轻　粉 3 克
蜈　蚣 15 条　阿　魏 120 克　乳　香 60 克　没　药 60 克
麝　香 6 克　冰　片 12 克　　巴　豆 60 克

〔制法〕用香油5 000毫升，将上10味煎枯去渣，入黄丹熬炼成膏，外加穿山甲、芦荟、天竺黄、血竭、儿茶、轻粉、蜈蚣、阿魏、乳香、没药、麝香、冰片。

〔用法〕将膏药暖开，贴痞块上。

〔禁忌〕孕妇忌用。

选自《全国中药成药处方集》

大花膏（救苦膏）

〔主治〕风寒湿痹，腰腿作痛，筋骨麻木，四肢不仁，半身不遂，口眼㖞斜，症瘕积聚，肚腹疼痛，女子经血不调，赤白带下。

〔处方〕 大 黄60克 花 粉21克 牙 皂24克
蓖麻子60克 全 蝎21克 枳 壳24克 生地黄30克
桃 仁21克 白 芷24克 草 乌30克 五倍子21克
莪 术30克 羌 活24克 麻 黄24克 肉 桂24克
红大戟24克 香 附21克 厚 朴21克 穿山甲21克
蛇 蜕15克 当 归45克 甘 遂60克 木鳖子60克
川 乌30克 三 棱30克 巴 豆24克 黄 柏24克
黄 芪21克 杏 仁21克 防 风21克 独 活21克
槟 榔21克 细 辛21克 玄 参21克 黄 连15克
蜈 蚣10条

〔制法〕用麻油25 000毫升，入群药浸数日，用慢火熬枯，将药渣除去，对入黄丹720克，密陀僧120克，熬炼成膏。

〔用法〕贴患处及小腹。

选自《全国中药成药处方集》

金 樱 膏 滋

〔主治〕妇人白带多，而无湿热者相宜。

〔处方〕金樱子 2 500 克

〔制法〕煮汁去渣，再入冰糖收膏。

〔用法〕每服 15 克，开水冲服。

〔禁忌〕阴虚火旺、小便滞涩、外邪未除者忌服。

一 鲜 膏 滋

〔主治〕虚寒性贫血，肢倦枯瘦，面色萎黄，血虚经少。

〔处方〕　　鲜鹿胎 1 具　人　参 30 克　白　术 30 克
茯　苓 30 克　甘　草 30 克　当　归 30 克　川　芎 30 克
白　芍 30 克　熟　地 30 克

〔制法〕以元酒熬成膏。

〔用法〕每服 6 克，每日二次。

一 草 膏 滋

〔主治〕血亏虚弱，经脉不调，溺血便血，崩漏下血，胎漏难产，久不受孕等。

〔处方〕　　益母草 5000 克　当　归 360 克　川　芎 360 克
熟　地 500 克　白　芍 250 克　红　糖 2500 克　蜂　蜜 1000 克

〔制法〕先将药煎汁，再加红糖、蜂蜜收膏。

〔用法〕每服 10 克，黄酒、白开水送服均可。

〔禁忌〕胃弱、便溏忌用。

地芩膏滋 (清热凉血膏)

〔主治〕妇女血热，头目眩昏，口舌溃烂，牙痛，耳痛，眼目赤肿，烦躁口渴，胎热作呕。

〔处方〕生　地 1000 克　黄　芩 1000 克

〔制法〕以上药熬汁去渣过滤，将汁炼成清膏，将清膏 500 克，对蜜 1 000 克收膏，装瓶。

〔用法〕每日三次，每次 9 克。

大芸膏 (固本膏)

〔主治〕四肢疲倦，妇女血寒，白带、痞块等症。

〔处方〕　　大　芸 300 克　生杜仲 300 克　附　子 150 克
牛　膝 300 克　川　断 300 克　甘　草 300 克　大　茴 300 克
菟　丝 300 克　天　麻 300 克　紫稍花 300 克　羊腰子 600 克
生　地 300 克　蛇床子 300 克　小　茴 300 克　官　桂 300 克
故　纸 300 克　熟　地 300 克　小海马 1 对　冬虫草 120 克

〔制法〕用香油 33 750 毫升，将上药炸枯除渣，入漳丹 10 125 克熬炼成膏，每 7 500 毫升膏油，对细末料 120 克。

细末方：

雄　黄 240 克　赤石脂 240 克　乳　香 240 克　没　药 240 克
阳起石 120 克　龙　骨 360 克　母丁香 600 克　木　香 300 克
共研细面。

〔用法〕贴小腹。

紫稍膏（固本膏）

〔主治〕同上。

〔处方〕　　　紫稍花 620克　　冬虫夏草 120克　　海　龙 120克

杜　仲 120克　　熟　地 120克　　附　子 300克　　肉苁蓉 620克

川牛膝 620克　　川　断 620克　　官　桂 620克　　甘　草 620克

生　地 620克　　大茴香 620克　　小茴香 620克　　菟丝子 620克

蛇床子 620克　　天　麻 620克　　鹿　茸 300克　　羊　油 10000毫升

〔制法及用法〕用羊油煎熬，滤渣，入漳丹适量收膏，贴小腹。

第二节　保胎膏药

苏子膏（安胎三膏）

〔主治〕妇人安胎。

〔处方〕　　　苏子或梗 30克　　生　地 120克　　川　药 60克（酒洗）

当　归 60克（酒炒）　　　杜　仲 60克（炒）　　续　断 60克（炒）

白　术 60克　　黄　芩 60克　　制香附 60克　　淮山药 60克

党　参 30克　　黄　耆 30克　　熟　地 30克　　酒白芍 30克

麦　冬 30克　　知　母 30克　　苍　术 30克　　陈　皮 30克

枳　壳 30克　　半　夏 30克（姜汁炒透则不碍胎）　　羌　活 30克

防　风 30克　　白　芷 30克　　柴　胡 30克（炒）藿　香 30克

黑山栀 30克　　泽　泻 30克　　甘　草 30克（生炙各半）

砂　仁 30克　南薄荷 15克　北细辛 15克　　葱　白 500克

益母草 120克（干者）生　姜 30克　竹　茹 30克　忍冬藤 30克

地骨皮 30克　　桑　叶 30克　菊　花 30克　艾　叶 30克

〔制法〕麻油 4 000毫升，将上药熬枯除渣，入丹收膏。

〔用法〕贴胃脘、脐眼、小腹或背心、两侧腰部。

苏香膏（安胎主膏）

〔主治〕妇人安胎。

〔处方〕　　苏　梗 15克　香　附 15克　党　参 60克

酒当归 60克　熟　地 90克　酒条芩 45克　淮山药 45克

白　术 45克　酒川芎 15克　酒　芍 15克　陈　皮 15克

杜　仲 15克　续　断 15克　贝　母 15克

〔制法及用法〕麻油 250毫升，将上药熬枯除渣，入黄丹收膏，用时贴于小腹。

地榆膏（保产膏）

〔主治〕妇人安胎。

〔处方〕　　地　榆 30克　党　参 30克　当　归 30克

生　地 30克　杜　仲 30克　续　断 30克　桑寄生 30克

砂　仁 30克　阿　胶 30克　熟　地 60克　蚕　砂 45克（炒）

〔制法〕麻油 750毫升，将上药熬枯除渣，入黄丹 360克、黄蜡 60克收膏。下煅紫石英、煅赤石脂、煅龙骨各 21克搅匀掺入。

〔用法〕为防小产，先 1月贴腰部，7日一换。过 3月，半月一换，10月满为止。血枯经闭贴丹田，肾虚腰痛贴命门及痛处。

选自《理瀹骈文》

归母膏 （神效膏）

〔主治〕久惯小产（习惯性小产）。

〔处方〕　　当　归30克　　益母草30克　黄　芩30克（酒炒）
生地黄240克（一方为8克）　　　白　术18克　续　断18克
甘　草9克　白　芍15克（酒炒）　　黄　耆15克　肉苁蓉15克

〔制法及用法〕用麻油1 000毫升浸7日，上药煎枯除渣熬成膏，加白蜡30克，再熬三四沸，加黄丹135克，再熬再加飞过龙骨30克，搅匀，以缎摊如碗口大，贴丹田上，半月一换。

条芩膏 （保胎膏）

〔主治〕妇人保胎。

〔处方〕　　条　芩300克　当　归300克　生　地240克
白　术180克　川　断180克　白　芍150克　木　香30克
苁　蓉150克　黄　芪150克　益母草300克　甘　草90克
龙　骨300克　香　油450克

〔制法及用法〕用香油450毫升，将上药煎枯除渣，入黄丹熬成膏，贴小腹。

坤草膏 （千金保胎膏）

〔主治〕妇人保胎。

〔处方〕　　益母草45克　当　归45克　川　芎45克

白　术45克　杭　芍35克　熟　地45克　杜　仲45克

黄　芪35克　阿　胶45克　香　附9克　祁　艾9克

肉　桂3克　酒　芩36克　陈　皮36克　壳　砂3克

〔制法及用法〕用香油500毫升，上药炸枯去渣，加黄丹成膏，贴小腹。

第三节　产后诸病膏药

归芩膏（宝金膏）

〔主治〕产后诸症（产后宫缩不全等）。

〔处方〕　　当　归120克　茯　苓30克　党　参30克

香　附30克　川　芎30克　延胡索30克　苏　木30克

白　术30克　蒲　黄30克　桃　仁30克　醋大黄30克

红　花30克　熟　地30克　乌　药30克　川　乌30克

牛　膝15克　苍　术15克　地榆炭15克　山萸肉15克

金毛狗脊15克　何首乌15克　酒　芩15克　灵　脂15克（炒）

醋三棱15克　羌　活15克　橘　核15克　木　香15克

良　姜15克　青　皮15克　木　瓜15克　乳　香15克

没　药15克　草　乌15克　大　茴15克　血　竭15克

桔　梗15克　防　风15克　天　麻15克　黑荆穗15克

香白芷15克　细　辛15克　黑　豆45克　艾　叶45克

牛　胶45克

〔制法及用法〕麻油熬，丹收。或加厚朴、枳壳、黄半夏、炮姜炭、吴萸各 15 克，生姜、葱白、韭白各 60 克同用槐枝搅，摊膏贴于小腹。

红蒲膏（乌金膏）

〔主治〕产后溢血（子宫流血收缩不全）。

〔处方〕　红　花 60 克　蒲　黄 30 克（炒）　熟　地 30 克
赤　芍 30 克　莪　术 30 克（煨）　全当归 30 克　陈黑豆 30 克
干　姜 30 克　官　桂 30 克

〔制法及用法〕麻油熬，黄丹收，摊贴小腹。

归 红 膏

〔主治〕产后食积，瘀症。

〔处方〕　当　归 60 克　红　花 15 克　川　芎 30 克
桃　仁 15 克　姜　炭 15 克　甘　草 15 克　延　胡 15 克
官　桂 15 克　灵　脂 15 克　香　附 15 克

〔制法及用法〕麻油熬，黄丹收，摊贴小腹。

选自《理瀹骈文》

虎马膏（追风膏）

〔主治〕产后风寒，经络作痛，腰腿酸痛，崩漏带下。

〔处方〕　虎　骨 12 克　制马钱子 1000 克　地　龙 250 克
川　乌 60 克　草　乌 60 克　乳　香 60 克　没　药 60 克
当　归 120 克　肉　桂 60 克　天　麻 60 克　香　油 7500 毫升

〔制法〕麻油熬入黄丹炼膏，每 500 克，对麝香 0.6 克、冰片 9 克。

〔用法〕摊成膏药贴丹田穴。

泽兰膏滋（生化膏）

〔主治〕产后血虚，逐瘀生新。

〔处方〕　　泽　兰 30克　　当　归 90克　　川　芎 30克
桃仁泥 15克　　益母草 90克　　香　附 45克　　红　花 30克
炙　草 30克　　姜　炭 15克

〔制法及用法〕清水熬汁加蜂蜜、红糖收膏。日服一匙。

一母膏滋（益母草膏）

〔主治〕女性经脉不调，胎前产后气血两亏，并瘀血积滞。

〔处方〕益母草 5000克　　砂　糖 1000克

〔制法〕鲜益母草洗净入锅内熬汁去渣，用砂糖收膏，瓶包装。

〔用法〕每服一匙。

选自《全国中药成药处方集》

双生膏滋（益母草膏）

〔主治〕产后血晕，经血不调，经闭经少，腰酸腹痛，胞衣不下，血瘀作烧。

〔处方〕　　生白芍 1000克　　生　地 1000克　　当　归 1000克

川　芎 1000克　红　花 1000克　鲜益母草 50000克

〔制法〕以上药熬汁去渣过滤，将汁熬炼，收清膏，每
420克清膏对红糖 1 500 克，将红糖用清水溶化成稀汁，待沉
淀，去净泥沙，炼去水分，再和清膏熔化一起收膏装瓶。

〔用法〕每次服 30 克，白开水冲服。

〔禁忌〕孕妇忌服。

选自《全国中药成药处方集》

一熟膏滋 （益母草膏）

〔主治〕经水不调，产后瘀血腹痛。

〔处方〕　　　熟　地 500克　干益母草 5000克　当　归 500克
川　芎 500克　醋炒白芍 500克

〔制法〕上药共 5 味，用清水煎熬浓汁，去渣滤清，加入
红糖 1 000 克收膏。

〔用法〕每服一汤匙（约15克），一日二次，开水吞服。

红香膏 （卫产膏）

〔主治〕妇人产后诸症，产后宫缩不全等。

〔处方〕醋蒸红花 120克　香附 60克 （生炒各半）　　酒川芎 90克
酒当归 90克　醋大黄 90克　台乌药 60克　吴　黄 60克
苏　木 60克　蒲　黄 60克 （生炒各半）　　灵　脂 60克 （生炒各半）
延　胡 60克 （生炒各半）　　桂　枝 60克　党　参 30克
熟　地 30克　白　术 30克　黄　耆 30克　黄　肉 30克
川　乌 30克　草　乌 30克　苍　术 30克　羌　活 30克

独　活30克　防　风30克　细　辛30克　赤　芍30克 (炒)

白　芍30克 (炒)　丹　皮30克 (炒)　　南　星30克

半　夏33克　制厚朴30克　陈　皮30克　醋青皮30克

木　瓜30克　醋三棱30克　醋莪术30克　苏　梗30克

香白芷30克　山　查30克 (炒)　神　曲30克 (炒)

麦　牙30克 (炒)　杜　仲30克　川续断30克　熟牛膝30克

秦　艽30克　芥　穗30克　肉苁蓉30克　枳　壳30克 (炒)

桔　梗30克　槟　榔30克　柴　胡30克　杏　仁30克

桃　仁30克　大　茴30克　良　姜30克　炙甘草30克

菟丝子30克　蛇床子30克　黑远志30克　柏子仁30克

灵　仙30克　熟枣仁30克　五味子30克　草果仁30克

益智仁30克　白附子30克　马鞭草30克　麦　冬30克

车前子30克　泽　泻30克　木　通30克　木鳖仁30克

穿山甲30克　生　姜60克　大蒜头60克　葱　白60克

韭　子240克　黑小豆120克　艾　叶120克　干荷叶120克

凤仙草500克 (鲜者，干者60克)　胡　椒30克　川　椒30克

干　姜30克　炮姜炭30克　大　枣7个　乌　梅3个

槐　枝49寸　桑　枝49寸　桃　枝49寸　柳　枝49寸

〔制法〕用麻油10 000毫升，熬入丹收膏再加广木香、丁香、檀香、制乳香、制没药、砂仁末、官桂、百草霜各30克，牛胶120克酒蒸化，如下法：牛胶酒蒸化，俟丹收后搅至微温，以一滴试之不爆方下，再搅千余遍令匀，愈多愈妙。勿炒珠，炒珠无力且不粘。

〔用法〕贴胃脘、脐上、背心及小腹。随症加药。

第八章　儿科病膏药

第一节　痰嗽病膏药

大钩膏滋（镇惊膏）

〔主治〕小儿高热惊风，咳嗽，呕吐痰涎，昏迷不醒，面红身热，惊痫抽搐，烦躁口渴，大便秘结，小便短涩。

〔处方〕　　大　黄300克　　钩　藤60克　　薄　荷60克
淡全蝎90克　天竺黄150克　甘草150克　　胆　草60克
木　瓜60克　橘　红60克

〔制法〕以上药熬汁去渣过滤，将汁炼沸，每清膏500克，对蜂蜜1000克收膏，每膏500克对朱砂面39克搅匀，3克重装玻璃瓶。

〔用法〕一岁以内每次服3克，二岁以上者每次服6克。白开水冲服。

选自《全国中药成药处方集》

麻杏膏滋（宁嗽膏）

〔主治〕小儿感冒，头痛恶寒，呕吐咳嗽，喘促身热，惊风抽搐，口燥舌干，面部潮红，小便短涩。

〔处方〕 麻 黄 15克 杏 仁 15克 桔 梗 15克
甘 草 15克 知 母 15克 川贝母 15克 冬 花 15克
黄 芩 15克 紫 苑 15克 黄 连 3克 香 附 6克
牛胆南星 30克

〔制法〕上药水煎滤汁，加蜜熬膏。

〔用法〕每服一茶匙，小儿减量，白开水送下。

选自《全国中药成药处方集》

竹 沥 膏 滋

〔主治〕气管炎，痰迷心窍，气喘中风，小儿惊风等。

〔处方〕 鲜竹沥 240克 天竺黄 90克 鲜瓜蒌 480克
砂 参 15克 枳 壳 9克 桔 梗 9克 胆 星 9克
贝 母 9克 川 连 9克 九节菖蒲 21克

〔制法及用法〕共煎成汁，加糖炼膏，每次 5 克，小儿减半。

第二节　胃肠病膏药

芜荑膏（阿魏化痞膏）

〔主治〕小儿积聚，腹中痞块，胸胁胀满。

〔处方〕 芜 荑 30克 巴 豆 30克 吴茱萸 30克
大 黄 45克 大 戟 45克 槟 榔 45克 胡 连 45克

甘　遂60克　芫　花60克　千金子60克（熟碎）

鸡内金60克　三　棱60克　莪　术60克　秦　艽60克

鳖　甲60克　穿山甲60克　草豆蔻60克　莱菔子60克

白菜子60克

〔制法〕明香油3 500毫升，将上药泡3日，熬枯去渣，加官粉1740克收膏，再用阿魏30克，没药、乳香、肉桂、丁香各15克，木香7.5克，共研细粉。对入膏中，再搅匀成膏。

〔用法〕每张9～15克，贴脐上。

〔禁忌〕忌食生冷油腻等物。

选自《全国中药成药处方集》

全归膏（化痞膏）

〔主治〕同上。

〔处方〕　　全　归30克　甲　鱼1个　三　棱30克

莪　术30克　川　芎30克　黄　丹900克

〔制法〕香油1 500毫升熬，入黄丹900克炼膏后，将乳香、没药、阿魏各15克，共研细粉入膏内，每张加麝香0.06克。

〔用法〕贴脐上。

选自《全国中药成药处方集》

千　金　膏

〔主治〕同上。

〔处方〕　　千金子120克　大　黄120克　生山甲120克

生三棱120克　甘　遂120克　秦　艽120克　草　蔻120克

莪　术 120克　芫　花 120克　炙鳖甲 120克　鸡内金 120克

莱菔子 120克　白菜子 120克　大　戟 45克　槟　榔 45克

胡黄连 30克　芫　萸 30克　　吴　萸 30克

〔制法〕用香油 7 500 毫升熬成珠，加官粉 1 300 克成膏。
另用阿魏 30 克，木香 7.5 克，乳香 15 克，丁香 15 克，肉桂
15 克。共研细面。每 500 克膏，对上药细面 15 克。

〔用法〕贴脐上。

甘遂膏（克坚膏）

〔主治〕小儿痞块（小儿肝脾肿大）。

〔处方〕　　甘　遂 24克　木鳖子 24克　川　乌 24克

甘　草 24克　当　归 24克　甲　片 24克　香　油 500毫升

〔制法及用法〕香油 500 毫升，将上药入油熬成黑色，滤
去渣，再慢火熬，次下黄丹 240 克，熬成，离火，加硇砂 9
克，麝香 3 克，芦荟、阿魏、硼砂、皮硝、水红花子各 15 克，
研末入内，搅匀摊贴。先用盐水洗皮肤，后贴患处。

选自《万病回春》

香附膏（阿魏化痞膏）

〔主治〕小儿痞块，食积（小儿肝脾肿大，消化不良）。

〔处方〕甲方：

竹节香附 180克　独头蒜 180克　大　黄 180克　官　桂 180克

生川乌 180克　荆三棱 180克　当　归 180克　莪　术 180克

白　芷 180克　生穿山甲 180克　生地黄 180克　赤　芍 180克

| 栀　子 180克 | 蓖麻子 180克 | 黄　柏 180克 | 生草乌 180克 |
| 黄　连 72克 | 胡黄连 36克 | 蛴　螬 84个 | 木鳖子 180克 |

乙方：

| 乳　香 36克 | 樟　脑 180克 | 没　药 36克 | 血　竭 36克 |
| 芦　荟 36克 | 阿　魏 180克 | 雄　黄 180克 (共研细面) |

〔制法〕将处方甲的药料 1 500 克，蜈蚣 2 条，用芝麻油 1 500毫升熬枯去渣，加黄丹 3 120 克，待温后，再加处方乙的药料 90 克，摊于布膏药被子上（大的长四寸一分，宽四寸，摊膏重 12 克，小的长三寸五分，宽三寸，摊膏重 6 克）。

〔用法〕微火化开，贴于肝区、胃脘部、脐下或疼处。

选自《中药成药配制经验介绍》

第三节　其它病膏药

天竺膏（雄朱散膏）

〔主治〕小儿痄腮（腮腺炎）。

〔处方〕　　天竺黄 6克　石　膏 6克　牙　硝 3克

甘　草 3克　雄　黄 6克

〔制法及用法〕研细合匀，敷患部。

选自《宋人医方三种》

第九章　外科病膏药

第一节　痈、疖、疔疮膏药

甘胡软膏（羊髓膏）

〔主治〕痈疮，疖疮（痈、疖）。

〔处方〕甘　草60克　胡　粉60克　大　黄45克　猪　脂500克

〔制法及用法〕上4味药除胡粉外切碎，先熬猪脂，再下甘草、大黄，煎至赤黑色，绵滤去渣，下胡粉搅匀，瓷盒盛。涂敷疮上，每日三四次。

甘 草 软 膏

〔主治〕痈疮、疖疮（痈、疖）。

〔处方〕　　甘　草60克（切碎）　　胡　粉30克（研）

大　黄30克（切碎）　　猪　脂250克

〔制法及用法〕上4味先熬猪脂待沸，下甘草、大黄煎候甘草色黑，滤去渣，入胡粉，以柳棍搅匀，瓷盒盛，每日三五次涂敷疮上。

选自《圣济总录》

轻硇软膏（赛针散）

〔主治〕痈疮（痈）。

〔处方〕　轻　粉 4.5克　硇　砂 4.5克　丁　香 4.5克
巴　豆 1.5克（去皮）

〔制法及用法〕共研细末，明醋调涂疮顶上，明膏药贴之，隔夜即破。

选自《中医实用效方》

半夏膏（治痈疽初起方）

〔主治〕痈疮（痈），红肿热痛（炎症）。

〔处方〕　半　夏　　面　粉　　猪胆汁
（药之轻重，根据疮之大小而定）

〔制法及用法〕将半夏研成细粉末用二分之一面粉搅匀，再用猪胆汁调和即成。用时做成饼样摊贴患部。

选自《祖国医学采风录》

地辛软膏（生肉膏）

〔主治〕痈疮（痈）。

〔处方〕　生地黄 500克　辛　夷 60克　当　归 30克
川　芎 30克　白　芍 30克　芍　药 30克　大　黄 30克
黄　耆 30克　独　头 30克　黄　芩 30克　续　断 30克
薤　白 150克

〔制法及用法〕上药切碎，以猪脂280克煎取白芷色黄，滤去渣，敷于患处。

甘 当 软 膏

〔主治〕痈疮（痈）、生肉（肉芽生长）。

〔处方〕　甘　草60克　当　归60克　白　芷60克
苁　蓉60克　蜀　椒60克　细　辛60克　薤　白20茎
干地黄90克

〔制法及用法〕上8味药切碎，以醋35毫升渍一宿，猪膏1 000克煎，令沸，三上三下，膏成，涂患处。

五生软膏（青龙五生膏）

〔主治〕痈疮（痈）、肿疡（脓肿）。

〔处方〕生梧桐150克（白皮）　生龙胆150克　生桑白皮150克
生青竹茹150克　生白皮150克　蜂　房1具　蛇蜕皮1具
雄　黄30克　　雌　黄30克　蜀　椒1.5克　附　子1.5克
川　芎1.5克

〔制法及用法〕上12味药切碎，以3年苦酒二斗浸药一宿，于炭火上炙干捣，下细筛，以猪脂140毫升置于微火上煎，搅之如饴，收白瓷器盛。随病深浅敷患处，并以清酒内服，如枣核大，每日一次。

选自《备急千金要方》

黄子软膏 （痈疽蚀恶肉膏）

〔主治〕痈疮（痈）、疖疮（疮）。

〔处方〕　大　黄30克　附　子30克（去皮）　莽　草30克

川　芎30克　雄　黄30克（研）　雌　黄30克（研）

真　珠30克（研）　　白　蔹60克　矾　石30克（烧研）

黄　芩60克　　蔄　茹60克

〔制法及用法〕上11味药先以猪膏70克，煎6种草药，滤去渣，再入蔄茹、白蔹，煎熟后再滤渣，将雄黄、雌黄、真珠、矾石末撒入搅匀，瓷盒盛。涂疮上。

桑槐膏 （通神膏）

〔主治〕痈疮（痈）、肿疡（脓肿）。

〔处方〕桑　枝120克　槐　枝120克　雄　黄60克（细研）

黄　丹30（24）克（细箩）　腻　粉15克　黄　蜡180克

没　药30克（末）　麝　香0.3克（细研）　蜥　蜴1克

当　归1克　川　芎60克　木　香1克　沉　香15克

白　芷1克　藁　木30克　细　辛1克　郁　金15克

桂　心45克　麻　油1000毫升

〔制法及用法〕诸药细切先取油倾于锅中，以微火煎熟，候白芷黄黑色，以绵滤过，拭锅干净，下黄蜡于锅中煎熔，入药汁于锅中，次下黄丹，再次下药末，不住手搅，稀稠得所，即成膏。以瓷器贮之封严，用时摊于细布上贴患部，日二换之。

赤芍膏（雄黄膏）

〔主治〕痈疽（痈）、脑痈（脑脓肿）。

〔处方〕 赤芍药90克 雄 黄60克（细研） 黄 耆6（9）克

络 石1克 续 断1克 营 实1克 紫 葛15克

白 蔹15克 桑寄生15克 商 陆15克 连 翘15克

汉防己15克 败 酱15克 川升麻15克 莽 草15克

当 归30克 苦 参30克 木 通30克 紫 苑30克（去土）

芫 花30克 黎 芦30克（去芦头） 白 芨30克

蔄 茹30克 漏 芦1克 黄 丹450克 白 蜡120克

清 油1500毫升

〔制法及用法〕以上各药切碎以酒1400毫升拌一宿，先取油放锅内以慢火煎熟，下药，煎白蔹赤黑色，滤去渣，下蜡候熔化，以绵滤过，拭锅，再放油入锅内，下黄丹，于慢火上用柳棍不住手搅，候变色黑，即成膏。去火入雄黄末，调匀，倾于瓷器中盛。用细布上摊贴于患处，逐日换药。

松紫膏（黄丹膏）

〔主治〕痈疽、疖疮、肿疡（痈、疖、脓肿）。

〔处方〕松 脂120克 紫 苑30克（去土） 麻 油1250克

猪 脂240克 黄 丹720克（微炒细筛）当 归30克

防 风30克（去芦头） 黄 芩30克 莨菪子60（30）克

棘 针49枚（曲者） 青柏叶30克 蜥 蜴7枚 蜡90克

葱并根20茎

〔制法及用法〕上药切碎，先下油脂于锅中，煎熔，次下药，以微火煎半日，再下松脂、蜡，候香熟，以绵滤去渣，再入药油于锅中，纳黄丹搅匀，候色变紫，油尽，软硬得所，用瓷盒盛，摊在细布上贴于患处。

水　杨　膏

〔主治〕痈疮、生肌敛口（痈、肉芽生长）。

〔处方〕　　　水杨皮 60克（切）黄　丹 180克 麒麟竭 30克（末）
密陀僧 45克（研细）白松脂 30克　　黄　蜡 30克 白　蔹 30克（切）
降真香 45克　　槐　皮 60克（切）

〔制法及用法〕油 1 000 毫升微火煎水杨皮、槐皮，后下白蔹、松脂、降真香再煎，候水杨皮黄黑色，以绵滤去渣，再入锅内重煎。即入密陀僧并黄丹、蜡等用柳木棍搅勿住手，候色变黑，软硬得所，膏成。用细布摊贴患处，二日换之。

木　通　膏

〔主治〕痈疮（痈）。

〔处方〕　　木　通 60克 黄　丹 150克 细　辛 30克
茵　陈 30克 琥　珀 15克（细研）　　　　朱　砂 30克（细研）
清麻油 300毫升

〔制法及用法〕上药先将油煎待沸，即下细辛、木通、茵陈煎五七沸，去渣，即入琥珀、朱砂末，再煎，用柳木棍搅，膏即成，收于瓷盒中，摊膏于细布上贴患处，日二易之。

丁桂膏（丁香膏）

〔主治〕痈疮（痈）。

〔处方〕　　丁　香15克（末）　桂　心15克（末）

麻　油500毫升　漳　丹210克　黄　蜡30克　当　归15克（末）

〔制法及用法〕上药先炼油，次下蜡，以绵滤过，都入锅中，下漳丹不住手搅，候色黑，即入丁香、桂心、当归等末，搅匀，以瓷盒盛。用细布摊贴患处，日二换之。

　　　　　　　　　　　　　　　　选自《太平圣惠方》

桂心膏（乳香膏）

〔主治〕痈疮、疖疮（痈、疖）。

〔处方〕　　桂　心3克　清　油500毫升　皂　荚5把（去皮切碎）

漳　丹180克　松　脂120克　乳　香30克　当　归30克

〔制法及用法〕先将清油于锅内慢火煎沸，入皂荚、葱白、桂心煎成黄赤色，滤去渣后，下松脂、乳香、漳丹、当归同熬成膏，于瓷盒内盛。以细布上摊贴患处，每日早晚换之。

龙骨膏（生肌长肉膏）

〔主治〕痈疮、肿疡（痈、脓肿）。

〔处方〕　　龙　骨60克（研）　清　油300毫升　木　香1克

槟　榔1克　黄　连1克（去须，三味同为末）

〔制法及用法〕上5味先将油入锅内，慢火熬沸，下龙骨再熬如稀膏则止去火，候稍温即下 3 味药末不住手搅冷，以瓷盒内收。随疮大小贴疮上。

紫草膏（乳香膏）

〔主治〕痈疮、肿疡（痈、脓肿）。

〔处方〕紫　草90克（去苗）　　乳　香60克　附　子150克（生用）

乌　头60克（生用）　　木鳖子60克（去壳）　　当　归30克

秦　艽30克　　　　苏枋木150克（切碎）　　清　油600毫升

〔制法及用法〕上药细切，入油慢火煎，候诸药色黑，去渣，入后药：枫香脂 150 克，松脂 60 克二味同研，黄蜡 150 克，漳丹 60 克，没药 30 克研。依次下之，用慢火熬，用柳木棍不住手搅，即成膏。摊纸上，看疮大小贴敷患处。

寒硝膏（寒水石膏）

〔主治〕痈疮，并关节欲结成肿疡（痈、脓肿）。

〔处方〕　　　　寒水石60克　硝　石30克　羊蹄根30克（切碎）

川大黄30克　　白　蔹1克　　木　香1克　　附　子1克（去皮脐）

黄　连30克（去须）　　　　丁　香1克　　榆白皮1克（切）

莽　草1克　　赤小豆60克　汉防己30克　半　夏1克

玄　参30克　甘　草30克（切）

〔制法及用治〕上 16 味药研为细面，用时以生蜜 70 克、地黄汁 70 毫升调成膏。摊于生绢上贴敷患处。

黄 耆 膏

〔主治〕痈疮、疖疮、舒筋脉、消肿毒、止疼痛。

〔处方〕黄　耆 15 克（切）　陵云香 0.3 克　　赤芍药 3 克（切㕮）

川　芎 3 克（切碎）　　　天　麻 3 克（切碎）防　风 3 克（去叉切）

生干地黄 3 克（切碎）　　黄　蜡 75 克　　清　油 250 毫升

〔制法及用法〕上 7 味除蜡外都放于瓷器中，以油浸 7 日，用慢火煎焦黄色以绵滤去渣，下黄蜡再煎待蜡化，盛瓷器中。用时以细布薄摊贴于患处。如皮肤搔痒，筋脉紧急，用少许涂抹见效。

巴豆膏（败毒膏）

〔主治〕痈疮、瘘疮（痈、瘘管）。

〔处方〕　巴　豆 180 克（和壳捶碎）　　麻　油 420 毫升

漳　丹 90 克（炒紫色）

〔制法及用法〕上 3 味先将油煮巴豆，慢火熬一二日，滤去渣，将其渣在一长瓶内捞起，瓶一头令高，下面用火烧逼得巴豆内膏油流下，以瓷器盛。并入前药油内同煎搅匀，入漳丹更熬成紫色，去火待冷，瓷盒内密封，以细布摊贴于患处。

归秦膏（应痛膏）

〔主治〕痈疮、肿疡（痈、脓肿）。

〔处方〕　　当　归15克　秦　艽15克　何首乌15克

败龟板15克　白　蔹15克　白　芨15克　白　术15克

白　芷15克　杏　仁15克（去皮尖）　　木鳖子15克（去壳）

川　芎15克　延胡索15克　密陀僧15克（煅研）

〔制法及用法〕用麻油400毫升熬前药，待杏仁黄黑色，滤出药渣入后药：乳香研、没药研、枫香脂研各0.3克，漳丹90克，再熬用柳枝搅匀。如背痛加附子末0.3克，再熬匀用纸摊贴疮上。

密陀膏（雄黄膏）

〔主治〕痈疮（痛）。功能除死肉，生肌引脓、拔毒、截肿。

〔处方〕　　　　密陀僧15克（煅研）　雄　黄15克（细研）

巨腾油210毫升　丹　砂15克（细研）　铅　丹45克

黄　蜡30克　蛇　黄15克（煅醋淬7遍捣末）　　牡　蛎6克（煅研）

〔制法及用法〕上药研末和匀，先煎油滚，下蜡熔尽，次下丹，以柳棍搅候变黑色即下诸药末，搅匀，以瓷盒盛。细布上涂贴于患处，一日换二次。

胡　粉　膏

〔主治〕痈疮（痛）、日夜发歇、疼痛不止。

〔处方〕　胡　粉120克　麻　油250毫升　黄　蜡75克

乳　香15克（研）　麝　香3克（细研）　没　药15克（细研）

〔制法及用法〕微火将油煎沸，下胡粉，后下蜡，临成下麝香、乳香、没药搅勿住手，待似星花上来即住，以瓷器内盛，于细布上摊贴于患处，一日二次。

归白膏（排脓生肌神效膏）

〔主治〕痈疽（痈）。

〔处方〕　当　归60克　白　芷45克　乳　香1克（细研）

松　脂30克　川　芎30克　白　蔹45克　黄　丹300克

木鳖子30枚（去壳）　　　杏　仁30克（汤去皮尖双仁者）

木　香45克　甘　草45克　黄　蜡60克　麻　油140毫升

血　余15克（细研）

〔制法及用法〕先取油入锅内炼熟，将8味药细切下油中浸，以微火煎白芷色黑，滤去渣，下松脂、蜡、乳香等再煎令消，以绵滤去渣，复入锅内，下黄丹不住手搅变黑色，膏成，用瓷器盛，用时以细布摊贴于患部，一日二次。

芍 药 软 膏

〔主治〕痈疽、疖疮（痈、疖）。

〔处方〕　芍　药30克　大　黄30克　黄　芪30克

独　活30克（去芦头）　　　白　芷30克　当　归30克

薤　白90克　生地黄45克（捣碎）　　　猪　脂750克

〔制法及用法〕上9味，将8味切碎先将猪脂炼沸，再下诸药熬煎候白芷赤黑色，绵滤去渣，取少许涂敷疮上，每日三次。

大附软膏（大黄蚀肉膏）

〔主治〕痈疮、疖疮（痈、疖）。

〔处方〕大　黄30克　附　子30克（炮制去皮脐）

莽　草30克　　　川　芎30克　　　　雄　黄30克（研）

雌　黄30克（研）　真　珠30克（研）　　白　蔹30克

白　矾30克（研）　黄　芩30克（去黑心）　茴　茹30克

猪　脂1000克

〔制法及用法〕上12味除研者并猪脂外，切碎，先熬猪脂，次下诸药熬煎候赤黑色，绵滤去渣，下研者药，搅匀倾出，瓷器盛，用时敷疮上，每日三五次。

黄蓂软膏（生地黄膏）

〔主治〕痈疮（痈）。

〔处方〕生地黄120克　辛　夷15克　　独　活15克（去芦头）

当　归15克（切焙）　川　芎15克　　白　芷15克

大　黄15克　　　　芍　药15克　　黄　芩15克（去黑心）

续　断30克　　　　猪　脂1000克　薤　白27茎

〔制法及用法〕上12味除猪脂外切碎，先熬猪脂，次下诸药熬煎候白芷赤黑色，以绵绞去渣，瓷盒盛。涂疮上每日二三次。

木甘膏（神效膏）

〔主治〕痈疮、疮疖、肿疡（痈、疖、脓肿）。

〔处方〕　　　　木　通30克（切）　　甘　草30克（炙）

当　归30克（切炙）　白　芷30克（去芦）　防　风30克（去芦）

细　辛30克（去苗叶）　栀子仁30克　　　黄　连30克（去须）

黄　芩30克（去黑心）　漳　丹180克　　　黄　蜡15克

清　油500毫升　　垂柳枝60克（切）

〔制法及用法〕上药除丹、蜡、油外切碎，先以油内浸药一宿，于火上熬煎候白芷赤黑色，滤去渣，再熬即下蜡、丹，柳棍搅候变黑色，软硬得所，瓷盒盛。细布上摊贴于患部，每日二次。

选自《圣济总录》

木鳖膏（玄武膏）

〔主治〕痈疽（痈、深部脓泡病）。不论已溃未溃皆可用。能排脓，散毒止痛，生肌。凡疔肿先用银锦或鹿角针于疔疮中间及四畔针破，令脓血出，以追毒饼如小麦大，按入孔中即以此膏贴之。如疮坏烂至难以贴药，则将皂角二三片煎油调匀此膏，如稠糊薄敷之。若疮疡未愈，再敷之。

〔处方〕　　　木鳖仁60克　大巴豆60克（净）　黄　丹120克

槐嫩枝7条（长3寸细削）　　柳嫩枝7条（长3寸细削）

〔制法及用法〕用清油300毫升将巴豆、木鳖子仁、槐、柳枝油浸一宿，按一般熬法下丹熬成膏，置水盆内3日，出火毒后摊敷患处。

选自《普济方》

没 药 膏

〔主治〕痈疮、疖疮、伤折（痈、疖、骨折）。

〔处方〕没 药 0.3 克　麟麒竭 0.3 克　乳 香 0.3 克（细研）

当 归 0.3 克（去芦）　　木鳖子仁 15 克　杏 仁 15 克

血 余 60 克　黄 丹 180 克

〔制法及用法〕上药先用油 500 毫升，石器内或砂锅内露天地将油炼熟，次下木鳖子、当归、杏仁、血余慢火熬黄焦油耗半数离火，用绵滤粗不用，再入锅下黄丹，以新柳棍 10 条，旋搅不住手，候黑色，硬软得所，取下火，入 3 味研药再搅匀，瓷盒内盛放地上，以盆合一宿，出火毒。用时，帛上或纸上摊贴患处，一日一换。

选自《外科精义》

文蛤软膏（乌龙扫毒膏）

〔主治〕痈疮（痈）。

〔处方〕文 蛤 240 克（炒）　多年浮粉 500 克（晒干入米醋浸一夜再晒干听用）　　蚰蜒虫 30 条

〔制法及用法〕上 3 味同捣一处，再晒再捣成末，用炒至黑色为细末，收入瓷罐内。凡遇疮疡用醋调涂患处，留头出毒气，绵纸盖之，药干再醋扫润之。背痈发溃时，痛不可忍，用熟猪脂 60 克捣烂，调此成膏，毒上敷之，留头出毒气，纸盖之。疮疡红肿痛热，毒势甚肿，用蜂蜜调敷更妙。

紫荆膏（冲和膏）

〔主治〕痈疮、瘰疬、折伤、瘰疔（痈、淋巴腺结核、骨折、瘰疽等）。

〔处方〕　紫荆皮 150克（炒）　　　红内消 150克（炒）

独　活 90克（炒）　　白　芷 30克　　赤　芍 60克（炒）

木　腊 1寸几节者（随症加减）

〔制法〕5味共研细末，茶酒调匀。

〔用法〕

1. 疮疡热之极，本方中倍加紫荆皮，木腊少加。如冷之极，少加赤芍、独活，能活血消风而不坏症体。

2. 疮疡热极不用酒调，可用葱泡汤调，乘热敷上最妙，如热减亦可用酒。

3. 疮面上有小疮当用4味先调敷上，后将木腊调盖在上面，覆过四围以截助攻之血路。凡用敷药必乘热敷，使血气得热则易散，如干则以元汤湿之，使药常润则有效。

4. 凡疮有黑晕疮口无血色者，是人曾用凉药太过，宜加肉桂、当归，是唤起死血则黑晕自退也。如血回只以正方用。

5. 痛不止则加乳香、没药酒化溶于大锅内，后将此酒调药，热敷痛处。

6. 流注筋不能伸者用乳香、没药照前酒调敷，最能舒筋止痛。

7. 凡疮口有胬肉突出者，宜以此方少加南星末以其去风，用姜汁酒调敷周围，如不消者，可能内挤脓液用力太重或以凉药凉了疮面所致，投以热药则愈。

8.凡疮面糜烂者，用枯白矾加朴硝二味等分为末散之。

9.凡疮势热盛不可骤用凉药，宜此方加等份洪宝膏，用葱汤调涂贴之。

10.背痈疮初生时未成，单用紫荆皮末调酒箍住自然消散，或加白芷，名为一胜膏。又方只用赤芍、木腊（石菖蒲）、红内消（紫荆皮）酒调涂之，名三胜膏。如久损加南星、草乌二味药与此方各15克，热酒调敷。

选自《外科启玄》

芷草软膏（生肌玉红膏）

〔主治〕痈疮（痈）。

〔处方〕　　白　芷15克　甘　草30克　归　身30克
轻　粉12克　白　蜡60克　紫　草6克　麻　油500毫升

〔制法及用法〕先将白芷、甘草、当归、紫草4味入油中浸3日，大杓内慢火煎熬药呈微枯色，细绢滤清，将油复入杓中煎滚，次下白蜡微火熬化，再用茶盅4个，于炖水中，后将膏分为4处，倾入盅内，候片刻，方下研细轻粉，每盅内投和3克，搅匀，候12小时后取起，不得加减，用时擦敷患处。

选自《全国中药成药处方集》

麻松膏（绀珠膏）

〔主治〕痈疮、乳毒、瘰疬、肿疡（痈、乳腺炎、淋巴腺结核、脓肿等）。

〔处方及制法〕制麻油120毫升煎滚，入制松香500克，微火化，柳枝搅，候化尽，离火入细药末70克，搅匀，即倾水中抽拔数十次，易火浸之听用。

〔用法〕肿疡、瘰疬等症但未破者，再加魏香散，随膏之大小，患之轻重，每加0.15克至0.6克为率；已破者，则另加生肌散。然此膏贴破疮少痛，如黑膏内加生肌散最妙；而有毒肿不尽者及顽疮对口等症，虽溃必用此膏获效。未破者，贴之勿揭，揭则作痒，痛亦勿揭，能速于成脓，患在平处，纸摊贴，患在弯曲转动处，绵帛摊贴，大凡肿疡，疼痛等症，贴患处。臁疮及臀腿寒湿等疮，先用清茶入白矾少许洗净贴之，刻日见效，风寒咳嗽贴背心，头痛贴太阳穴，牙痛塞牙缝内，火眼贴鱼尾。小儿痢丸绿豆大，神曲衣，每服三二十丸米汤之。内痛等症用蛤粉为衣用，如痛疮多加魏香散，瘰疬疮再加青铜。

〔制油法〕　麻　油500毫升　当　归30克　木鳖子30克

肉知母30克　细　辛30克　白　芷30克　巴豆仁30克

文　蛤30克（打碎）　山茨菇30克（打碎）　红芽大戟30克

续　断30克　槐　枝28寸　柳　枝28寸

入油内浸21日，煎枯去渣，取油听用。

〔制松香法〕择片子净嫩松香为末5 000毫升，次取槐、柳、桃、桑、芙蓉等5样枝各2 500克切碎，用大锅水煮浓汁，滤净再煮一次，各收之。各分为5分。每用初次汁1分，煎滚入松香末1 000克，以柳槐枝搅之，煎至松香下沉水底为度，即倾入2次汁内，乘热拔扯数10次，以不断为佳，候温做饼收之，原方煎膏色欠红艳，再加苏木同5枝煮之。

〔药内细药方〕　乳　香15克　没　药15克（俱去油）

血　竭15克　轻　粉6克　麝　香0.6克　雄　黄12克

研为细末，加入膏内用。

〔魏香散〕膏面掺用。

乳香、没药俱去油，血竭等分，阿魏、麝香减为末，罐收使用。

选自《外科大成》

元白膏（神仙太乙膏）

〔主治〕痈疽（痛）。如治痈先以温水洗净，软绢拭干，将膏用红布摊贴。如治瘰疬用盐水洗净摊贴。眼发炎捏作小饼贴太阳穴。腰膝疼痛贴患处。妇人经脉不通腹痛贴丹田穴。疥疮用麻油煎滚和膏涂之，犬蛇蝎伤、刀斧伤亦贴患处。

〔处方〕 元 参30克 白 芷30克 当 归30克
赤 芍30克 肉 桂30克 大 黄30克 生 地30克
麻 油1000毫升

〔制法〕油入铜锅内煎药至黑，滤去渣，入黄丹360克，再煎手捻软硬得当即成膏，跌仆疼痛加乳香、没药，煎油时应加槐、桃、桑、柳嫩枝各30克。

防栀膏（灵异膏）

〔主治〕痈疽（痛）。

〔处方〕 防 风60克 栀 子60克 黄 芩60克
苦 参60克 当 归60克 生 地60克 甘 草60克
银 花60克 大 黄60克 海风藤60克 赤 芍60克
黄 柏60克 连 翘60克 荆 芥60克 白蒺藜60克

槐　枝 60克　何首乌 30克　白　芷 30克　牛蒡子 30克

杏　仁 30克　地　榆 30克　木　通 30克　川　芎 30克

山豆根 15克　苍　术 15克　独　活 15克　羌　活 15克

蜂　房 15克　蝉　蜕 15克　僵　蚕 15克　白　芨 15克

白　蔹 15克　麻　黄 15克　丹　皮 15克　乳　香 60克 (研末)

没　药 30克 (研末)　　　　血　竭 30克 (研末)

蟾　蜍 30克 (研末)　　　　儿　茶 30克 (研末)

赤石脂 60克　麝　香 6克　樟　脑 15克　轻　粉 15克

白　蜡 15克　黄　蜡 15克　黄　丹 1500克 (水飞过净)

龙　骨 30克 (研末)

〔制法及用法〕上药除黄丹、乳香、没药、血竭、蟾蜍、儿茶外，用麻油 3000 毫升，浸药 7 日，熬焦黑色，去渣再熬，下黄丹收膏，停火下乳香、没药、血竭、蟾蜍、儿茶等药，再候少温，下樟脑、轻粉、麝香、黄白蜡熔化，入水中出火毒，瓷瓶收用，贴敷患处。

〔附注〕勿用铁锅熬。

三白膏 (大黑虎膏)

〔主治〕痈疮、伤折 (痈、骨折)。

〔处方〕　　　白　芷 30克　白　芨 30克　白　蔹 30克

大　黄 30克　黄　连 30克　黄　芩 30克　木　鳖 30克

黄　柏 30克　羌　活 30克　独　活 30克　杏　仁 30克

当　归 30克　芍　药 30克　川　芎 30克　肉苁蓉 30克

生　地 30克　前　胡 30克　肉　桂 30克　柴　胡 30克

荆芥穗 30克　黄　耆 30克　连　翘 30克　蓖麻子 30克

乳　香 30克　　没　药 30克　　血　竭 30克　　樟　脑 30克

血　余 120克　香　油 1500克　飞　丹 500克　麝　香 5克

槐柳枝 各60克　防　风 30克

〔制法及用法〕上药除乳香等细药另研听用外，余药入油
熬成黑枯色，滤去渣再熬，入飞丹以槐枝不住手搅之，入水和
软不断不粘，即住火，入乳香、没药、血竭3味次入樟脑、麝
香搅匀，收用摊贴患处。

选自《串雅内编》

黄母膏（金丝万应膏）

〔主治〕痈疮、筋疼骨痛。

〔处方〕　　　大　黄 500克　贝　母 250克　草　乌 60克

地骨皮 120克　黄　柏 30克　黄　芩 30克　黄　连 30克

天花粉 30克　小　蓟 15克　大　蓟 15克　赤　芍 15克

白　蔹 15克　马鞭草 15克　白　芨 15克　威灵仙 15克

赤　芍 15克　肉　桂 15克　玄　参 9克　细　辛 9克

白　芍 30克　当　归 30克　川　芎 30克　丹　皮 30克

刘寄奴 30克　苏　木 30克　红　花 30克　蜂　房 30克

马　勃 30克　血　余 30克　良　姜 30克　续　断 30克

桑寄生 30克　木　鳖 30克　无名异 30克　桃　仁 30克

金银花 30克　连　翘 30克　羌　活 30克　独　活 30克

百　合 30克　五加皮 30克　仙灵皮（淫羊藿）30克

青　皮 30克　地　龙 30条　白　芷 30克　防　风 30克

黄　芪 30克　姜　黄 30克　蛇　蜕 10条　穿山甲 30克

虾　蟆 30克　僵　蚕 30克　半　夏 30克　血见愁 30克

龟　板 30克　　乌　药 30克　　皂角刺 30克　　天麻子 30克

地榆艾 30克　　苦　参 30克　　南　星 30克　　牙　皂 30克

甘　松 30克　　三　奈 30克　　骨碎补 30克　　藁　本 30克

全　蝎 30克　　麻　黄 30克　　蜈　蚣 20条　　蝉　蜕 30克

五倍子 30克　　青风藤 30克　　何首乌 30克　　白藓皮 30克

木　通 30克

〔制法及用法〕上药用麻油 10 000 毫升浸 10～15 日，慢快火煎熬。旋加桑、柳、槐枝各 1 000 克，凤仙草、豨莶草、益母草、芊芊活、见肿消等草各少许（新鲜者有水气，缓缓下之，骤下则油泛上发浮，慎之）。待药煎黑滤净渣，入油瓷瓶中。此药必用丝绵衬麻布过滤方精制。再入锅内慢火煎油成膏。春夏加净松香 500 克，下油 60 毫升，柳枝搅匀，候略温，旋下乳香、没药、血竭各 30 克，麝香 3 克。春初天气尚寒，每 100 克再加油 15 毫升，秋初亦如之。冬严寒，松香 500 克下油 20 毫升，细药同前，搅至不粘手为度。倾入水中令人蘸水炼如黄色，再入水中浸 3 日，出火毒备用。贴敷患处。

〔炼松香法〕松香不拘，入净锅中煎熬，柳棍搅之，候其烊化，将稻柴滤净渣，候冷结成块，取出任用。

选自《集方备览》

油余膏 (太乙膏)

〔主治〕痈疮（痈）。

〔处方〕　麻　油 500毫升　　桐　油 500毫升　　血　余 30克

〔制法〕先将麻油倾入铁锅内，用炭火或柴煎数沸，再入桐油，煎油中间起沫，立刻离火，血余烊化，急投入东丹，冬用 180 克，春、秋用 210 克，夏用 240 克，以柳木棍不住手搅之，微火收膏，须老嫩适中，置冰水内，以减其热度，将冷成膏药，用牛皮纸或白布摊成大小厚薄各式的膏药备用，薄的疮口用，厚的贴敷用。

〔用法〕隔水炖烊摊贴。

选自《全国中药成药处方集》

归芷膏（玉红膏）

〔主治〕痈疮（痈）。

〔处方〕　当　归60克　白　芷15克　甘　草30克
紫　草6克

〔制法〕用麻油 500 毫升入药，浸 3 日，用微火熬枯，去渣，滤清，再熬浓稠，下白蜡 60 克烊化，再入血竭、扫盆、轻粉各 12 克搅透，瓷器收贮。

〔用法〕将膏匀涂纱布上，敷贴患处。

选自《全国中药成药处方集》

五枝膏（硇砂膏）

〔主治〕痈疮、瘰疬、乳毒（痈、淋巴腺结核、乳腺炎等）。

〔处方〕　槐　枝3尺　杏　枝3尺　桑　枝3尺
柳　枝3尺　桃嫩枝3尺（以上 5 枝浸油 3 日再入后药）
麻　油10000毫升　　生山栀600个　穿山甲180克
血　余120克（盐水洗）

〔制法〕慢火煎上药至枯去渣，入飞黄丹 300 克，收成膏，候微温，入后列细料：沉香（身上护燥不能见火）、儿茶各 60 克，血竭 90 克，梅片 15 克，琥珀 30 克，象皮 30 克（切片微炒），硇砂 120 克，麝香 15 克，共研极细末，和透，候膏微温，不住手搅匀。

〔用法〕隔水炖烊摊贴。疔疮忌用。用时不可用火烤。

选自《全国中药成药处方集》

二乌软膏（麻凉膏）

〔主治〕痈疽（痈）。

〔处方〕 川 乌 120克 草 乌 120克 生南星 60克
野芋头 120克（如无野芋头可用水仙花根瓣代之） 芙蓉叶 120克

〔制法〕共研细末备用。

〔用法〕热毒，以上药末用酒调敷；寒毒用醋调敷；皮破者，清油调敷。

松杏膏（大红膏）

〔主治〕痈疽、疥疮（痈、疥）。

〔处方〕 松 香 300克（制研细） 杏仁霜 60克（研细）
蓖麻肉 150克（去壳） 银 珠 60克 漳 丹 60克
扫 盆 30克（飞） 菜 油 60克

〔制法〕先将蓖麻肉打烂，松香、杏仁缓缓和入，打匀再缓缓入银珠、漳丹、扫盆，打极透再缓缓入菜油，捣透成膏，不可太老。

〔用法〕隔水炖烊摊贴。

双活膏（三妙膏）

〔主治〕痈疽（痛）。

〔处方〕　　　羌　活15克　独　活15克　紫荆皮15克
白　芷15克　千金子15克　当　归15克　桃　仁15克
红　花15克　生半夏15克　石菖蒲15克　赤　芍15克
大　黄15克　黄　柏15克　黄　芩15克　黄　连15克
生山甲15克　生鳖甲15克　桂　心15克　苏　木15克
荆　芥15克　防　风15克　麻　黄15克　蓖麻子15克
海风藤15克　细　辛15克　牙　皂15克　乌　药15克
大　贝15克　牛　蒡15克　天花粉15克　金银花15克
黄　耆15克　僵　蚕15克　柴　胡15克　苦　参15克
白附子15克　全　蝎15克　巴　豆15克　草　乌15克
大　戟15克　天　麻15克　良　姜15克　牛　膝15克
白　蔹15克　甘　草15克　白　芨15克　连　翘15克
血　余15克　蛇　蜕1条　大蜈蚣3条　桃树枝21寸
柳树枝21寸　桑树枝21寸　槐树枝21寸

〔制法〕用麻油6 000毫升，将前药浸7日夜，后入锅内熬至药枯，去渣滓，将锅拭净，再以细绢滤入锅内，慢快火熬大约净油4 800毫升为准，离火飞黄丹2 400克，以手持杨木棍搅之，老嫩须要得法，再入后药：乳香、没药各24克，血竭、雄黄、木香，沉香、檀香、降香、枫香、丁香、藿香各15克，麝香、朱砂、大梅各30克，再入樟脑15克收膏，将膏入清水内浸之，以防有副作用。

〔用法〕隔水炖烊摊贴。

选自《中医外科诊疗学》

铜绿膏（夹纸膏）

〔主治〕痈疮、臁疮（痈、深部脓疮病）。

〔处方〕 铜 绿9克 香 油120克 百草霜3克

官 粉9克 漳 丹9克 黄 蜡6克 蜂 房1个

血 余3克

〔制法及用法〕先将香油熬沸，下蜂房、血余、百草霜，炸焦取出，再下漳丹，烟出净后，再下黄蜡，俟稍凉，再下官粉、铜绿，搅匀成膏，将膏敷患部。敷药后，流黄水无碍，必需将黄水拭净。

藤 黄 软 膏

〔主治〕痈疮（痈）。

〔处方〕 藤 黄45克 乳 香15克 没 药15克

黄 蜡120克 香 油500毫升

〔制法及用法〕将前3味药在香油内炸枯，去渣后再下黄蜡，即成软膏。用时将患处洗净敷之。

按：藤黄膏为中医外科治疗痈疮之常备要药，此方更妙在佐以乳香、没药，活血、生肌止痛，其效更佳。

选自《中医实用效方》

三花膏（岐天师一见消）

〔主治〕痈疮（痈）。

〔处方〕　　　金银花500克　红　花240克　紫　花180克
蒲公英120克　赤　芍120克　黄　耆240克　地　丁180克
地　榆60克　黄　柏60克　羌　活30克　半　夏30克
紫　草30克　麻　黄60克　瓜　蒌30克　白　芷30克
当　归60克　栀　子60克　独　活30克　黑　参90克
花　粉30克　苍　术30克　钩　藤30克　木　通30克
大　黄30克　柴　胡24克　甘　草15克　防　风15克
皂　角15克　牛蒡子15克　连　翘9克　全　蝎6克
僵　蚕6克　广木香9克　蝉　蜕9克　没　药9克
麝　香3克

〔制法及用法〕先将金银花与以下5味药用麻油5 000毫升煎枯捞起，再下地榆等23味药煎枯捞出，再煎沸，入黄丹2 500克成膏，离火入全蝎等6味搅匀摊贴于患处。

双金膏（玄玄膏）

〔主治〕痈疮、痔漏、疖疮、瘰疬（痈、漏、管、疖、淋巴腺结核等），如破久者，用花椒、葱白、甘草煎汤洗去腐肉贴之，日洗三四次换膏一次。毒蛇、疯犬所伤风中牙痛，俱贴患处。并治男女诸般风气寒湿，手足拘挛，骨节酸疼，麻木不仁，腰疼肋痛，结核转筋，痞积腹痛，跌打损伤，一切疼痛，俱用姜擦贴患处。

〔处方〕　　金钗草 30克　金银花 30克　番木鳖 30克

石菖蒲 30克　五灵脂 30克　骨碎补 30克　穿山甲 30克

淮生地 30克　甘 松 30克　猪 牙 30克　皂 角 30克

吴茱萸 30克　刘寄奴 30克　赤 芍 30克　丹 皮 30克

白芷稍 30克　蛇床子 30克　山 奈 30克　紫 苏 30克

良 姜 30克　艾 叶 30克　厚 朴 30克　三 棱 30克

降 香 30克　苍 术 30克　绵 药 30克　当归尾 30克

甘 草 30克　汉防己 30克　牛 膝 30克　藁 本 30克

枳 壳 30克　白 蔹 30克　红 花 30克　羌 活 30克

荆 芥 30克　续 断 30克　巴 豆 30克　猪 苓 30克

泽 泻 30克　川 椒 30克　大 椒 30克　干 姜 30克

南 星 30克　半 夏 30克　槟 榔 30克　姜 黄 30克

干 漆 30克　香 附 30克　藿 香 30克　前 胡 30克

蓬 术 30克　茵 陈 30克　巴 戟 30克　石 斛 30克

常 山 30克　独 活 30克　风 藤 30克　两头尖 30克

草 乌 30克　苏 木 30克　桃 仁 30克　防 风 30克

麻 黄 30克　黄 连 30克　山 栀 30克　连 翘 30克

五加皮 30克　黄 柏 30克 (洗去泥砂去芦头细切)

〔制法及用法〕以上共 69 味，用麻油 7 500 毫升浸，春五、夏三、秋七、冬十日，槐柳枝慢快火熬药枯黑色，住火滤去渣听用。蒜头、葱各 2 500 克，千里光 5 000 克，三味打碎取汁，滓加水煎汁，慢火熬膏听用。生姜 2 500 克，广木香、大川乌、北细辛、大茴香、自然铜、乳香、面蒲黄、山茨菰、天麻、肉桂、僵蚕、玄胡索、大黄、没药、全蝎、牙皂、雄黄，以上 18 味各 90 克，各为极细末听用。嫩白上好松香 30 000 克，用醋煮过为末。先用松香下净锅内熔化，后下葱蒜头汁，次下药油，候冷定下细药末，入水缸中令人抽扯，色如黑漆为度。收贮缸内，以井水浸一日。摊贴。

山甲膏（金锁比天膏）

〔主治〕痈疽、疖疮、瘰疬、痈疥、金疮、杖疮、蛇蝎虫咬、犬伤、顽疮、顽癣、乳毒。

〔处方〕山　甲 1 具（或净甲 500 克）　　刘寄奴 500 克（去根切丝）

野麻根 500 克　苍耳草 500 克（连根叶子）　紫　花 500 克

地　丁 500 克　豨莶草 500 克　虾蟆皮（100 张，或干蟾 100 只更妙）

〔制法及用法〕用麻油 6 000 毫升，将 2 000 毫升先煎山甲焦枯，余 4 000 毫升浸各药，冬七日、春秋五日、夏三日。加老酒、葱汁各二碗，慢快火煎药枯去渣，再煎沸，每药油 500 毫升加飞丹 240 克，看老嫩得宜，离火不住手搅，下牙皂、五灵脂（去砂研）、大黄各净末 120 克，待温下芸香末 120 克，成膏，水浸三四日用。摊时不可见火，必须热水化开摊贴患处。

选自《膏药方集》

大藤膏（治阳症痈疽发背外用方）

〔主治〕痈疽、疖疮（痈、疖）。

〔处方〕　　大　黄 60 克　藤　黄 30 克　明　矾 15 克

蟾　酥 15 克　麝　香 6 克　没　药 6 克　乳　香 6 克

〔制法及用法〕上药共为细末，加蜗牛捣成绒作锭，每锭 1 克，晒干，用时陈醋擦患处。

选自《祖国医学采风录第一集》

四黄软膏（大黄膏）

〔主治〕痈疽（痈）。

〔处方〕 大 黄60克（切） 雄 黄15克（研）

黄 连15克（去须） 黄 柏15克（去粗皮） 川 芎15克

白 芷15克 槟 榔15克（捣碎） 当 归15克（切焙）

木 香15克 桂 心15克（去粗皮） 芍 药15克

附 子15克（去皮脐） 乳 香15克（研） 麝 香0.3克

猪 脂500克

〔制法及用法〕上15味，捣研14味为末，拌匀，先于银白内熬猪脂令沸，去筋膜，下诸药末，调成膏涂患处，每日三次。

槐实膏（大圣膏）

〔主治〕痈疽（痈）。

〔处方〕 槐 实30克 归 尾60克（切） 没 药30克

白 芨30克（切碎） 柳根白皮60克（切） 白 蔹30克（切）

桂 心0.3克（切碎） 蘖 皮30克（去粗皮切）用猪脂250克、

蜡120克、清油250毫升（同熬药焦色去渣再入后药）

铅 丹15克 乳 香15克（研）麝 香0.3克（研）芦 荟15克

〔制法及用法〕上12味，先煎8味去渣，再入后4味，熬成膏，以瓷瓶盛。将熟绢片留眼孔贴膏，在疮口上去尽腐肉，疮口自合。

选自《圣济总录》

儿茶膏 （发背膏）

〔主治〕痈疽（痈）。

〔处方〕　　　白色儿茶 120克　　　没　药 120克 （照前式去油）

滴乳香 120克 （簪色烧红用砖压出油净）　　鲜油血蝎 120克

上好银珠 120克　杭州定粉 120克　　上好黄丹 120克

上铜绿 9克

〔制法〕上药各另碾筛成细末，拌匀。

〔用法〕临时照所患大小，用夹连泗油纸一块，以针多刺小孔，每张用药末 15克，以麻油调摊纸上，再用油纸一块盖上，周围用线缝好，贴患处，用软绢扎紧，自然止痛化腐生新，过 3日将膏揭开，浓煎葱汤将患处洗净，软绢拭干，再将膏药翻过用针照前多刺小孔，贴之。因药品甚贵，取其可得两面之药力。无火之人，内服十全大补膏，有火之人减肉桂姜枣煎服。

选自《串雅内编》

铁军软膏 （治瘩背秘方）

〔主治〕背痈疽（痈）。

〔处方〕　　　铁将军 3个 （即堆粪虫俗名官个郎）

制乳香 9克　制没药 9克　猪板油 60克　白　面 1摄

红小枣 8个 （或 7个水浸去核）

草麻子 8个 （去皮酌加猪板油，热天加冰片、樟脑各少许）

〔制法〕用石钵各捣成细末，然后再混合一起捣成软膏状。

〔用法〕将药敷在疮的周围留一洞，如疮有孔则不可在孔上敷药，敷后如药被黄水冲去，再行敷药补充。

〔放置〕热天要放在凉处，避免生虫。

〔禁忌〕忌各种肉、鱼腥味及荤油。其疮当日烂10数孔如蜂窝状。忌酒，犯之，则疮长不平。

〔备注〕是孔则往外流黄水，无孔则不流，有黄水流出要拭净，否则发生红肿，但亦无妨。无疔时敷药后疮能消散，有疔时敷药后疮亦缩小，但疔向外长。其疔触之甚痛，更不可往外拔，听其自落。自制一罩状如盆，依疮之大小而定，罩其疮上，用带绷住，避免衣被触及发生疼痛。

商陆膏（木通膏）

〔主治〕痈疮、疖疮（痈、疖）。

〔处方〕　　商　陆60克（切碎）　　木　通60或90克

露蜂房60克　连　翘60克（切碎）　　黄　芩60克（切碎）

黄　耆60克（切碎）　　牛蒡根60克（切碎）乳头香60克（细研）

松　脂60克　　蜡30克　　黄　丹210克

硝　石30克（细研）

〔制法及用法〕上药以生麻油1 000毫升，于锅中微火煎香，下切药，急火煎候药色赤黑，下松脂，蜡消，以帛滤去渣，下黄丹，搅勿住手，候色黑，时时点于铁上，试看凝如锡，去火，适火热下乳香、硝石等，搅匀用瓷器盛。每用涂于帛上贴之，如脓未成，即内消，已成脓，一日二贴。

丁松膏 （垂云膏）

〔主治〕乳痈（乳腺脓肿）。

〔处方〕　　　丁香末 15克　松　脂 60克　血　余 30克

黄　丹 180克　黄　蜡 30克　食　盐 30克　黄　耆 30克

柴　胡 30克 （去苗）　乳　香 15克 （细研）　莨菪子 60克

清麻油 500毫升

〔制法及用法〕上药，炼油令烟绝，即下松脂、蜡等，取前柴胡等碎药，下油锅中，以微火煎约 2 小时，绵滤去渣，再入油锅中，下黄丹不住手搅，候药色黑，入丁香、乳香末搅匀，即膏成，用瓷器盛，用时于帛上摊贴，每日两次换之。

紫麝膏 （紫金膏）

〔主治〕痈疮、乳痈（痈、乳腺脓肿）。

〔处方〕　　　紫荆皮 30克　麝　香 0.3克 （细研）　石菖蒲 15克

独　活 15克　白　术 1克　防　风 15克 （去芦头）

附　子 1克 （去皮脐）　　白　芷 90克　　木鳖子 45克 （去皮）

汉　椒 15克　杏　仁 30克 （汤浸去皮尖）半　夏 1克　桂　心 1克

麒麟竭 30克 （研细）　　没　药 1克　木　香 15克　甘　草 1克

赤　芍 15克　白　芨 1克　沉　香 15克　甘松香 15克

陵云香 15克　白檀香 15克　甲　香 15克　朱　砂 60克 （细研）

龙　脑 15克 （细研）　　黄　蜡 1克　乳　香 30克

猪　脂 1250克或 750克　　羊　脂 1250克或 750克

〔制法及用法〕上药，切碎，以酒二大盏拌一宿，取猪羊脂安锅内，煎沸下诸药，以微火熬，候白芷黄黑色，下蜡候熔，以绵滤过，入瓷盆中，下麒麟竭、麝香、朱砂、龙脑等搅匀，摊细布上涂贴，每日二换。

选自《太平圣惠方》

夏蓉膏（苁蓉膏）

〔主治〕痈疮（痈）。

〔处方〕　　半　夏30克（生切）　　苁　蓉30克（去皱皮）

熟干地黄30克　当　归15克　　　细　辛15克（去苗叶）

乌　啄15克（去皮）　蛇衔草15克　　白　芷15克

蜀　椒15克（去目并闭口者炒出汗）　　甘　草15克

桂　心15克（去粗皮）　薤　白7茎　猪　脂1000克

〔制法及用法〕上13味药除猪脂外，切碎，以醋35毫升拌药一宿，先熬猪脂令沸，次下诸药，煎候白芷赤黑色，绵滤，瓷盒盛。取涂疮上，每日三次。

选自《圣济总录》

归白膏（血竭膏）

〔主治〕痈疮（痈）。

〔处方〕　　当　归30克（去芦头酒洗）　白　芷30克

大　黄30克　　黄　连30克（去须）　黄　柏30克

木鳖子仁30克　皂　角30克（去皮籽）　杏　仁30克（去皮尖生用）

汉　椒30克（去梗目闭口）　苦　参30克（去芦）　露蜂房30克

没药90克（别研）　乳　香90克（别研）　血　竭90克（别研）

〔制法及用法〕除乳香、没药、血竭外，余药切碎，用麻油240毫升浸一宿。入锅内慢快火煎令发焦，绵滤去滓，取油称过多少，再入锅内煎令沸，每30毫升清油入漳丹30克，柳枝搅不住手，候加减软硬得所，就水中试之不粘手为度。再入乳香、没药、血竭3味搅匀，候冷取出。用白皮纸就热火上随疮口大小熨开，剪去四边白纸贴疮口上。

选自《膏药方集》

肉桂膏（加味太乙膏）

〔主治〕痈疮、跌打损伤（痛、外伤）。风湿、偏身筋骨走注作痛，内伤风郁心腹胸背攻刺作疼。腿脚酸软，腰膝无力，汤泼火烧，刀伤棒毒。

〔处方〕　　　肉　桂60克　　白　芷60克　　当　归60克
玄　参60克　　赤　芍60克　　生　地60克　　大　黄60克
土木鳖60克　　真阿魏9克　　轻　粉12克　　槐　枝100段
柳　枝100段　　血　余300克　　漳　丹1200克　　乳香末15克
没药末90克

〔制法及用法〕上前8味并槐枝、柳枝，用麻油称2500毫升将药浸入油内，春五夏三、秋七冬十，候日数已毕，入洁净大锅内，慢火熬至药枯浮起。住火片时，用布袋滤净药渣。将油称准足数，将锅拭净，复用细旧绢将油又滤入锅内要清净。将血余投下，慢火熬至血余浮，以柳棒挑看似膏熔化之。净油500毫升将飞过黄丹195克徐徐投入，火加大些。夏秋亢热，每油500毫升多加丹15克。不住手搅，候锅内先发青烟，后至白烟叠叠旋起，气味香馥者，其膏已成。即便住火，如老加熟油，若稀加炒丹，每各少许，渐渐加火，务要冬夏老嫩得所为佳。候烟尽，端下锅来，方下阿魏切成薄片散于膏面上化尽。次下乳没、轻粉搅匀，倾入水内，以柳棍搂成一块，再换冷水，浸片时。乘温每膏 250 克，扯拔百转成块，又换冷水投浸。随用时每取一块铜杓内复化，随用摊贴患处。

选自《外科正宗》

蓼 草 膏

〔主治〕背痈（痈）。

〔处方〕鲜蓼草 5000 克（晒干烧灰存性淋灰汁熬膏至半碗）

风化密脑 30 克（即石灰）

〔制法及用法〕二味调匀入瓷罐收贮封固。如遇肿毒，将笔蘸点在患处，贴二次，出黑水，血尽再将膏药贴之。

选自《外科启玄》

姜桂软膏 （回阳玉龙膏）

〔主治〕痈疮（痈）、脚气、鹤膝风（关节炎）。

〔处方〕军 姜 90 克（煨）　肉 桂 15 克　赤 芍 30 克（炒）

南 星 30 克（煨）　草 乌 90 克（炒）　白 芷 30 克

〔制法〕共为细末。

〔用法〕热酒调敷患处。

潮脑软膏 （阴疽溃烂外用方）

〔主治〕痈疮（痈）。

〔处方〕　　潮　脑9克　　乳　香6克　　没　药6克

血　竭6克　儿　茶6克　雄　黄6克　　银　珠6克

黄　丹6克　轻　粉4.5克　官　粉4.5克　　赤小豆9克

龙　骨3克　象　皮4.5克　麝　香0.6克　　冰　片0.9克

〔制法及用法〕共研细末，用猪板油60毫升，同药捣为膏，将药膏填满疮口，外用纱布盖上，三日换一次。

选自《中医验方汇编第一集》

萮茹膏 （雄黄萮茹膏）

〔主治〕乳痈（乳腺脓肿）。

〔处方〕　　萮　茹0.3克（切碎）　　雄　黄0.3克

白　蔹0.3克　雌　黄0.3克

〔制法及用法〕各药以猪脂250克合煎三沸，去渣，而成膏，以涂疮上。

选自《外台秘要》

枫香膏 （必效膏）

〔主治〕乳痈、痈疮（乳腺脓肿、痈）。

〔处方〕　枫香脂45克　麻　油500毫升　漳　丹180克（研）

麝　香3克（研）　腻　粉1克（研）　黄　蜡1克

肉　桂30克（去粗皮切碎）　川　芎30克（切碎）

藁　本30克（去苗土切碎）　细　辛30克（去苗叶切碎）

丹　砂15克（细研）　白　芷30克（切碎）　乳　香30克（研）

当　归30克（炙切）　盐15克　　密陀僧30克（研）

〔制法及用法〕上 16 味先将油煎令沸次下白芷等 6 味药，煎候白芷赤黑色滤出，下蜡、枫香脂候熔尽，以绵滤去渣，下铅丹、密陀僧、乳香以柳棍搅煎候变黑色，即下盐、朱砂、麝香、腻粉等搅匀，倾入瓷盆内，安净地上一宿除火毒，用细布上摊贴，每日二次。

甜菜软膏（止痛生肌甜菜膏）

〔主治〕乳痈、痈疮（乳腺脓肿、痈）。

〔处方〕 甜 菜90克 生地黄60克 猪 脂60克
大 戟30克（炒） 当 归15克（切焙） 续 断15克
白 芷15克 莽 草15克 川 芎15克 防 风15克（去叉）
甘 草1克（炙） 芍 药1克 蜀 椒0.3克（去目并合口炒出汗）
细 辛0.3克（去苗叶） 大 黄0.3克（切炒）
杜 仲0.3克（去粗皮酥炙） 黄 耆0.3克（炙切）
黄 芩0.3克（去黑心）

〔制法及用法〕上 18 味，除猪脂外切碎，先煎脂令沸，后下诸药，煎候白芷赤色绞去渣，瓷盒盛之，每日三五次涂敷疮上。

选自《圣济总录》

芙 蓉 软 膏

〔主治〕乳痈、痈疮（乳腺脓肿、痈）。

〔处方〕 芙蓉花（取无花根用竹刀刮去粗皮只用内嫩白皮）

〔制法及用法〕捣如泥，入蜜少许调匀。如红肿未穿即敷周围，中留一孔透气。如已溃即填入疮口，其脓自然涌出，俟脓尽，再上干脓散。

选自《疡医大全》

姜柏软膏 （黄连膏）

〔主治〕妇女乳头破裂与血风疮（乳头溃烂、湿疹）。

〔处方〕　　姜 黄 15克　黄 柏 15克　川 莲 9克
归 尾 60克　生 地 30克

〔制法〕上药以莱油 360 毫升浸一昼夜，次日晨用火煎枯，滤去渣，再以黄丹 120 克，熔化成膏。

〔用法〕调涂患处。

选自《中医秘方验方汇编》

四草膏 （洞天鲜草膏）

〔主治〕痈疮、乳痈（痈、乳腺脓肿）。

〔处方、制法及用法〕大麻油 1 500 毫升，血余 500 克，熬至血余枯浮，去渣，再用活牛蒡、甘菊、苍耳草根叶、忍冬藤、马鞭草、仙人对坐草、鲜草各 500 克，将各草熬枯滤出。再加白芷、甘草、五灵脂、当归 240 克，入锅熬至药枯去渣，俟冷，并入前药煎头发油，每油 500 毫升用当时炒透漳丹 210 克，加入搅匀，不粘指为度，离火俟退火气，以油纸摊贴患处。嫩膏每油 500 毫升，入炒透漳丹 120 克，熬至黑色为度。

选自《外科全生集》

双仁膏（大垂云膏）

〔主治〕痈疽（痈）。

〔处方〕　　桃　仁 0.3克（汤浸去皮尖双仁）

杏　仁 0.3克（汤浸去皮尖）　　当　归 30克　　附　子 30克（去皮脐）

川　芎 30克　防　风 30克　川升麻 30克　槐　子 30克

细　辛 30克（去苗）　　　　侧柏叶 30克　甘　草 0.3克

桑根白皮 0.3克　黄　耆 0.3克　白僵蚕 0.3克　白　芨 0.3克

垂　柳 1把（煎）　黄　丹 210克　雄　黄 15克

朱　砂 0.3克（细研）　硫　黄 0.6克（细研）　麝　香 3克（细研）

白　芷 0.3克　没　药 0.3克　麒麟竭 0.3克（细研）

龙　脑 0.3克（细研）　黄　蜡 120克（切研）　麻　油 750毫升

〔制法〕上药除研细药并丹外，细切，先熬油令沸，下切药煎，候白芷黄赤色，以绵滤过，拭锅令净再煎，下丹，以柳棍搅，候变黑，即下蜡熔尽即可。次下诸药末，搅匀，以瓷盆盛贮。

〔用法〕痈疽外贴之，瘰疬漏见骨贴之，痈疽脓肿、头癣、肠痈、牙痛、肾痈，坠马磕破骨损，虫蛇毒物咬之，并贴，虎豹咬者甘草水洗后贴之。

南星软膏（琥珀膏）

〔主治〕痈疽（痈）。

〔处方〕　　南　星 30克　大　黄 60克　郁　金 30克

白　芷 30克

〔制法及用法〕共为细末，用大蒜头去壳捣烂，入上药，再捣稠，入酒一二匙，搅匀敷肿上，纸盖，随着热痛，亦有不痛者，待药干便效。次日又有起泡，亦有不起泡者，如有泡起，挑泡出黄水，膏贴之。

独草软膏 （至效独乌膏）

〔主治〕痈疮（痈）。

〔处方〕　独　活 15克　草　乌 15克　南　星 15克
肉　桂 15克

〔制法及用法〕共为细末，用好米醋调敷患处，留头，纸盖，干则用醋润之。

柳葫膏 （垂柳膏）

〔主治〕痈疖疮、肿疡（痈、疖、脓肿）。

〔处方〕　垂柳枝 60克 （切白皮）　　葫芦根 120 （切）
朱　砂 0.3克 （细研）　熟鸡子黄 1枚　熊　胆 15克 （研）
故青帛 7寸 （烧灰研）　黄　蜡 30克　铅　丹 120克
清　油 500毫升

〔制法及用法〕上 7 味先熬油令沸，下柳皮、葫芦根煎候赤黑色，以绵滤去渣，下丹、蜡煎，以柳棍搅候变黑色，下 4 味研药，再搅匀，以瓷盒盛之。以细布上摊贴，每日二次，肠痈以绵裹半枣大。眼暗捏做饼子以针刺作孔三五十个贴太阳穴上。耳聋做锭子当中刺为孔塞耳中，一日二换。跌打损伤取膏涂贴疼痛处。

夜合膏（至圣膏）

〔主治〕疔疮（疔）。

〔处方〕　　夜合花 15克（白皮）　　　　葫 蕋 15克

大 黄 15克　当 归 15克　白 蔹 15克　槐白皮 15克

白 芷 15克　细 辛 15克（去苗叶）　　　杏 仁 15克

天 麻 15克　川 芎 15克　槐 枝 15克　柳 枝 15克

败 龟 15克　虎 骨 15克　附 子 15克（去皮脐）

麝 香 6克（细研）　自然铜 0.3克（细研）　乳 香 30克（细研）

牛 黄 6克（细研）　腻 粉 0.15克（细研）　定 粉 15克（研）

铅 丹 360克　　　清 油 1500毫升

〔制法及用法〕上 24味，除研药、丹粉外，细切，先熬油令沸，次下诸药熬，煎候白芷赤黑色，以绵绞去渣，入丹再煎，柳棍搅候变黑色，软硬得所，次下乳香等研药，再搅匀，瓷盒盛。疔疮、瘰疬，并以膏贴，每日二次。

柳皂膏（佛手膏）

〔主治〕疔疮（疔）。

〔处方〕　　柳白皮 60克（切）　　皂角刺 40枚（切）

清麻油 250毫升　铅 丹 90克　　当归末 15克

白芨末 1克　黄 蜡 15克　　朱 红 1克

〔制法及用法〕上几味先煎油令沸，下柳皮、皂角刺煎候赤黑色，以绵滤过，下丹煎以柳枝搅候变黑色，即下诸药末搅匀即可，以瓷盒盛。用细布涂贴，日涂二次。

蔷薇膏（如圣膏）

〔主治〕疖疮（疖）。

〔处方〕　　　蔷薇根30克(切)　乳　香30克(切)

阿　魏30克(研)　铅　丹180克　　柳　枝二三削长1寸

清　油500毫升

〔制法及用法〕先煎油令沸，下柳枝、蔷薇根煎黄黑色，以绵滤过，下丹煎搅候变黑色，次下乳香、阿魏搅匀。疮肿并用细布上涂贴之。如患赤眼头痛贴太阳穴，妇女血气并当归酒下三丸，如梧桐子大。癣疮先擦破，取膏涂贴。

川芎膏（紫云拔毒膏）

〔主治〕疖疮、红肿热痛（疖、炎症）。

〔处方〕甲方：

川　芎1090克　当　归1090克　白　芷1090克　白　蔹1090克

木鳖子1090克　蓖麻子1090克　玄　参1090克　苍　术1090克

生穿山甲1090克　　　　　金银花2180克　连　翘2180克

生　地2180克　大　黄2180克　桔　梗2180克　黄　柏2180克

黄　芩2180克　栀　子2180克　赤　芍2180（混合均匀）

乙方：

乳　香1090克　没　药1090克　儿　茶1090克　轻　粉1090克

红　粉1090克　血　竭1090克　生硇砂1090克

樟　脑1740克（共研细粉）

〔制法〕甲方炸料及炼油：将处方的药料1 500克，蜈蚣二条，用芝麻油7 500毫升炸至焦枯，用铁丝筛滤渣，再继续加热，并时时用漏勺撩油，除去油烟，约热至320～360℃时即离火。

乙方下丹：油锅离火后，用铅丹3 120克，由一个人持铁勺，将铅丹徐徐不断地撒入油内，另一个人用木棍垂直加速搅拌，使丹与油充分化合。丹尽后，再继续搅拌一至二分钟，去掉油烟，冷却凝固，用清水浸泡7日，去净火毒。

丙方加细料：将去火毒的膏块，用蒸气锅或微火化开，搅拌，并加处方乙的药粉90克，再搅拌，使均匀混合。

丁方摊膏药：将加入细料的膏药搅拌至适宜温度时，摊于红油纸被上，大被子二寸见方，每张膏药净重1.2克，中被子一寸八分见方，每张膏药净重0.9克，小被子一寸五分见方，每张膏药净重0.6克。

〔用法〕微火化开，贴患处。

〔禁忌〕忌食辛辣物。

选自《中药成药配制经验介绍》

归续膏（紫金挺）

〔主治〕疮疡（脓肿疖疮）。

〔处方〕　　　当　归30克　　续　断30克　　骨碎补30克

桂　心30克（去粗皮）　　　　附　子30克　　泽　兰30克

芍　药30克　白　芨30克　牛　膝30克　羌　活30克

川　芎30克　木　香30克　麒麟竭30克　生干地黄30克

白僵蚕30克　白附子30克　沉　香15克　丁　香15克

瓜　蒌3枚（大者）　　　　白　蔹30克　白　芷30克

玄　参30克（23味一处捣筛）　杏　仁1克（去皮细研）

桃　仁1克（去皮细研）

〔制法及用法〕上药合一处，入麻油2 000毫升，猪脂750克，用慢快火锅内煎黑去渣，再入乳香末90克，松脂180克，再煎烊后又滤去渣，细箩，铅丹1 500克旋旋入药油内煎，柳枝搅冷紫色，去火膏成。即倾入瓷器内盛。每使用时看疮大小贴患处。

柳枝膏（乌金膏）

〔主治〕肿疡、疔疮（脓肿、瘭疽）。

〔处方〕　柳　枝60克（切）　麻　油250毫升　青　盐30克

黄　蜡90克

〔制法及用法〕上4味先熬油令沸，下柳枝煎候焦黄，绵布绞去渣，再煎下蜡、青盐以柳棍搅匀，稀稠得所，次瓷盒盛。用细布摊贴，若3日内未成脓便消，已成脓头未破者即溃，不须针炙。其疮变痛作痒乃药力的作用。色如猪皮孔濈濈有黄水，若是肿疡用药贴出脓血，赤小豆汁贴膏令出尽。

牡丹膏（清凉膏）

〔主治〕疖疮（疖）。

〔处方〕　牡丹皮9克　大　黄18克　防　风18克

元　参18克　黄　芩18克　羌　活18克　小生地18克

白　芷18克　当　归18克　木鳖子9克　乌　药18克

荆　介18克　麻　黄18克（去节）　官　桂12克

黄 柏 18克 赤 芍 18克 棉子油 5500毫升

漳 丹 1500克 (炒至2500克依天气冷热适当调正分量)

独 活 18克 申 姜 18克 (去皮)

〔制法及用法〕除漳丹外，将余药入油内煎熬至药枯，滤去渣，再加入漳丹，充分搅匀成膏，摊于纸上，贴敷患处。

三木膏 (春和膏)

〔主治〕乳疬 (乳腺疬子)

〔处方〕 木 通 60克 木鳖子 60克 木 香 60克

白 芷 60克 当 归 60克 防 风 60克 荆 芥 60克

附 子 60克 生 甲 60克 僵 蚕 60克 芥 子 60克

青 皮 60克 橘 核 60克 草 乌 90克 川 乌 90克

南 星 90克 生 军 90克 生半夏 90克 蒲公英 90克

青 葱 120克

〔制法〕上药用麻油6000毫升，浸3日煎枯去渣，入黄丹收膏，熔化入松香15克，候冷再加入丁香末12克，肉桂60克，琥珀30克，麝香3克，苏合香油180毫升搅匀。

〔用法〕隔水炖烊摊贴。

芸片膏 (红药膏)

〔主治〕疔疮 (瘰疽)。

〔处方〕 芸 香 90克 (捣至极细) 蓖麻子肉 30克 (先研)

嫩松香 255克 (捣细) 菜 油 30毫升 银 珠 30克

轻 粉 9克 樟 脑 30克 冰 片 6克

〔制法及用法〕先将蓖麻子捣烂，陆续和入余药捣和成膏，摊在纸上，敷贴患处。

黄柏膏（治疖外用方）

〔主治〕疔疮（瘰疽）。

〔处方〕　　大　黄3克　黄　柏3克　元　参3克
木鳖子2个　铜　绿9克　嫩松香12克　麻　油60毫升
冰　片1克　黄　丹1.5克

〔制法及用法〕先将大黄、黄柏、元参、木鳖子和麻油煎至药枯，去渣，入松香用细火熬，退火加入冰片、铜绿、黄丹搅匀，将患处洗净，用棉纸摊膏药贴。

银朱膏（千捶膏）

〔主治〕疖疮、疔疮（疖、瘰疽）。

〔处方〕　　银　珠105克
新鲜蓖麻子肉300克（去壳取仁石臼内捣至极烂）
嫩松香500克（捣至极烂再加）　　制乳香36克
制没药36克（捣和最后加）　　麝　香2.4克（先研细）

〔制法〕上药必须烂和匀，约捶千余下，成为暗红色的硬膏，藏在瓦罐内，用时隔水炖烊。

〔用法〕摊在油纸或薄牛皮纸上，贴在疮上。

香雄膏（治疖肿毛囊炎方）

〔主治〕疖疮（疖）。

〔处方〕一方：

乳 香15克 没 药15克 儿 茶15克 轻 粉15克

红 粉15克 血 竭15克 生硇砂15克 樟 脑24克（共研细末）

二方：

雄 黄1.5克 麝 香0.9克 肉 桂0.3克 川胡椒0.3克

（以上各药研为细末混合均匀密贮于玻璃瓶内）

三方：

松 香500克 花生油1000毫升

〔制法〕

1. 将花生油放在铁锅中炭火加热，继倒入松香使其熔解，并以筷子不断搅拌，俟锅中发生浓烟，以手指捻之，不粘指面，则表示膏已熬成。

2. 继将锅中油液迅速倒入盛有冷水盆中，并用自来水不断漂洗，降低水温，促进膏药凝固。

3. 然后将凝固膏药以两手多次牵拉，如制麦芽糖的方式，至呈银白色为止，再置于盛有冷水的瓷盆中数日，以去掉火毒。

4. 数日后（约一周左右）将此膏加热熔化，继将上述乳、没方药散逐渐倒入搅拌，使其均匀，然后分别摊涂于1寸、2寸见方已消毒过的玻璃纸，或泥面棉布上折合备用。

〔用法〕

1. 凡在毛发部位疖肿或毛囊炎，均需在贴膏药前，剪去毛法。并以70%酒精消毒皮肤。

2. 选用大小适合膏药，以耳匙盛取上述雄麝散少许撒在膏药中央（应避免撒在膏药周围，影响粘贴不牢），然后贴于疖肿或毛囊炎损害上。

3. 一般隔日换药一次，必要时每日换药一次。

选自《疮疡中医治疗经验选集》

桑松膏 （釜墨膏）

〔主治〕疔疮、瘑血症（瘭疽、湿疹）。

〔处方及制法〕松香500克，以桑柴灰煎汁，澄清，入松香焦燥取出，纳冷水中，稍待一二小时，再入灰汁内煮，以色白如玉。再以白蜡60克、黄蜡300克刮粗片，明乳香、没药各90克，铜绿150克，各研极细末，再加蟾酥45克、百草霜150克、麻油500毫升，一下松香，二下白蜡，三下黄蜡，四下乳香，五下没药，六下铜绿，七下百草霜，八下蟾酥，皆须候稍滚时下，待冷，捻成条做丸如桂圆大，入瓷瓶，清水浸之。

〔用法〕取一丸，置热壶上烘软，看肿处大小摊在纸或布上贴之。

六灰软膏 （六灰膏）

〔主治〕痈、疖、肿疡（痈、疖、脓肿等）。

〔处方〕　灰苋　　桑木　　枣木

荞麦秸　　茄　秸 上各若干烧为灰　　　石矿灰 若干研细

〔制法〕上药不拘多少，和匀水泡，煎成膏如糊，装瓷器中。

〔用法〕薄贴患处。

菊叶软膏

〔主治〕疗疮热毒（瘰疽、发烧感染）。

〔处方〕 鲜菊叶120克 防 风15克 黄 柏30克
血余炭60克 木鳖子60克 金银花60克 川红花15克
大 黄60克 黄 芩30克 当 归30克 羌独活各15克
甘 草90克 赤 芍60克 皂 针90克 僵 蚕6克

〔制法〕用麻油2500毫升，将药浸3日，煎枯去渣，滤清用漳丹收膏，再加五灵脂、乳、没各9克，共为细末，搅匀成膏。

〔用法〕摊贴患处。

仁香膏 （奇效膏）

〔主治〕疗疮、瘰疬（瘰疽、淋巴腺结核）。

〔处方、制法及用法〕蓖麻子肉120克，石上捶烂，入松香90克，再捶至胶粘拉长不断，滚入银朱扯至光明如镜，红如鲜血收存。临用可软捏扁贴。或加樟脑、冰片、麝香、没药、乳香尤妙。或加黄丹、轻粉油熬。如治疗加蟾酥（一方不用银朱，加巴仁、杏仁、木鳖仁、乳香、没药、铜绿各30克，一方无巴仁，加轻粉）。

选自《理瀹骈文》

苏猪膏 （疗毒诸疮膏）

〔主治〕疗疮肿疡（瘰疽、脓肿等）。

〔处方〕苏　油240克　　猪　油120克

〔制法及用法〕二味熬，候猪油枯，滤去渣，入半筋（洗净）6克，血余6克，将二味化尽，再入密陀僧研细12克，槐条搅冷烟尽，住火，再入松香净末120克搅匀，看火候足入水内，去火毒，收贮，摊贴于患处。

选自《膏药方集》

三子膏（苍耳膏）

〔主治〕疔疮（瘰疽）。

〔处方〕　苍耳子50克　荆芥子50克　葵　子50克

石长生30克　黄　蜡15 (30)克　　　　木　香30克

当　归30克　藁　本30克　玄　参60 (30)克

丁　香30克　雄　黄30克 (研细)　　　虾蟆灰30克

乳　香30克 (研细)　　　黄　芩30克

〔制法〕以上各药细切，以猪脂1 500克，煎二三十沸，滤去渣，次下乳香、蜡，又煎二三沸，候冷，入雄黄、虾蟆灰搅匀，以瓷器盛，密封，用时涂于细布上贴于患处。

芫花膏（芫花根膏）

〔主治〕疔疮（瘰疽）。

〔处方〕　芫花根60克　猪牙皂5挺

白　矾90克 (烧呈汁尽细研)　黑　豆25克

〔制法及用法〕上药，用醋700毫升，先浸芫花根及皂荚、黑豆3日，于釜中，以火煎之140毫升，去渣后，再入锅中煎至 70 毫升，入白矾末搅匀，去火成膏，但是脐疔疮，摊于帛上，每日二次。

选自《太平圣惠方》

香绿膏（拔疔神效膏）

〔主治〕疔疮（瘭疽）。

〔处方〕 九制松香 150克　铜 绿 150克　百草霜 150克
乳 香 90克　没 药 90克　黄 蜡 90克　麻 油 500毫升

〔制法及用法〕先将麻油熬沸，再将铜绿、百草霜熬之，下松香、黄蜡搅匀，待冷，最后下乳香、没药，敷于患处。

山栀膏（疔毒膏）

〔主治〕疔疮、肿疡（瘭疽、脓肿等）。

〔处方〕 穿山甲 9克　山栀子 80个　象 皮 9克
槐 枝 5寸长（如指粗）　　　桑 枝 5寸长（如指粗）
柳 枝 5寸长（如指粗）　　　榆 枝 5寸长（如指粗）
桃 枝 5寸长（如指粗）以上5枝各5根

〔制法及用法〕用麻油 600 毫升，将前药泡油内 3 日，炸焦黑色，再入血余 30 克炸化滤净，将穿山甲、象皮拣出研为细末，同硇砂 4.5 克，儿茶 6 克合一处听用，将油称准 500 毫升，飞黄丹 240 克入油内熬沸，再下象皮细药搅匀，入凉水内拉几十次摊贴患处。

姜母膏 （治疗疽方）

〔主治〕疔疮（瘰疽）。

〔处方〕　　生姜母 120 克　　猪　胆 10 个　　五谷虫 15 克

蜈　蚣 15 克

〔制法及用法〕取猪胆、生姜汁晒成膏后，另将蜈蚣用水洗净研末密贮，临用时取少许入膏药基质中，贴在疮上。

〔附注〕蜈蚣可向药店买干的来研。

选自《福建中医验方》

百草膏 （特效疗疮膏）

〔主治〕疔疮（瘰疽）。

〔处方〕　　　　　百草霜 150 克 （研过绢筛再研极细）

松　香 600 克 （用桑柴灰煎汁澄清入松香煮烂取出纳冷水中，不时再入桑

柴灰水中煮以白土为度）　　乳　香 90 克 （研极细末）

没　药 90 克 （研末）　　白　蜡 60 克 （切为细末）

黄　蜡 300 克 （切为粗灰）　　铜　绿 60 克 （研过绢筛再研极细）

麻　油 180～300 毫升

〔制法〕用桑柴火先将麻油入锅煮滚，次下松香，俟滚再下白蜡，候稍滚再下黄蜡，俟稍滚下没药，以上法再下铜绿、百草霜滚过数次，放锅内冷后搓成条子，丸如龙眼核，收瓷瓶内。

〔用法〕临用取一丸呵软，不用大焮捏，扁贴患处，可以止痛，消肿，已溃者贴之。

乌地膏（万应膏）

〔主治〕痈疮未溃者敷之可消，已溃者服之可欬。

〔处方〕　　　川　乌15克　草　乌15克　生　地15克
白　蔹15克　白　芨15克　象　皮15克　官　桂15克
白　芷15克　当　归15克　赤　芍15克　羌　活15克
苦　参15克　木　鳖15克　山　甲15克　乌　药15克
甘　草15克　独　活15克　玄　参15克　大　黄15克
官　粉若干　香　油2500毫升

〔制法〕将上19味药（官粉在外）浸入香油内，春五日、夏三日、秋七日、冬十日，候日数已定，入净锅内，慢火熬至药枯浮起，住火片时，用布袋滤去渣，将油称准，每油500毫升加入官粉350克，用桃柳枝不时搅拌之，以黑壳如镜，摊置膏药背纸上对合之。

〔用法〕用大火烊之，贴敷患处。

选自《全国中药成药处方集》

蜈蛇膏（万应膏）

〔主治〕各种痈、疖、疮成脓。

〔处方〕　　　蜈　蚣5条　蛇　蜕9克　生　地30克
黄　柏24克　归　尾24克　山　甲24克　甘　草9克
巴　豆15克　蓖　麻15克　红　花15克　桃　仁15克
大　黄6克

〔制法及用法〕上药用菜油1000毫升，熬数沸后，入炒黄丹360克，成膏，摊贴患处。

选自《全国中药成药处方集》

桔核膏（黎峒膏）

〔主治〕消肿化坚、止痛生肌、痈疮。

〔处方〕　　陈桔核60克　蒲公英60克　象　贝30克
稀莶草60克　川草薢90克　紫　花60克　地　丁60克
川贝母60克　生甘草30克　苦　参90克　川山甲90克
黄　芩60克　漳　丹900克　香　油1800毫升

〔制法〕将诸药入香油内浸5日，用火熬之，以药枯油黑，滤去渣，次入漳丹搅匀，冷定成膏。

〔用法〕盐水洗净患处，量其大小摊贴。

选自《全国中药成药处方集》

羌透膏（万应膏）

〔主治〕消肿、防腐、止痛、痈疮。

〔处方〕　　羌　活60克　透骨草60克　当　归60克
赤　芍60克　生山甲60克　防　风60克　炙　脂60克
连　翘60克　官　桂60克　白　芷60克　乌　药60克
川　乌60克　大　黄30克　苦　参4.5克　牙　皂4.5克
木鳖肉90克　草　乌30克　生　地60克

〔制法及用法〕用香油7500毫升，合诸药熬枯去渣，入炒漳丹搅匀，再对乳香面、没药面及轻粉面各60克，摊贴患处。

选自《全国中药成药处方集》

金木膏（拔苗膏）

〔主治〕痈疮肿痛，已溃未溃，疼痛不止。

〔处方〕　　金银花96克　木鳖子96克　白　蔹96克

蓖麻子96克　苍　术96克　穿山甲96克（生）　连　翘96克

赤　芍96克　生　地96克　黄　芩96克　栀　子96克

当　归96克　大　黄96克　黄　柏96克　黄　连96克

〔制法〕上药用香油7 200毫升炸枯去渣，入黄丹3 000克搅匀炼至成膏，另对乳香、没药、血竭、儿茶、轻粉、樟脑、红粉各18克。共为细粉，每7 200毫升膏油，对以上药粉搅匀，摊贴。

〔用法〕微火花开贴疮上。

〔禁忌〕忌食发物。

选自《全国中药成药处方集》

山木膏（拔毒膏）

〔主治〕痈疮，焮赤高肿，疼痛发热，溃后久不收口。

〔处方〕　　山　栀80个　木鳖子25个　象　皮60克

穿山甲50片　血　竭95克　巴豆仁25个　儿　茶15克

乳　香15克　没　药15克　硼　砂15克　香　油2000毫升

〔制法〕将香油炼枯，入木鳖子、象皮、穿山甲、巴豆仁、栀子炼化滤渣，入适量漳丹收膏，将血竭、儿茶、乳香、没药、硼砂共研细末，熔化入内，搅匀即成。

〔用法〕将患处使温沸水洗净，量大小摊膏贴之。

选自《全国中药成药处方集》

余子膏（硇砂膏）

〔主治〕痈疮、乳疖。

〔处方〕　　　血　余 120克（盐水洗）　　山栀子 240克

穿山甲 180克（炙）　　棉子油 5000毫升　漳　丹 3000克（炒）

槐　枝 180克　　　　杏　枝 180克　　　桑　枝 180克

柳　枝 180克　　　　乳　香 60克　　　儿　茶 60克

血　竭 90克　　　　琥　珀 30克　　　象　皮 30克（微炒）

冰　片 15克　　　　麝　香 15克　　　硇　砂 120克

〔制法〕先将血余、山栀子、穿山甲、槐枝、杏枝、桑枝、柳枝浸入棉子油内一夜，随后慢火熬至药枯，去渣滤清，加入漳丹收膏，摊时再加乳香、儿茶、血竭、琥珀、象皮、冰片、麝香、硇砂药粉和匀，摊布上，大号每张用药肉 12克，中号每张用药肉 7.5克，小号每张用药肉 4.5克。

〔用法〕贴患处。

选自《全国中药成药处方集》

莲根膏（独角膏）

〔主治〕解毒消肿，活血止痛，痈疮，瘰疬瘿瘤。

〔处方〕　　独角莲 70克　凤仙花根 70克　当　归 60克

川　附 50克　赤　药 60克　官　桂 60克　　白　芷 60克

桃　仁 60克　西红花 40克　乳　香 40克　　没　药 40克

阿　魏 40克　血余炭 40克　漳　丹 7260克　麝　香 91克

香　油 3641毫升

〔制法〕先将以上诸药用香油浸透，再用火熬枯去渣，入漳丹搅匀收膏，瓷坛贮存，或摊置膏背纸上对合之，每贴重 9 至 12 克均匀。

〔用法〕将本品用火烤后贴患处。

选自《全国中药成药处方集》

菖紫膏（冲和膏）

〔主治〕活血解毒消肿，痈疮、红肿疼痛。

〔处方〕 菖 蒲4.5克 紫荆皮150克 独 活90克
白 芷90克 赤 芍60克

〔制法及用法〕上药共研细末，葱汤热酒调敷患处。

选自《全国中药成药处方集》

鳖参膏（太乙膏）

〔主治〕消瘀活血，消肿止疼，痈疮疡，已溃拔脓，未溃消肿止痛。

〔处方〕 土木鳖15克 玄 参15克 生地黄15克
赤 芍15克 大 黄15克 白 芷15克 当 归15克
乳 香6克 没 药6克 阿 魏3克 轻 粉4.5克
血 余1团 肉 桂7.5克 黄 丹195克

〔制法〕先将草药用麻油 500 毫升浸之，春五夏三、秋七冬十日，倾入锅内，慢快火熬至药枯浮起，住火片时，用布袋滤药渣，将锅拭净，入油于锅内下血余再熬，以柳枝挑看，俟血余熬枯浮起方为熬熟，每净油 5 000 毫升将炒过黄丹 195 克。

徐徐投入，不住手搅，俟锅内先发青烟，后发起白烟叠之升起其膏已成，将膏滴入水中，试看软硬适中方下阿魏，次下乳没、轻粉末，搅匀倾入水内，以柳木棍搅成一块。

〔用法〕用布或纸摊贴之。

选自《全国中药成药处方集》

槟榔膏（观音救苦膏）

〔主治〕痈疮、红肿毒症。

〔处方〕　槟　榔21克　生　地30克　土木鳖30克

穿山甲21克（炒）　　　文　蛤21克　麻　黄24克

皂角刺24克　防　风21克　巴豆肉24克　红毛大戟24克

羌　活24克　制香附21克　蜈　蚣10条　枳　实24克

桃　仁21克　白杏仁21克　乌玄参21克　制甘遂60克

芫　花24克　三　棱21克　龙　衣15克　独　活21克

生川乌24克　全　蝎21克　草　乌30克　当　归30克

天花粉21克　黄　柏24克　莪　术30克　白　芷24克

细　辛21克　黄　连15克　大　黄60克　蓖麻子60克

川厚朴21克

〔制法〕用麻油7 500毫升，浸入煎药，煎至黑色去渣，再加漳丹1 800克收膏。临摊时每药油500毫升，再加玉桂15克，制没药、广木香、制乳香各9克，苏合油、密陀僧各15克。

以上6味研细末，同药油和匀，摊于布上。

〔用法〕用时烘热，外症贴于患处，内症贴于肚脐，再饮甘草汤尤妙。

选自《全国中药成药处方集》

独藤膏（藤黄膏）

〔主治〕痈疽红肿毒，坚硬疼痛，难溃难消。

〔处方〕　　独　活 30克　藤　黄 6克（摊时加）

川　乌 30克　羌　活 30克　赤　芍 30克　草　乌 30克

皂　刺 30克　肉　桂 30克　象　皮 30克　红　花 30克

白　芷 30克　苦　参 30克　白　蔹 30克　当归尾 30克

木　鳖 30克　乌　药 30克　甘　草 30克　穿山甲 30克

蜈　蚣 6克　全　蝎 12克

〔制法〕用麻油 5 000 毫升，将上药泡（春五天、夏三天、秋七天、冬十天）入锅内，熬至药枯黑，去渣滤净，加炒黄丹 1 950克，成膏 5 925克。临摊时每大张加藤黄 0.3 克，小张 0.15 克；每大张者重 6 克，小张者重 3 克。

〔用法〕洗净患处，视患处大小熔贴。

〔禁忌〕阴疽及已溃者忌用。

选自《全国中药成药处方集》

牛蒡膏（阳和解凝膏）

〔主治〕痈疽溃疡。

〔处方〕　　牛蒡子 1500克　川　芎 120克　白凤仙梗 120克

附　子 60克　桂　枝 60克　大　黄 60克　当　归 60克

肉　桂 60克　草　乌 60克　川　乌 60克　地　龙 60克

僵　蚕 60克　赤　芍 60克　白　芷 60克　白　蔹 60克

白　芨 60克　乳　香 60克　没　药 60克　续　断 30克

防　风30克　荆　芥30克　五灵脂30克　木　香30克

香　橼30克　陈　皮30克　苏合油120克　麝　香30克

〔制法〕用麻油5 000毫升，先将牛蒡、白凤仙熬枯去渣，除乳香、没药、麝香、苏合油外，余药俱陆续入锅内煎枯，滤净去油，每油500毫升加黄丹210克，熬至不粘指为度，将乳香、没药、麝香、苏合油和入成膏。

〔用法〕将膏药用布摊开贴患处。

选自《全国中药成药处方集》

官乌膏（万应膏）

〔主治〕痈疽，化痰核。

〔处方〕　　　官　桂45克　乌　药45克　川　乌45克（生）

草　乌45克（生）　白　芷45克　当　归45克　羌　活45克

马钱子45克（生）　木鳖子45克　生　地45克　白　蔹45克

白　芨45克　　象　皮45克　赤　芍45克　苦　参45克

穿山甲45克（生）　甘　草45克　独　活45克　玄　参45克

大　黄45克

〔制法〕上药用香油7 200毫升炸枯去渣，入黄丹3 000克搅匀成膏。

〔用法〕微火化开贴患处。

〔禁忌〕忌酒色发物。

选自《全国中药成药处方集》

桂楠膏（阳和膏）

〔主治〕软坚解凝，散瘀消肿，疖疮。

〔处方〕　　桂　楠60克　荆　芥30克　防　风30克

川　断30克　灵　脂30克　木　香30克　整青皮30克

陈　皮30克　川　芎120克　白　蔹60克　川　乌60克

草　乌60克　地　龙60克　僵　蚕60克　白　芷60克

赤　芍60克　当　归60克　人　黄60克　山　栀60克

川附子60克

〔制法〕香油1 000毫升，先下生姜120克，再以油煎枯去渣，每500毫升油下丹150克，次下乳香、没药各120克，麝香3克后搅匀。

〔用法〕贴患处。

选自《全国中药成药处方集》

香橼膏（阳和解凝膏）

〔主治〕散凝化结。疖疮、乳疬、瘰疬及溃后流水永不收敛。

〔处方〕　　香　橼30克　鲜牛蒡1440克　川　芎120克

鲜白凤仙花梗120克　　　川附片60克　桂　枝60克

大　黄60克　当　归60克　官　桂60克　川　乌60克（生）

地龙肉60克　草　乌60克（生）　僵　蚕60克　赤　芍60克

白　芷60克　白　蔹60克　白　芨60克　续　断30克

防　风30克　荆　芥30克　五灵脂30克　木　香30克

桔　皮30克

〔制法〕上药用香油7 200毫升，炸枯去渣，入黄丹3 000克搅匀成膏，另对麝香30克，乳香、没药各60克，共为细粉。每7 200毫升膏油，对以上药粉搅匀。

〔用法〕微火化开贴患处。

〔禁忌〕忌食生冷。

选自《全国中药成药处方集》

木蓖膏（白玉膏）

〔主治〕疮疖腐烂，久不收口。

〔处方〕　　　木鳖子 60克　　　蓖麻子肉 60克　　金银花 60克

白　芷 60克　乳　香 15克（制）牡丹皮 30克　　　巴　豆 30克

天花粉 90克　白　蜡 15克　　没　药 15克（制）赤　芍 30克

大　黄 30克　象贝母 60克　　鲜凤仙花 1500克（根叶）

轻　粉 9克　　铅　粉 3750克　鲜鲫鱼 240克　鲜大力 1500克根叶

麻　油 7500毫升

〔制法〕先将鲜鲫鱼、白芷、木鳖子、象贝母、蓖麻子肉、巴豆、白蜡、牡丹皮、金银花、天花粉、赤芍粉、大黄、鲜凤仙花根叶、鲜大力子根叶浸入麻油内三五日，随后煎熬至药枯，滤清俟冷，随后加铅粉、轻粉、乳香粉、没药粉，再用慢火徐徐搅匀成膏。

〔用法〕敷贴患处。

〔禁忌〕不可入口。

选自《全国中药成药处方集》

七面膏（硇砂膏）

〔主治〕疖疮溃脓，久不收口，或坚硬红肿，痛痒难忍。

〔处方〕　　　当　归 90克　　　川　芎 90克　　　白　芷 90克

白 蔹 90克　　木鳖子 90克 (打碎)　　　　蓖麻子 90克

元 参 90克 (去芦)　　　　苍 术 90克　　生山甲 90克

蜈 蚣 10条　　金银花 120克　　连 翘 120克　　生 地 120克

大 黄 120克　　桔 梗 120克　　赤 芍 120克

〔制法〕以上药料用香油 7 500 毫升炸枯，去渣滤净，再入漳丹 2 700 克搅匀成膏，每膏药油 7 500 毫升，对乳香面、没药面、轻粉面、血竭面、红粉面、儿茶面各 15 克，潮脑 24 克，生硇砂面 180 克，搅匀。

每大张净油 1.5 克重，每中张净油 0.9 克重，每小张净油 0.45 克重。

每中盒 50 张装，每小盒 100 张装。

〔用法〕贴于患处。

选自《全国中药成药处方集》

肉白膏 (独角膏)

〔主治〕疮疖、痄腮 (腮腺炎)。

〔处方〕　　　　肉 桂 30克　　白 芷 30克　　赤 芍 30克

元 参 30克　　独角莲 15克　　乳 香 20克　　没 药 30克

当 归 30克　　生 地 45克　　麝 香 1.5克　　漳 丹 1000克

连 翘 24克　　轻 粉 6克　　大 黄 15克

〔制法〕除乳香、没药、麝香、轻粉另研成细粉后入外，其余群药用香油 2 000 毫升炸枯，去净渣，加漳丹法收膏。

〔用法〕贴患处。

选自《全国中药成药处方集》

地丁膏滋（连翘败毒膏）

〔主治〕清热解毒、消肿止痛。疮疖溃烂、均热发烧、流脓流水。

〔处方〕　　　地　丁 360克　　银　花 500克　　公　英 360克

生栀子 360克　　白　芷 360克　　黄　芩 360克　　赤　芍 360克

浙　贝 360克　　元　参 360克（去芦）　　　　　　桔　梗 360克

木　通 360克　　防　风 360克　　白藓皮 360克　　甘　草 360克

蝉　蜕 240克　　花　粉 240克　　连　翘 500克（去心）

〔制法〕以上各药熬汁，去渣过滤，将汁炼熟，收清膏。每料对大黄面 500 克搅匀，每 500 克清膏对蜜 1 000 克，收膏装瓶。

〔用法〕每次服 30 克，白开水冲服。

选自《全国中药成药处方集》

紫血膏（玉红膏）

〔主治〕疮疖溃烂，久不收口。

〔处方〕　　　紫　草 90克　　血　竭 180克　　当　归 90克

甘　草 54克　　麻　油 740毫升　　轻　粉 180克　　白　蜡 90克

白　芷 225克

〔制法〕将当归、甘草、紫草、白芷浸入麻油内一夜后，用慢火煎至药枯，去渣滤清，加入血竭粉、白蜡轻粉调和成膏。

〔用法〕将膏搅匀涂纱布上，敷贴患处。

〔禁忌〕不可入口。

选自《全国中药成药处方集》

子牙膏（颖曲氏回春膏）

〔主治〕疔疮、肿毒，跌打损伤，冻疮臁疮，牙疼疟腮，瘰疬，手足麻木，胃口腹疼，鹤膝风，乳痈，臂腰腿疼。

〔处方〕　　　木鳖子90克　栀　子75克　牙　皂75克
当　归90克　白　芨75克　川　乌75克　草　乌75克
乌　药75克　白　蔹75克　连　翘75克　苦　参120克
槐　枝120克　西大黄45克　乳　香45克（去油）
没　药45克（去油）　血　竭45克　儿　茶45克　明　雄45克
樟　脑45克　麝　香3克　葱　白500克　　生　姜1000克
香　油3500毫升　铅　丹1740克

〔制法〕香油将药煎枯去渣，加丹熬成膏，下乳香、没药、血竭、儿茶、明雄、麝香、樟脑即成。

〔用法〕均按患处大小贴用，温开水暖软，夏天用水捏成薄片，摊布上，贴敷患处。

〔禁忌〕孕妇忌用。

〔备用〕有效期二年。

选自《全国中药成药处方集》

独 角 膏

〔主治〕疮疡疖肿。

〔处方〕独角连根60克　三　棱30克　文　术30克

杏　仁30克　透骨草30克　大　黄30克　菜菔子30克

穿山甲30克　木鳖子30克　乳　香30克　没　药30克

阿　魏30克　独　蒜120克　麝　香1克

〔制法〕以相当之香油，同上述各味药（乳香、没药、阿魏及麝香除外）入锅，微火熬至枯黑，滤去渣，酌加适当之黄丹，再入锅熬，以柳枝时搅膏即成，离火，和入乳香、没药、阿魏、麝香之药末和匀，摊于油纸上。

〔用法〕将膏药放于开水壶上温开贴之。

〔禁忌〕孕妇忌用。

选自《全国中药成药处方集》

第二节　疮疡、肿毒膏药

黄松膏（地黄膏）

〔主治〕疮疡（脓肿、溃疡等）。

〔处方〕　地黄汁70毫升　松　脂60克　薰陆香30克

羊　脂如鸡子大　蟾　酥如鸡子大

〔制法及用法〕先将地黄汁煎松脂令消，即下羊脂、蟾酥，并用蜡130克，一时相和，缓火煎水尽膏成去渣，涂帛贴疮。

选自《葛洪肘后备急方》

乌雄膏（乌头膏）

〔主治〕疮疡（脓肿、溃疡等）。

〔处方〕　　乌　头 15克　雄　黄 15克　雌　黄 15克

川　乌 15克　升　麻 15克　杏　仁 27枚　胡　粉 0.3克

巴豆仁 7枚（去皮）　　　　黄　药 15克　血　余 15克

松　脂 150克　防　己 0.9克　黄　连 15克

〔制法及用法〕上 13味切细，以猪脂急煎，令血余消尽去渣，停少冷却以真珠 6克，三七投入搅匀，以敷之，凡用膏皆先清洗疮，拭干后敷之。

藜芦膏（大黑膏）

〔主治〕疮疡（脓肿、溃疡等）。

〔处方〕　　藜　芦 15克　乌　头 15克　川　芎 15克

雄　黄 15克　胡　粉 15克　木防己 15克　升　麻 15克

黄　连 15克　矾　面 15克　杏　仁 0.3克（去皮尖）

巴　豆 40枚　黄　药 0.3克　松　脂 15克　血　余 15克

〔制法〕上 15味捣筛为末以猪脂 140克合药煎。

〔用法〕先以盐水洗，然后涂此膏于疮面上。

选自《千金翼方》

陆香膏（乌膏）

〔主治〕肿疡（脓肿）。

〔处方〕　　薰陆香 30克（乳头者末）　麻　油 70毫升

黄　丹 60克（上好者箩细）　　　　黄　蜡 30克（炼净滤渣）

松　脂 1.5克（末）

〔制法及用法〕上 5味慢火煎油三分减一，下锅待冷，及入黄丹，更上煎又三分减一，又停待冷内薰陆香末，上火煎，后消尽，又入蜡及松脂，炼熬成膏，贴患处。

连皮膏（金华散）

〔主治〕小儿疮疡（脓肿、溃疡）。

〔处方〕　黄　连 15克　黄　皮 15克（去粗皮炙焦）
海螵蛸 15克　五倍子 9克　轻　粉 0.3克（研）

〔制法及用法〕上药研极细末，与猪油 50 克和匀贴患处。

耆芷膏（疮上须贴膏）

〔主治〕疮疡（脓肿、溃疡等）。

〔处方〕　黄　芪 2.4克　白　芷 1.5克　大　黄 1.5克
当　归 1.2克　续　断 1.2克　薤　白 14克　松　脂 3.6克
薰陆香 3克　黄　蜡 3克　猪　脂 70克　生地黄汁 50毫升

〔制法及用法〕上 11 味切，内地黄汁中渍半日，内猪脂中，微火上煎，白芷色黄，膏成，布绞去渣，剪帛如疮大小，涂帛贴疮上，日四五次换之。

选自《外台秘要》

升　麻　膏

〔主治〕疮疡（脓肿、溃疡等）。

〔处方〕　升　麻 60克　白　薇 60克　漏　芦 60克
连　翘 60克　芒　硝 60克　黄　芩 60克　蛇　衔 90克

枳 实90克 栀 子40枚 蒴 藋90克

〔制法及用法〕上10味微捣之，水210毫升浸半日，以猪脂膏350克煎，至水气尽，去渣，膏成，敷患处，日三贴。

黄柏膏（乌膏）

〔主治〕疮疡（脓肿、溃疡等）。

〔处方〕 黄 柏0.6克 雄 黄0.6克 川 芎0.6克

升 麻0.6克 乌 头0.6克 及 已0.6克 黄 连0.6克

水 银0.3克 杏 仁30枚 胡 粉0.3克 巴 豆20枚

松脂15克 血 余15克 蜡90克

〔制法及用法〕以上14味，以猪膏210克煎至血余消，去渣，停少冷，以真珠6克、三七投入搅匀敷患处。凡用膏前，先洗疮，拭干，乃敷之，敷讫以赤石脂、黄连散粉之。

大 黄 软 膏

〔主治〕疮疡（脓肿、溃疡）。

〔处方〕 川大黄30克（生用） 附 子30克（生去皮脐）

川 芎20克 黄 芩60克 白 蔹60克 雄 黄30克（细研）

真珠末30克 菌 茹60克（另捣为末）

白 矾60克（烧令汁尽细研）

〔制法及用法〕上药大黄等5味并切，先以猪脂150克煎10余沸，滤去渣，入雄黄、真珠、菌茹、白矾等末，搅匀，涂于溃疡疮面上即消。

香断膏（抵圣膏）

〔主治〕疮疡（脓肿、溃疡等）。

〔处方〕　　木　香30克　续　断30克　细　辛30克

莽　草30克　槐　枝30克　木鳖子30克（去壳）

柳　枝30克　麻　油750毫升

〔制法及用法〕以上7味细切入油煎至烟尽，用棉滤去渣
入后诸药：　黄　丹120克　密陀僧0.6克　蜡30克　松　脂0.3克

乳　香0.3克阿　魏0.3克没　药0.3克麝　香(3) 6克

上药除丹、蜡、脂外，捣箩细末先于锅内熬油令沸，下丹
以柳木棍搅后变黑色即下诸药不住手搅，煎时切忌水落药中。
便于细布上摊贴，一日二换。

黄芎软膏（乌膏）

〔主治〕疮疡（脓肿、溃疡）。

〔处方〕雄　黄15克（研细）　　川　芎15克　川升麻15克

杏　仁20枚（汤去皮尖双仁）　　胡　粉0.3克（切）

巴　豆20枚（去皮心）　　　　　松　脂如鸡子大

黄　药15克（切）　乌　头15克（切）　黄　连15克（去须切）

水　银1.5克（与胡粉入少同研星尽）　　蜡30克

〔制法及用法〕以酒一碗，拌一小时久，安锅于火上，先
取炼后猪脂210克煎消，下诸药，以微火煎搅，候杏仁黄黑
色，以绵滤过渣，入研过真珠末，雄黄、胡粉各6克，搅匀。
收瓷盒中，每日二三次涂患处。

蜂房软膏 （露蜂房膏）

〔主治〕疮疡（脓肿、溃疡）。

〔处方〕　露蜂房15克　蛇蜕皮15克　玄　参15克

黄　耆15克（切）　蛇床仁0.3克　血　余15克　黄　丹150克

黄　蜡30克（60）克　杏　仁30枚（汤去皮尖双仁研细）

〔制法及用法〕上药，除黄丹、蜡、杏仁、血余外粗捣以绵裹，用油90克浸一宿，另用油250毫升，纳杏仁及血余煎至发消尽，后下诸药，煎10数沸，绵滤，更下于锅中，然后下黄丹及蜡，又煎六、七沸，用柳棍子急搅令匀，膏即成，然后，倾于瓷器中盛。每取帛上涂贴，一日一换。

子参软膏 （砒霜膏）

〔主治〕疮疡（脓肿、溃疡）。

〔处方〕　　附　子0.3克　苦　参0.3克（末）

硫　黄0.3克（细研）　　　黄　蜡0.3克

〔制法及用法〕上药，用麻油60克煎，油熟下蜡，次下药末，和匀成膏，涂患处。每用先以蒴藋、柳枝煎成汤洗疮，拭干，一日二次涂之。

双粉软膏 （白膏）

〔主治〕疮疡（脓肿、溃疡）。

〔处方〕　　腻　粉0.3克　南　粉0.3克（细研）

食　油 60 毫升　　　白　蜡 30 克　　　密陀僧 0.3 克（细研）

乳　香 0.3 克（细研）　杏　仁 37 枚（汤浸去皮尖双仁细研）

〔制法及用法〕上药，于锅内先炼油熟，下蜡令消，入诸药末，和匀成膏，一日二三次，涂患处。

松 脂 软 膏

〔主治〕疮疡（脓肿、溃疡）。

〔处方〕　　松　脂 45 克　薰陆香 45 克　羊　脂 0.9 克

血　余 15 克　生地黄汁 350 毫升　　　　食　盐 15 克（细研）

〔制法及用法〕上药，先煎羊脂、松脂、薰陆香等烊，次下地黄汁煎稠，即入血余灰并食盐，和匀成膏，每日二涂患处。

紫苑膏（五分帛膏）

〔主治〕疮疡（脓肿、溃疡）。

〔处方〕　　紫　苑 30 克（洗去苗土）　　血　余 30 克

黄　芩 30 克　莨菪子 30 克　倒钩棘刺 30 克

乳　香 60 克　　盐　 30 克　黄　蜡 60 克　麝　香 30 克（研细）

黄　丹 210 克　胡　粉 30 克　生麻油 70 毫升

松　脂 60 克（与乳香着油同捣如膏）水　银 3 克（并胡粉少许水研令星尽）

〔制法及用法〕上药，各捣研讫，先将油入于锅中，炼烟少出，即下血余后下黄芩等四味，片刻下松脂、乳香二味，又搅，片刻下麝香、黄蜡，又熟搅，次下黄丹、胡粉、盐、水银，又用微火，急搅勿住手，取一碗冷水，点看，硬即收之，每用摊帛上贴，每日二三次换之。

百合膏 （白龙膏）

〔主治〕疮疡（脓肿，溃疡）。

〔处方〕 湿百合根 30 克 （烂研） 腻 粉 0.3 克

乳 香 15 克 （研细）

〔制法及用法〕上药，相合研匀。每用，先以盐水洗疮，以厚纸涂药于上，每日二次贴患处。

黄木膏 （神效乌膏）

〔主治〕脓疡（脓肿）。

〔处方〕黄 芪 30 克 （切） 木 通 30 克 （切汤浸去皮尖双仁研）

皂 角 1 挺 （不蛀者去皮籽生切） 清 油 70 毫升

〔制法〕以上药先以油浸一宿，明旦以慢火煎之，待药渣微焦黑绵滤去渣，都入锅更煎，猪脂 150 克、黄丹 210 克（炒令紫色），用柳木棍不住手搅，待黄丹消尽，油面清，次下炼成松脂 70 克，不停手搅，拭之不粘手为度，去火，入麝香 0.3 克搅令匀，倾入瓷盒中收之。

〔用法〕凡脓肿，摊帛上贴之，未作头者贴之当消，如已成头，当自愈，脓肿焮痛及金疮、折伤，火炙乘热贴之即定。

乌 蛇 膏

〔主治〕疮疡（脓肿、溃疡等）。

〔处方〕 乌 蛇 60 克 （去皮骨炙捣末） 麻 油 250 毫升

漳 丹 60 克 黄 蜡 120 克

〔制法及用法〕以上 4 味药先用油炼乌蛇，令消去渣，次用漳丹，微火煮沸后，下蜡，更煎 10 沸，以瓷盒收。每用封疮，一日一换。

石蛎软膏（硫黄膏）

〔主治〕疮疡（脓肿、溃疡）。

〔处方〕　矾　石 15克（熬令汁枯）　　牡　蛎 15克（煅赤研）
硫　黄 0.3克　腻　粉 0.3克　吴茱萸 0.3克（汤洗焙干炒）

〔制法及用法〕以上 5 味药细研入小磨麻油 150 毫升、黄蜡 30 克熬成膏，趁疮大小，摊于纸上，以火炙熔贴患处。

松乳软膏（猪骨膏）

〔主治〕疡疮（脓肿、溃疡）。

〔处方〕　松　脂 6克（透明者研用）　　乳　香 0.3克
黄　连 0.3克（去须为末）　　白　芨 0.3克（为末）
漳　丹 15克（另研）　　　　黄　蜡 15克

〔制法及用法〕以上 6 味药捣研熔蜡和为膏，不拘时敷患处。

六枝膏（六枝乌金膏）

〔主治〕疡疮（脓肿、溃疡）。

〔处方〕　桑　枝　　槐　枝　　榆　枝
　　　　　柳　枝　　桃　枝　　枸杞枝

〔制法及用法〕以上 6 枝各 1 尺长，粗如小指，削成 1 寸，截劈四破，用麻油 120 毫升炒令焦黑，滤去渣，入漳丹 15 克，蜡 30 克，复熬黑色，倾在瓷盒内，候冷以新水浸出火毒，乃此膏涂疮面。

石绿膏（碧云膏）

〔主治〕脓疮（脓肿、溃疡）。

〔处方〕　　石　绿 1.5 克（研，不以多少）　乳　香 1.5 克（研）

没　药 1.5 克（研）　　腻　粉 8 克　　黄　蜡 90 克

松　脂 30 克

〔制法及用法〕以上 6 味药先将石绿细研，次下乳香、麒麟竭、没药、腻粉同研细，用瓷碗火上化黄蜡如油，次下松脂亦化为油，入少许熟油，用柳枝搅，硬软得所，次入前药末，以柳棍子搅看颜色深浅，绵滤过，瓷器中收，于帛上摊贴，日二换之。

头连膏（马　膏）

〔主治〕疮疡（脓肿、溃疡）。

〔处方〕　　乌　头 15 克（切）　　黄　连 15 克（去须切）

雄　黄 15 克（细研）　　川　芎 15 克（切）　　川升麻 15 克

杏　仁 20 枚（汤浸去皮尖双仁）　　胡　粉 0.3 克

巴　豆 20 枚（去皮心）　　黄　药 15 克（切）

血　余 15 克　　松　脂 如鸡子大　　蜡 30 克

水　银 3 克（与胡粉入水同研星尽）

〔制法及用法〕上 13 味以酒一盏拌，安锅于火上，先取炼好猪油 210 克，急煎令消，下诸药，以火煎搅候杏仁黑黄色，以棉滤去渣入研真珠末 6 克及雄黄等搅令相得，以贮瓷盒中，每日二三次涂患处。

四虫膏（葶苈膏）

〔主治〕疡疮（脓肿、溃疡）。

〔处方〕　葶　苈 30 克　蛬　螂 5 枚（干者）

马御虫 5 枚（干者）　　　蝉　壳 5 枚　斑　蝥 30 克（炒）

麝　香 15 克（细研）

〔制法及用法〕以上 6 味捣研为末，炼蜜和膏，以细布上摊贴，每日二次。

三香膏（神应膏）

〔主治〕疡疮肿毒（脓肿、溃疡、丹毒）。

〔处方〕　　陵云香 20 克　藿　香 20 克　麝　香 0.3 克（并研）

瓜　蒌 1 枚（取皮）　　　芍　药 20 克　甘　草 20 克

黄　芪 20 克　杏　仁 20 克（去皮）　　　白　芷 20 克

龙　脑 0.3 克　黄　蜡 45 克　清　油 180 毫升

〔制法及用法〕以上 12 味除龙脑、麝香外细切，用油浸 7 日却出药，将油炼令香熟，放冷秤 180 克，再入诸药煎黄，用绢袋滤去渣，再入锅内旋旋下蜡搅匀成膏，去火候温入龙脑、麝香打匀瓷盒内盛，敷患处。

柳白膏 (登州孙医白膏)

〔主治〕消肿 (消炎)。

〔处方〕 柳白皮15克 (揩阴干) 白 蜡12克
黄 丹6克 胡 粉60克 麻 油生120毫升熟110克
商陆根0.9克

〔制法及用法〕先炼熟油入皮根，候变色去渣入药搅拌片刻。下此药，成膏摊贴。

〔用途〕尤善消肿及坠击所伤。

选自《苏沈良》

归本膏 (神圣膏)

〔主治〕疮疡 (脓肿、溃疡)。

〔处方〕 当 归15克 藁 木15克 没 药6克
黄 丹60克 黄 蜡60克 乳 香6克
琥 珀7.5克 胆矾粉霜3克 白胶香60克
清 油1000毫升 木鳖子50个 (去皮) 巴 豆15个 (去壳)
槐 枝120条 柳 枝120条

〔制法及用法〕上药作一处先将柳枝、槐枝下油内熬焦，取出不用，后下余药，熬至焦黑亦滤去不用，将油澄清下黄丹，再熬成膏。用绯帛摊患处。

选自《丹溪心法》

芍白膏（万应膏）

〔主治〕肿疡（脓肿），蛇咬，狗咬，虫伤。

〔处方〕　　芍　药30克　　白　蔹30克　　白　芨30克

白　芷30克　当　归30克　木鳖子30克　杏　仁30克

轻　粉30克　乳　香30克　黄　芪30克　巴　豆18克

雄　黄30克　好　油1500毫升　　　　　蓖麻子200余个

白　矾少许　没　药30克（研）　　　　漳　丹1000克

血　余90克（净）

〔制法及用法〕　先将乳香、没药、漳丹、雄黄、血余、白矾分别研细外，将余药切碎，另槐、柳条各60克切碎，蓖麻子250个去皮研碎，先入油内浸一二日，于铁锅熬，用槐、柳条各二根，二尺长，不住手搅，微黑色，捞去粗渣，用绵滤净，再入锅内熬滚，先下黄丹，次下血余，后下白矾、雄黄，又下乳香、没药不住手搅至烟尽，微热，下轻粉搅匀，倾于水盆内，浸一宿，出尽火毒，于瓷器内盛之，摊贴患处。

选自《瑞竹堂经验方》

胶香膏（乳香膏）

〔主治〕疮疡（脓肿、溃疡）。

〔处方〕　　白胶香60克　乳　香15克（研）　珠　子15克

沥　青15克　白　蜡15克　杏仁油500毫升

〔制法及用法〕将沥青于木炭火上先熔开下白胶香、白蜡化开，入油搅匀以绵滤去渣，于井水中拔为白色，再放入乳香搅匀，收瓷盒内，依常法摊患处。

官桂膏（犀角膏）

〔主治〕疮疡、瘰疬（脓肿溃疡、淋巴腺结核）。

〔处方〕　　官　桂30克　当　归30克　川　芎30克
黄　芪30克　白　芷30克　白　蔹30克　杏　仁30克
木鳖子30克　乳　香30克　没　药30克　血　余15克
漳　丹2500克　清　油2500毫升

〔制法及用法〕上前8味细切，于油内先浸一宿，于木炭火上熬，至白芷、杏仁焦，滤去渣澄清，再煎油沸下丹，以湿柳棍不住手搅，下乳香、没药并血余灰搅匀，于瓷盒内收贮，依常法摊用患处。

明绿膏（翠玉膏）

〔主治〕疮疡、痈疖。

〔处方〕　　沥　青120克　铜　绿60克　芝麻油9克
棕猪脂60克

〔制法及用法〕先于炭火上熔开沥青，入油令沸，下胆汁，搅匀，入水中用手搏搦瓷盒内收贮。用于绯光绢上，量疮大小摊贴患处。

八香膏（十香膏）

〔主治〕疮疡、瘰疬。

〔处方〕　　沉　香 3克　麝　香 3克　木　香 15克

丁　香 15克　乳　香 15克　安息香 15克　藿　香 15克

陵云香 15克（研）　　甘　松 15克　白　芷 15克

当　归 60克　川　芎 60克　黄　芪 60克　木　通 60克

芍　药 60克　细　辛 60克　升　麻 60克　白　蔹 60克

独　活 60克　川　椒 60克　藁　本 60克　菖　蒲 60克

厚　朴 60克　木鳖子 60克　官　桂 60克　商陆根 60克（切碎）

桃　仁 15克　杏　仁 15克　柏子仁 15克　松子仁 15克

槐　枝 60克（切）　　桑　枝 60克（切）　柳　枝 60克（切）

松　枝 60克（切）　　没　药 60克　　　轻　粉 60克

雄　黄 60克　朱　砂 60克　云母石 60克　生犀角 60克

白矾灰 60克（研如粉）　　真　酥 60克　猪　脂 60克

羊肾脂 60克　黄　丹 500毫升　清芝麻油 1500毫升

〔制法及用法〕先于炭火炼油香熟，下 15味切药并 4枝、4仁熬至紫黑色，出火滤去渣，入脂、酥，煎 10余沸，再以新绵滤过，油澄清拭锅干净，再入火上煎油沸，下丹用湿柳枝不住搅，熬稠，离火放 10味药末搅匀，再上火，入云母等粉 6味轻煎，令沸，出火，不住搅 1小时，于瓷盒内密封收，每用量疮口大小，绯帛上摊贴之。

五白膏（白龙膏）

〔主治〕头面疮（头部脓肿、溃疡）。

〔处方〕　　白　蔹 30克　白　芷 30克　白　薇 30克

桑白皮 30克　柳白皮 30克　轻　粉 15克（另研）

黄　芪 30克　商陆根 30克　乳　香 60克（另研）

定　粉24克（另研）　　　黄　蜡240克

杏仁油500毫升（如无用芝麻油）

〔制法及用法〕上7味药油内揉浸3天，用木炭火上煎，令白芷黄色滤去渣，于油中下黄蜡、乳香后熔开去火，再滤候微冷下轻粉、定粉急搅至冷，瓷盒内收贮，每用绯帛上摊贴患处。

选自《外科精义》

桂白膏（善应膏）

〔主治〕疮疡（脓肿、溃疡）。

〔处方〕　　　官　桂30克　当　归30克　白　芨30克

白　蔹30克　白　芷30克　杏　仁30克　木鳖子仁30克

乳　香15克　没　药15克　黄　丹1000毫升

〔制法及用法〕将药切细用芝麻油2 500毫升，煎至白芷焦黄去渣再煎，油沸下黄丹用柳棍不住手搅，膏成，住火入乳香、没药再搅匀，以瓷盒收贮依常法摊贴患处。

桂花膏（无比神应膏）

〔主治〕疮疡肿、痈疮、痢疾（脓肿溃疡、痈、痢疾）。

〔处方〕　　　桂　花15克　白　蔹30克　白　芨30克

木鳖子仁30克　　　　香白芷30克　官　桂30克

杏　仁30克　当　归30克　没　药30克　苏合香1丸

黄　丹1250克　　　　槐　条250克　柳　条250克

乳　香30克

〔制法及用法〕除乳香、没药、黄丹、苏合香另研外，余药切碎入香油2 500毫升内浸，春秋五日、夏三日、冬七日，入锅用慢快火熬搅，至槐、柳条黑色，尽去其渣，放温入乳香、没药、苏合香丸再熬不住手搅，微滚二三沸，放温下黄丹，快慢火熬滚，出火，再滚，如此五七次，不住手搅至数十次，烟尽色黑为膏，摊贴患处。痢疾贴脐。

积实膏 （升麻膏）

〔主治〕肿毒、疮疡（丹毒、脓肿、溃疡）。

〔处方〕　积　实60克　白　蔹60克　漏　芦60克
黄　芩90克　升　麻90克　连　壳90克　蛇　衔90克
栀　子20枚　蒴藋根120克

〔制法及用法〕上9味药，切细，纳瓷器内以水210毫升渍半日，以猪脂350毫升煎令水竭，去渣敷患处，每日5次。

选自《外科启玄》

斑蝥膏 （玄珠膏）

〔主治〕肿疡（脓肿）。

〔处方〕　斑　蝥81个　木鳖子肉14个
柳　枝49寸（或加驴甲片9克）　草　乌3克　麻　油30毫升

〔制法及用法〕浸7日微火炼枯，去渣入巴豆仁90克，煎豆黑，倾于乳钵内，研如泥，加麝香0.3克搅匀，入罐内收用，摊贴患处。

樟冰膏 （萤珠膏）

〔主治〕疮疡，臁疮（脓肿、深部脓泡病）。

〔处方〕　　樟　冰 45克　　　猪脂油 300克

白　蜡 90克 （熔化离火俟温入）　　　轻　粉 45克

〔制法及用法〕上药研末搅匀，俟稍凝，再入冰片末 3 克搅匀成膏，罐收听用。用荆川纸摊薄贴患处。

顽疮、乳毒加银珠 30 克，臁疮加龙骨 12 克。

二矾膏 （铁桶膏）

〔主治〕肿疡（脓肿）。

〔处方〕　　明　矾 12克　　胆　矾 9克　　文　蛤 30克 （微炒）

白　芨 15克　　铜　绿 15克　　轻　粉 3克　　郁　金 3克

麝　香 1克

〔制法及用法〕上药研为末，用陈米醋一碗放勺内，微火煎至一小杯，以起金黄色泡为度，待温入药，调匀炖温用新笔蘸药围疮根，盖以棉纸，疮自起皱纹，渐收渐紧再不开大。

二牛锭 （坎宫锭子）

〔主治〕赤热肿痛（炎症）。

〔处方〕　　猪　胆 9克　　胡黄连 6克　　儿　茶 6克

冰　片 3克　　麝　香 1.5克　　牛　黄 0.9克

〔制法及用法〕上药研为末，用猪胆汁、姜汁、大黄水浸取汁，醋少许相对和药成锭，以笔蘸药涂之。

归仁膏（神仙膏）

〔主治〕疮疡（脓肿、溃疡等）。

〔处方〕　　当　归15克（切碎绵裹）

杏　仁40个（不去皮尖捶破绵裹）　　漳　丹90克（炒呈紫色）

清麻油180克　桃　枝21茎（俱长1寸）

柳　枝21茎（俱长1寸）

〔制法及用法〕上6味药，先用慢火煎油约三时辰，即入杏仁、当归两味裹之，候杏仁黄紫色，滤出二药即入桃、柳枝煎，下铅丹用柳木棍搅，一方向转不住手，至稠取，膏即成，倾在瓷瓶中，以新水浸一宿，来晨去水收贮。每取少许摊贴疮上。

山药软膏（瑞龙膏）

〔主治〕肿疡、痈疮、乳痈（脓肿、痈、乳腺脓肿）。

〔处方〕　鲜山药1条（如鱼长，去皮）　　大鲜鲫鱼1尾

〔制法及用法〕先将鱼入石臼内杵烂，次入山药，再杵如泥，量加冰片，和匀摊肿处，以绵纸盖之，黄酒润之。

选自《外科大成》

荆芥膏（百毒膏）

〔主治〕肿毒（丹毒）。

〔处方〕　　　荆　芥 6克　　　防　风 6克

白　芷 6克　　　川　芎 3.3克　　　川　乌 4.5克

草　乌 4.5克　　　生南星 3.3克　　　甘　草 4.5克

生　地 4.5克　　　当　归 6克　　　乳　香 6克

没　药 4.5克　　　蝉　衣 4.5克　　　穿山甲 6克

全　蝎 6克　　　斑　蝥 6克　　　蜈　蚣 2条

巴豆仁 6克　　　蓖麻子 6克

〔制法及用法〕麻油 500 毫升，将药入麻油浸二日，用锅熬枯，去渣，下黄丹 210 克，定粉 500 克，收膏，摊贴患处。

选自《外科良方录验》

甲皮膏 <small>（神应万验膏）</small>

〔主治〕肿疡（脓肿）。

〔处方、制法及用法〕用麻油 1 200 毫升，先以小炭火熬滚，将桃枝、柳枝、杏枝、桑枝、槐枝各 60 克截作寸许长，次第入油，熬枯，滤去渣。血余 4.5 克剪碎，入油炸化。再入穿山甲、象皮各 15 克，剪碎，入油炸化。再入山栀子 100 个，逐个捻破入油内，离火，浸一片刻，再用微火炖一片刻，再用大火炸成炭，取起冷定。用夏布滤其渣，再入净锅，秤准每油 60 毫升，入炒过黄丹 30 克熬沸，离火一刻，再入硇砂（透明白壳者）、儿茶各 6 克，研细拌入膏内，坐冷水中，稍冷取起。用水湿手，扯捻百下，使各药和匀，埋在土内 5 日去火毒。用时以井里凉水浸半日捻成片，放布上热水熨化贴之。

选自《疡医大全》

硼砂膏（万宝代针膏）

〔主治〕疮疡、瘰疬。

〔处方〕　　　硼　砂4.5克　轻　粉4.5克

金头蜈蚣1条　蟾　酥1.5克　雄　黄3克　片　脑少许

麝　香少许

〔制法〕研为细末，炼蜜和膏。

〔用法〕看疮有头处，用消毒小针挑破，以膏少许摊纸上封贴，脓自溃。如腋下疔疮，可于肿处以针挑破，如前用之。

选自《丹方精华续集》

蛤蚧膏（各种疮外用方）

〔主治〕疮疡（脓肿、溃疡）。

〔处方〕　　　全蛤蚧1对　血　余1克　官　粉240克

香　油500毫升

〔制法及用法〕先将血余、蛤蚧入香油内炸枯去渣，入官粉用槐枝不住搅，膏成，即可备用，用时此膏敷患处。

选自《中医实用效方》

阿魏膏（如圣膏）

〔主治〕疮疡、癣疮（脓肿、溃疡、皮肤癣）。

〔处方〕　　　阿　魏30克（研）　乳　香30克

蔷薇根30克（切）　柳　枝60克（切）　漳　丹180克

〔制法及用法〕清油500毫升熬沸，下柳枝、蔷薇根煎黄黑色，以绵过滤，下丹煎搅，候变黑色，次下乳香、阿魏搅匀，用细布贴患处。

银黝膏（陀僧膏）

〔主治〕疮疬、瘰疬（脓肿、淋巴腺结核），跌打损伤，金刃伤等。

〔处方〕　　　银　黝 60克　　南陀僧 60克 （研末）
赤　芍 60克　　全当归 60克　　赤石脂 60克 （研）
百草霜 60克 （筛研）　　　　　乳　香 15克 （去油研）
没　药 15克 （去油研）　　　　孩儿茶 15克 （研）
苦　参 120克　　桐　油 1000毫升　　香　油 500毫升
川大黄 240克

〔制法及用法〕先将赤芍、当归、苦参、大黄入油内炼枯膏稠，再下南陀僧末用槐柳枝搅膏成，将百草霜细细筛入搅匀，再将群药及银黝筛入搅及匀，倾入水盆内，众手扯数十下，再收入瓷盒内，常以水浸之，贴于患处。

苦楝膏（如圣膏）

〔主治〕疮疡、痈疮（脓肿、痈）。

〔处方〕　　　苦　参 0.3克　　楝子肉 0.3克
乳　香 30克 （好者研）　　　　没　药 30克 （研）
当　归 90克　川　芎 90克　　槐枝白皮 14条 （长1寸）
水杨树白皮 14条 （长1寸）　　黄　丹 45克

〔制法及用法〕除乳香、没药另研，余药为末先用麻油1 750毫升，槐、杨白皮同煎令成黄色，棉滤过，再下锅烧沸，入黄丹煎令紫色膏成，倾入器内令温，将另研药末搅入打用，并用新水顿冷，用时摊贴不可太厚。

土白膏（神效千锤膏）

〔主治〕疮疡、瘰疬、臁疮（脓疡、淋巴腺结核、深脓疮病）。

〔处方〕　　土木鳖子5个（去壳）　　白嫩松香120克（炼净）
铜　绿3克（研细）　　乳　香6克　　没　药6克
蓖麻子肉21克　　巴豆肉5粒　　杏　仁3克（去皮尖）

〔制法及用法〕上药放石臼内，捣三千余下即收膏，浸凉水中，随疮大小用手捻成薄片贴上，用绢盖之。

桑桂膏（神仙万应膏）

〔主治〕疮疡伤折（脓肿、骨折）。

〔处方〕　　桑　桂9克　穿山甲15克　当　归15克
大　黄15克　官　桂15克　黄　芩9克　黄　皮9克
玄　参9克　川　芎9克　木鳖子9克　知　母9克
贝　母9克　白　蔹9克　羌　活9克　独　活9克
降　真9克　苏　木9克　柴　胡9克　芷　稍9克
赤芍药9克　苦　杖9克　防　风9克　桔　梗9克
蜀葵花9克　瓜　蒌9克　椿　皮9克　槐　枝9克
柳　枝9克　竹　枝9克　野紫苏叶9克

天南星9克　　续　断9克　　荆　芥9克　　黄　耆9克

苦　参9克　　草　乌9克　　商　陆9克　　甘　草9克

薄　荷9克　　车前草9克　　桃　仁9克　　杏　仁9克

槐　花9克　　苍　耳9克　　芒　硝9克　　地　榆9克

刘寄奴9克　　葛　根9克　　通　草9克　　泽　兰9克

黄栀子9克

〔制法及用法〕药切碎，用香油1 000或1 500毫升，除薄荷、车前草外，诸药俱入油中，煎至焦黄色，临熟下薄荷、车前草熬一二沸，滤去渣，以油入锅内煎，候油7分热下漳丹500克，用槐枝条不住手搅，成膏，然后入乳香、没药各30克搅匀，倾入钵内，候凝定，却入水中出火毒旬日，临用摊贴患处。

玄参膏（如圣膏）

〔主治〕疮疡（脓肿、溃疡）。

〔处方〕　　玄　参60克　　当　归60克　　熟地黄60克

大　黄60克　　香白芷60克　　续　断60克　　赤芍药60克

官　桂60克　　蓬　术60克　　黄　丹（秋夏用1750克，春天用1500克）

〔制法及用法〕用麻油1 800毫升，将前9味切药熬至白芷黄色，去渣候油冷，下黄丹，用柳枝搅，再上火熬，色黑亮为度，冷后摊贴患处。

红花膏（化毒膏）

〔主治〕疮疡、痈疮、瘰疬（脓肿、痈、淋巴腺结核）。

〔处方〕 红 花 9克 黄 柏 90克

当 归 72克 白 芷 72克 生 地 72克

乳 香 90克 没 药 90克 赤 芍 90克

蓖麻子 60克 马钱子 42个 蛇 蜕 4条

蝉 蜕 54克 全 蝎 90只 蜈 蚣 62条

血 余 15克

〔制法及用法〕用麻油 4 500 毫升浸 7 日，熬去渣，入炒黄丹 3 240 克收膏，用冷水浸，始则 3 日一换水，后则每日一换水，至凉透为度，用时隔水炖烊摊贴患处。

灵仙膏（万应灵膏）

〔主治〕消肿败毒（消炎、消毒）。

〔处方〕 灵 仙 30克 当 归 60克 生 地 60克

白 芷 60克 银 花 60克 川 乌 60克 防 风 30克

荆 芥 30克 赤 芍 30克 羌 活 30克 独 活 30克

僵 蚕 30克 蝉 衣 30克 夕 利 30克 首 乌 30克

薢 皮 30克 川牛膝 30克 山 甲 30克 蛇 蜕 30克

甘 草 30克 陀 僧 30克 (后入) 官 桂 30克

黄 柏 30克 草 乌 60克 乳 没 5克 (后入) 漳 丹 750克

〔制法及用法〕上药研末，用麻油 3 000 毫升，将药共入油浸，春五夏三、秋七冬十日，数足，慢火熬枯滤去渣，净油投入锅内熬熟，初下陀僧末，熬沸，将锅端于冷炉上，片时，再投漳丹，极要仔细，成膏时再投乳香、没药搅匀即成膏矣，常法摊贴患处。

蓖绿膏 (绿膏药)

〔主治〕肿疡、脓疡疖（脓肿、溃疡疖）。

〔处方〕   蓖麻子 49 粒（去壳捣烂）   铜   绿 60 克（研末）

松   香 240 克   猪   脂 90 克   麻   油 90 毫升

〔制法〕先将麻油入铜锅内，加入蓖麻子捣烂的肉，熬枯滤去渣，再熬麻油熟，然后加入松香融化，再加入猪胆汁、铜绿末搅匀，放水中扯拔百余遍，拔其色愈绿，收藏瓦罐内。

〔用法〕用时，隔水炖烊，用油纸摊膏，照脓疡大小贴之。或用青布摊贴。

二麻膏 (白膏药)

〔主治〕疮疡肿毒（脓肿、溃疡、丹毒）。

〔处方〕   蓖麻子 360 克（去壳）   麻   油 250 毫升

净巴豆肉 360 克   虾   蟆 5 个   活鲫鱼 10 尾

〔制法〕先将巴豆肉、蓖麻子入油内浸二日，再将虾蟆浸一宿，临熬时入活鲫鱼共炼焦去滓净，慢火熬油熟，离火倾于净锅内，再加宫粉 1 250 克，乳香末 15 克，不时搅之，冷定为度。

〔用法〕用时隔温水炖化，薄纸摊贴患处。

威灵膏 (化肉膏)

〔主治〕疮疡（脓肿、溃疡）。

〔处方〕　　威灵仙30克　　川　乌120克　　草　乌30克

野芋头30克　　生半夏30克　　巴　豆15克

〔制法〕上药共切成片，煎成浓汁，用桑枝灰350克、麻梗灰350克、广石灰1 350克（未发者），在竹箕内（先用稻草纸垫底），速将药汁淋于灰上，滤下之水，用器接收（滤得之水，以沾于手背上如微针刺者为佳），约一大碗，入锅慢火煎之，候浓缩到糊状，再加白矾30克，收膏贮瓶，黄蜡封口备用。

〔用法〕用时将药取出，研细如泥，挑置少许，涂于疮之中央，其药力自散布四周，以奏化腐消毒之功。如觉疼痛，可揭开检视，如患部四边，有红线样物时，即以凉茶洒上，其痛可立止，倘腐烂已去，欲生新肌时，可将此膏少许，用水调和淡茶，用新笔蘸水于疮上搽之，即可逐渐生肌敛口。

云　母　膏

〔主治〕痈疽、疮肿及伤折（痈、脓肿、骨折）。

〔处方〕　　　　云　母120克　　硝　石120克（研细）

甘　草120克　　槐　枝60克　　柏　叶60克　　柳　枝60克

桑根白皮60克　　桔　梗115克　　防　风115克（去叉）

桂　150克（去粗皮）　苍　术115克　　菖　蒲115克　　高良姜115克

黄　芩115克（去黑心）　　　　柴　胡115克（去苗）

厚　朴115克（去粗皮）　　　　松　脂115克

蜀　椒115克（去目闭口者）　　芍　药115克　　龙　胆115克

白　芷115克　　白　芨115克　　白　蔹115克　　黄　耆115克

川　芎115克　　白茯苓115克（去黑皮）　　　　夜合花115克

附　子115克（去皮脐）　　咸　盐15克　人　参15克

当　归15克（切焙）　　　　木　香15克　麒麟竭15克

没　药15克　　麝　香5克　乳　香15克　橘　皮30克（去白）

漳　丹420克　　水　银6克

〔制法及用法〕上39味以次第用各粗切，勿使太细免煎易焦黑，再用清油1 200毫升，于锅内熬令香熟下云母，用柳棍不住手搅，候10数沸即以罩篱滤出，次下硝石亦准前法，次下柏叶焦黄色为度，亦滤出，一味味煎按次下柳槐枝，次下咸盐及人参诸药，候药尽后锅离火，候微冷，以绵滤过，再入锅内便下漳丹，急以柳棍搅须臾，色变即止，却将铛上加火煎之，色黑稠以柳棍取少许滴于水上，凝结不粘手是药已成。先须炙一瓷器，令热即倾药在内，候膏药如人体温方入麝香，再以柳棍搅匀备用。

大人膏（万灵膏）

〔主治〕见用法。

〔处方〕　　大　黄30克　人　参30克　两头尖30克

白　芷30克　芍　药30克　黄　连30克　苦　参30克

草　乌30克　白　芍30克　川　芎30克　生　地30克

川　椒30克　穿山甲30克　血　余30克　熟　地30克

槐　子30克　杏　仁30克　当　归60克　蓖麻仁120枚（去皮）

巴　豆120枚（去皮）　　　黄　柏30克（去皮）

木鳖子50个（去皮）　　　香　油2000毫升　槐　枝2枝

柳　枝2枝　桃　枝2枝　椿　枝2枝　杏　枝2枝

榴　枝2枝

〔制法及用法〕两头尖等 20 味，俱细切如麻豆大入香油内浸，阿魏、沉香、丁香、麝香、木香、血竭各 30 克，乳香、没药各 90 克，黄香 360 克，黄丹 1 000 克，水飞澄，火焙 7 次，阿魏等 8 味俱为细末，先将香油入铜锅内熬焦，将药锅取温冷，用生绢过净，将药再熬，下黄丹，用槐、柳等枝不住手搅，烧头宜慢，入黄香，将锅取下冷片时，减火性，乃下阿魏等 8 味搅匀，用凉水一大桶将药投下水中，一日换水一次，浸 7 日 7 夜去火毒，用时以滚水化开，量疾大小以真绵贴。

1. 治痈疽、瘰疬及一切肿毒，于初发一二日用此膏贴之，火烘双手熨 150 余次务要出汗，其疮即日消散。如疮出已四五日，已成肿硬，内已有脓，亦用此膏贴之，拔脓出净，其疮自然生肌平满。背痈又用此膏。

2. 治干湿瘰疮白癣，皮肤瘙痒，风疹、疖疮，俱用此膏贴脐中，火烘双手出汗。

3. 治膀胱肿硬，肩背寒湿，腰腿、两脚寒湿等痛及脚气穿心疼痛诸症，俱用此膏贴之，火烘双手熨出汗。

4. 治男女痞块，肝脾肿大，用面作圈围痞处，用此膏加捣细木鳖一个贴之，火烘熨出汗。治左瘫右痪，用此膏加捣细木鳖一个贴丹田穴，烘熨患处。

5. 治偏正头痛，男女俱贴脐内。

6. 治积症，消化不良，依照积症大小，摊贴火烘。

7. 治风寒咳嗽，风热咳嗽，用此贴肺俞，火烘手熨。

8. 治打扑血凝，用此膏贴疼处，如打扑虚肿，火烘手熨；觉热即止。

9. 治犬咬，蛇伤，蝎螫，用此膏贴之，不用手烘。

朱椒膏 （琥珀膏）

〔主治〕清火解毒，活血行瘀（消炎、促进血液循环等）。

〔处方〕　银　朱21克　花　椒14粒　铅　粉30克
血　余24克　轻　粉12克　琥珀末1.2克　麻　油36毫升

〔制法〕先将血余、花椒倾入麻油内熬焦捞去渣，用夏布滤清，倾入瓷碗内，将铅粉、银朱、轻粉、琥珀4味各研细粉末，混合一处，徐徐入油内，柳枝不时搅匀，以冷为度。

〔用法〕用棉燕纸摊贴，红棉布摊贴亦可。

马苋膏 （马齿苋膏）

马齿苋性味清凉，能清火解毒，今用此一味，或服或敷甚有功效。主治诸症列后：

1. 喉肿硬如管者，取苋粗梗一握酒水煎服出汗。

2. 痈疮，用苋一握酒煎或水煮冷服出汗。

3. 疡疮、臁疮（脓肿，深部脓泡病）杵苋敷之，一日一换，三日后腐肉已尽，红肉如朱时，再换生肌药收口。

4. 面风（丹毒）捣汁涂之。丹毒加蓝靛根和捣敷之。

5. 癣白秃（白头癣），取面灰末砂红，用苋汁熬膏，调匀涂之。

甘松膏 （消毒膏）

〔主治〕疮疡（脓肿、溃疡）。

〔处方〕　甘　松15克　黄　芪15克　川　芎15克

杏　仁 15克　白　芷 15克　白　蔹 15克　陵云香 15克

槐白皮 15克　柳　枝 15克（嫩者）　　木鳖子 15克（用仁）

当　归 15克（切）　　乳　香 9克　没　药 90克　轻　粉 3克

朱　砂 1.5克　麝　香 1.5克　黄　蜡 24克　黄　丹 24克（炒紫色）

芝麻油 500 毫升

〔制法及用法〕将切药浸油 7 日，木炭火上煎杏仁焦色，滤去渣，下黄蜡候熔开，出火下丹急搅百十转，下乳香、麝香、朱砂等 6 味不住手搅至凝，瓷盒内收贮。薄光绢上摊贴患处。

鳖子膏（乌龙膏）

〔主治〕肿疡（脓肿）。

〔处方〕　　木鳖子 60克（去壳）　草　乌 15克　小　粉 120克

半　夏 60克

〔制法〕上 4 味于锅内慢火炒焦黑色为度，研细贮用。

〔用法〕以折汲水调敷，一日一换，自外向里涂之。

三花膏（白玉膏）

〔主治〕疮疡、溃烂（脓肿、溃疡）。

〔处方〕　　金银花 60克　天花粉 90克　鲜凤仙花 1500克（根叶）

木鳖子 60克　　蓖麻子肉 60克　　巴　豆 30克　白　芷 60克

乳　香 15克　　没　药 15克　　牡丹皮 30克　白　蜡 15克

赤芍药 30克　　大　黄 30克　　象贝母 60克　轻　粉 9克

铅　粉 3750克　鲜鲫鱼 240克　　鲜大力子 1500克（根叶）

麻　油 7500 毫升

〔制法〕先将白芷、木鳖子、象贝母、蓖麻子肉、巴豆、牡丹皮、金银花、天花粉、赤芍药、大黄、鲜凤仙花根叶、鲜大力子根叶，浸入麻油内三五日，随后煎熬至药枯，滤清俟冷，随后加铅粉、轻粉、乳香粉、没药粉，再用微火徐徐搅匀膏成。

〔用法〕敷贴患处。

广胶膏（猪胆膏）

〔主治〕疔疮、肿疡（瘰疬、脓肿）。

〔处方〕　真广胶 90 克　嫩松香 60 克（制）　制乳没 60 克

〔制法〕用葱汁嫩化，再加入猪胆 120 枚，缓缓加入，于大伏天，将药末置瓷钵内。先将胆汁二三十枚，将药和透，又加青葱汁 500 毫升，烈日中晒之，次日再入姜汁 500 毫升，将胆汁渐渐加入，切勿打入雨露生水，软硬得中，而膏成矣。

〔用法〕隔水燉烊摊贴。

白芨膏（解毒膏）

〔主治〕肿疡、溃烂（脓肿、溃疡）。

〔处方〕　白　芨 9 克　　白　蔹 9 克　　番木鳖 30 克
露蜂房 9 克　蛇　蜕 4.5 克　山　甲 9 克　　铅　粉 30 克
密陀僧 30 克　桑　枝 30 寸　槐　枝 30 寸　桃　枝 30 寸
血　余 15 克　马齿苋 2500 克（煮汁和入）

〔制法〕将各药共合一处，用香油 500 毫升共入锅中，熬枯去渣，然后加入铅粉、密陀僧，再熬膏成，收贮备用。

〔用法〕用时以油纸摊贴之。

青松膏 (咬头膏)

〔主治〕疮疡红肿不破（脓肿溃疡、炎症不破）。

〔处方〕　铜　青　松　香　　　乳　香

没　药　杏　仁　　生木鳖粉　　蓖麻仁 (以上各等份)

巴　豆 (不去油焙用)

〔制法〕研末，共打成膏，每 30 克膏内加入白矾 0.3 克，再搅匀。

〔用法〕取绿豆大一粒，放患顶，用膏掩之，溃即揭之，洗净，换膏贴之。胎前产后忌用。

归尾膏 (黄连膏)

〔主治〕疔疮、疡毒（瘰疽、疮疡发烧）。

〔处方〕　　归　尾15克　川　连9克　黄　柏9克

姜　黄9克　细生地30克

〔制法〕用麻油 360 克，同煎枯，去渣滤清，下净黄占 120 克，烊化，用温火徐徐收成膏。

〔用法〕将膏匀涂纱布上，敷贴患处。

苍耳膏 (苍耳虫膏)

〔主治〕疔疮、肿疡（瘰疽、脓肿）。

〔处方〕　苍耳草30克　蓖麻子肉40粒（捣烂）
黄　蜡4.5克　嫩松香300克　葱　汁30克　朱　砂4.5克
杏　仁1.5克

〔制法〕捣至极细和成膏。

〔用法〕每用3分贴患处，轻者能消肿或拔出脓头。

选自《中医外科诊疗学》

白紫膏（治大小溃疡脓已净方）

〔主治〕溃烂、疮疡。

〔处方〕　白　芷30克　紫　草15克　当　归6克
猪　油500毫升

〔制法及用法〕先将猪油置于锅内，将上药放入锅内煎后去渣，熬膏即成。用时先洗净疮面，将膏药溶解摊在纸上，贴患处。

〔禁忌〕脓肿或溃脓未净者不适应。

选自《湖南省中医单方验方》

僵蚕膏（痈肿外用方）

〔主治〕脓疡、疖疮（脓肿、疖）。

〔处方〕　僵　蚕12克　花　椒30克　生明矾15克
枯　矾15克　广　皮15克　皮　硝120克　穿山甲12克
猪胆汁60克　麻油或凡士林120克

〔制法及用法〕先将花椒、广皮、穿山甲用水500毫升煮30分钟，然后入余药再熬至稠粘，过滤去渣，熬成浓糊状，再入麻油拌匀装瓶，用时敷患处（溃疡忌用，不可内服）。

选自《中医验方汇编》

虎尾膏（又　方）

〔主治〕疔疮疡疮，脓肿。

〔处方〕壁虎尾3克（炙）　　红　信6克（煅）　　蜘　蛛6克（炙）
全　蝎6克（炙）　　　　　鳖鱼头9克（炙）

〔制法及用法〕上药共研极细末，用鸡子黄熬油调敷少许。

〔说明〕可先将疮头用刀挑开，挑此药末少许嵌入，将膏药贴盖1刻钟后，能流出毒火，其脓肿可减轻，一宿之后可取出脓栓，肿消止痛。

选自《中医验方交流集》

楸叶膏（治一切溃疡方）

〔主治〕溃烂（溃疡）。

〔处方〕　　　秋天楸叶1 500～2 000克　　生　地250克
栀　子30克　条　芩30克　金银花30克　元　参30克
连　翘30克　紫　草30克　当　归15克　红　花15克
刘寄奴45克　黄　耆9克　蒲公英30克　地　龙15克

〔制法及用法〕用熬开的香油1 500～2 000克，先将楸叶炸枯去渣，再加各药熬枯去渣过滤，熬熟待冷成膏，放冷水中拔数日，摊在油纸上面，贴敷患处。

蛤粉膏（治脓疮方）

〔主治〕脓疡（脓肿）。

〔处方〕　蛤　粉15克　轻　粉3克　官　粉9克（共研细末）
香　油60毫升　蜜　蜡45克

〔制法及用法〕香油熬沸，入蜡熔化，再入药末搅匀，待冷涂疮上。

选自《山东省中医验方汇编》

斑蝥散（九龙下海散）

〔主治〕疮疡（脓肿、痈等）。

〔处方〕　斑　蝥36克　麝　香9克　　犀　黄4.5克
冰　片2.4克　前　胡2.4克　元　参2.4克　血　竭2.4克
乳　香4.5克　没　药4.5克

〔制法〕将斑蝥去头、翅、足，和糯米数10粒同炒，炒至米发黄为度。按称准分量与其他各药共研细末，贮于密塞瓶内。

〔用法〕以少量药末放置膏药内，贴于疮口。

选自《中医秘方验方汇编》

独莲膏〔独角莲膏（二方）〕

〔主治〕疖肿疮疡（疖、脓肿、溃疡）。

〔处方〕甲方：

独角莲根60克　三　棱30克　莪　术30克　杏　仁30克

透骨草 30克　　莱菔子 30克　穿山甲 30克　　木鳖子 30克

独　蒜 120克　　大　黄 30克

乙方：

乳　香 30克　　没　药 30克　阿　魏 30克　麝　香 0.9克

〔制法及用法〕以香油 2 500 毫升，同甲项药入锅慢火熬至枯黑，滤去渣，酌加适量黄丹，再入锅熬，时时搅拌膏成，离火，加入乙项药末和匀摊于油纸上，贴敷患处。

苏木膏（又　方）

〔主治〕疔痈疮疡（疖、痈、脓肿溃疡）。

〔处方〕　　　　苏　木 45克　独角莲 45克　皂　刺 45克

白　芷 45克　　豨莶草 45克　防　己 45克　连　壳 45克

当　归 45克　　生山甲 45克　银　花 45克　海桐皮 45克

生南星 45克　　大麻子 45克　蟾　蜍 3个

〔制法及用法〕每料用油 6 000 毫升，夏季下漳丹 2 920 毫升，冬季下漳丹 3 000 克，官粉 150 克收膏。另对血竭 45 克，乳香、没药各 37.5 克混膏内，摊成大小不等膏药，用时摊患处。

鳖桑膏（五毒膏）

〔主治〕疔疮、脓疡（瘰疽、脓肿溃疡）。

〔处方〕　　　木鳖子 5个　桑　枝 30克　大蛤蚂 1至2个

毒　蛇 1至2个　蓖麻子 30克　全　蝎 30克　蜈　蚣 5个

斑　蝥 3克　　桃　枝 15克　黄　连 9克　黄　柏 9克

〔制法及用法〕先用胡麻油 1 500 毫升，将上药浸油中，经过一二天后，加热炸药至焦黄，去渣，每500毫升药油下黄丹120克收膏，敷患处。

选自《临夏马如海献方》

鲫鱼膏（又称白膏药）

〔主治〕疮疡溃烂（脓肿、溃疡）。

〔处方〕 鲫 鱼120克 甲 片18克 乳 香18克
没 药18克 蓖麻子60克 江 子60克 血 余60克
铅 粉5000克 桐 油3000毫升 青 油3600毫升

〔制法及用法〕在油加热后，将鲫鱼及其他药物共同炸至枯焦，然后滤出。熬制方法与一般膏药熬制同，但所用铅粉须先研细过筛，然后徐徐加入膏成，摊贴于患处。

选自《成都市膏药处方》

南 星 膏

〔主治〕消热解毒，消肿止疼。

〔处方〕 南 星500克 陈 皮500克 苍 术500克
姜 黄500克 甘 草500克 厚 朴500克 黄 柏1250克
大 黄1250克 白 芷1000克 天花粉2500克 香 油2500毫升
黄 蜡250克

〔制法及用法〕将黄腊以火熔解后放入香油，和除天花粉外的9味药一同熬制，最后滤去渣将天花粉徐徐撒入，边撒边搅，微火熬炼，至糊状，冷却后去火毒即成，摊贴患处。

华 佗 神 膏

〔处方〕　　　没　药6克　乳　香6克　血　竭6克
儿　茶6克　冰片子3克

〔制法〕桐油 250 毫升、黄蜡 30 克，熬开三次：（1）儿茶，研细粉，下入膏药基质内搅拌均匀；（2）再下血竭；（3）后下没药、乳香，共研细末，文火中下药，火力强易于破坏药味。

〔用法〕伤愈收口，加骨碎补 30 克，伤热加黄连 3 克，煅狗骨 6 克，伤口腐烂加轻粉 2 克。

选自《后汉华佗传》

白红膏（半边消膏）

〔主治〕消肿止痛，拔毒生肌（疮毒肿痛、痈肿烂肉、乳疮）。

〔处方〕　　　白胶香280克　红　花187克　大茶药1875克
大　蒜1875克　穿山甲（炒）187克　马钱子937克　冰　片1875克
黄氧汞468克　黑老虎280克　蓖麻子1875克　洋金花1875克
葱1875克　地　黄375克　蟾　蜍150只　樟　脑188克

〔制法及用法〕以上 15 味，冰片、樟脑、黄氧汞为后入药。其余各药加麻油 90 斤冷浸 7 天后炸枯、滤过，再炼至滴水成珠，取已炒红丹 33 斤 12 两加入油内，搅拌皂化成膏，用文火熔化，待温，加后入药，搅拌均匀，分摊于纸上，即得棕色硬膏，有冰片、樟脑之香气。外用时，温热贴患处。

甘半膏 (疮疖膏)

〔主治〕拔毒、生肌（痈疮、烂肉）。

〔处方〕　　甘　草218克　半　夏437克　　　象　皮437克
乳　香875克　红　花218克　赤石脂437克　　　蜜　蜡437克
松　香875克　黄　柏218克　天南星437克　　　儿　茶437克
没　药875克　马钱子875克　明　矾（煅）437克　密陀僧875克

〔制法及用法〕以上 15 味，赤石脂、明矾、蜜蜡、密陀僧、松香为后入药。其余各药加茶油冷浸 7 天后，炸枯、滤过，再炼至滴水成珠，取已炒红丹 26 斤 9 两 6 钱加入油内，搅拌至皂化成膏，用文火熔化，待温，加后入药，搅拌均匀，分摊于纸上，即得黑色硬膏，外用时温热贴患处。

川大膏 (止痛拔毒膏)

〔主治〕消肿止痛，拔毒生肌（痈疖、无名肿毒、疮疡溃烂）。

〔处方〕　　川　芎421克　大　黄421克　防　风421克
甘　草421克　赤　芍421克　当　归421克　苦　参421克
白　芷421克　荆　芥421克　肉　桂421克　甜杏仁421克
贝　母421克　黄　芩421克　金银花562克　木鳖子562克
没　药281克　乳　香281克　蓖麻子1125克　蛇　蜕196克
黄　柏843克　血　竭196克　樟　脑196克　猪　胆132只

〔制法及用法〕以上 23 味，血竭、樟脑为后入药。其余各药加麻油 90 斤冷浸 7 天后，炸枯、滤过，再炼至滴水成珠，取已炒红丹 34 斤 3 两 2 钱加入油内，搅拌至皂化成膏，用文火熔化，待温，加后入药，搅拌均匀，分摊于纸上，即得黑色光泽、有樟脑香气之硬膏。外用时，温热贴患处。

第三节　瘰疬膏药

蛇床膏 （蛇床子膏）

〔主治〕瘰疬（淋巴腺结核）。

〔处方〕　蛇床子 90 克　黄　蜡 60 克　血余炭 15 克 （细研）
大麻油 120 克

〔制法及用法〕微火养油 120 毫升，先煎蛇床子 10 数沸，滤去渣，次下血余炭、黄蜡，熬成膏。旋取摊于帛上贴患处。

安息膏 （生肌丁香膏）

〔主治〕瘰疬（淋巴腺结核）。

〔处方〕安息香 0.9 克　丁　香 0.9 克　　没　药 0.9 克
麝　香 0.3 克 （细研）　当　归 0.9 克　　乳　香 0.9 克 （研细）
附　子 0.9 克 （去皮脐）　白　芷 0.9 克　　桂　心 0.9 克
芜荑仁 0.9 克　　　黄　丹 0.9 克 （微炒）麻　油 500 毫升

〔制法及用法〕上件药都细切，入油以慢火煎，候白芷黄焦色，去渣，下黄丹更微煎，搅勿住手，膏成，收于瓷器，贴患处。

丹葫膏 （丹参膏）

〔主治〕瘰疬肿毒（淋巴腺结核，发烧）。

〔处方〕　　丹　参60克　葫蘆60克　秦　芁30克（去苗）

独　活30克　川乌头30克　踯躅花15克　莽　草15克

川　椒15克（去目及闭口者）　白　芷30克　牛　膝30克（的苗）

甘菊花30克　白　术30克　汉防己30克

〔制法及用法〕细切，以醋500毫升浸一宿，以猪脂1 000克，慢火煎，令醋竭勿令过焦，绵滤去渣，收于瓷器中，每日三次，于患处涂之。

玄参膏 （蜂房膏）

〔主治〕瘰疬（淋巴腺结核）。

〔处方〕　　玄　参15克　露蜂房30克　蛇蜕皮15克

黄　耆0.9克　杏　仁30克（汤浸去皮尖双二仁研）

血　余15克　黄　丹150克

〔制法及用法〕上药，细切，用麻油500毫升，先煎血余及杏仁，候血余消尽，即以绵滤其渣，都入锅中，将前药煎令焦黄，又滤其渣，下黄丹以柳木棍不住手搅，候煎成膏，即倾于瓷盒中盛，旋取涂帛上贴患处。

雄　黄　膏

〔主治〕结核（淋巴腺结核）。

〔处方〕　　雄　黄15克（研细）　　清　油90毫升

硫　黄 15克（研细）　　黄　蜡 15克

〔制法及用法〕先以油煎血余，去渣，便入硫黄、雄黄及黄蜡，以慢火熬搅成膏，摊帛上贴患处。

狼毒膏（麝香膏）

〔主治〕瘰疬（淋巴腺结核）。

〔处方〕　　狼　毒 15克　　　　麝　香 0.3克（研细）

雄　黄 15克（研细）　　连　翘 15克　　恒　山 15克　　侧　子 15克

昆　布 15克　　　　黄　耆 15克　　败　酱 15克　　斑　蝥 30枚

虾蟆灰 30克（研细）

〔制法及用法〕上药，细切，以猪脂750克，于净锅中炼10余沸，去渣下诸药，以慢火煎搅，候黄耆黑色，绵滤其渣，收瓷盒中，后下麝香、雄香、虾蟆灰调令匀，每用故帛涂贴，每日三次换之。

桂心膏（琥珀膏）

〔主治〕瘰疬（淋巴腺结核）。

〔处方〕　　桂　心 15克（研细）　　琥　珀 30克（细研）

丁　香 0.9克　　　　木　香 0.9克　　朱　砂 15克（细研）

木鳖子 15克（去壳）　　当　归 15克　　白　芷 15克

防　风 15克（去芦头）　木　通 15克　　垂柳枝 90克

松　脂 60克　　　　黄　丹 210克　　麻　油 560毫升

〔制法及用法〕先用琥珀、木香、丁香、桂心、朱砂5味捣箩细研为末，其木鳖子以下6味，并细切，以油浸一宿，于净锅内以慢火煎，候白芷焦黄色滤出。次下松脂令消，绵滤过澄油清，却安锅内慢火煎熬，下黄丹以柳棍不住手搅令黑色，试看硬软得所，入琥珀末等搅匀，倾于瓷盒中。每使用时看疮大小，纸上匀摊贴之，每日两度换之。

选自《太平圣惠方》

二蛇膏（蜂房膏）

〔主治〕瘰疬（淋巴腺结核）。

〔处方〕　　　蛇蜕皮 0.9 克（炙）　　蛇床子 0.9 克

露蜂房 0.9 克（炙）　　　玄　参 0.9 克　　黄　耆 0.9 克（切细）

杏　仁 45 克　　血　余 15 克　　铅　丹 90 克　　蜡 60 克

〔制法及用法〕上 9 味药，先将前 5 味切细绵裹用酒少许浸一宿，用油 250 毫升，内杏仁、血余煎 15 沸，即用绵滤，更下锅中，然后下铅丹、蜡，又煎五六沸，即泻出于瓷盆中，取适量，贴疮上，一日一换。

独活膏（丹参膏）

〔主治〕瘰疬（淋巴腺结核）。

〔处方〕　　独　活 30 克（去芦头）　　丹　参 90 克（切）　白　芨 90 克

升　麻 45 克　　萹蓄根 45 克　　防　己 30 克　　连　翘 30 克

白　蔹 30 克　　玄　参 30 克　　杏　仁 30 克（去皮尖双仁者）

〔制法及用法〕上 10 味细切，以生地黄 90 毫升淹浸一宿，入锅内微火煎 10 数沸，入猪膏 280 克，微煎一顿饭久，膏成去渣，用于患处，每日二三次。

香缠膏（神应膏）

〔主治〕瘰疬（淋巴腺结核）

〔处方〕　　　乳香缠 7寸（2条）　白　芨 0.3克　白　蔹 0.3克
当　归 0.3克　桂　心 0.3克（去粗皮）　　附　子 1枚（15克者去皮脐）
槐　枝 2条（长 7寸削细）　　　　　　柳　枝 2条（长 7寸削细）
铅　丹 0.9克　巴　豆 0.9克（去皮研）　清　油 180毫升

〔制法及用法〕上 11味，各切细，于石器内先下油与白芨等，煎令焦黄，以绵滤去渣，入铅丹、巴豆慢火熬成膏，先以水一碗，投药入水中如珠为度，后刮下入瓷器中收贮每用少许，量疾大小涂贴。

苎劳膏（猬肝膏）

〔主治〕瘿疬（甲状腺结核）。

〔处方〕　苎　劳 15克　芍　药 15克　细　辛 15克（去苗叶）
牛　脂 15克　当　归 30克（切焙）　黄　蜡 30克
黄　连 30克（去须）黄　芩 30克（去黑心）　松　脂 30克

〔制法及用法〕上 9味除牛脂、蜡、松脂外，捣箩为末，先熬脂令沸，下蜡，松脂消熔，即下诸药末，搅匀，以瓷盒盛，涂疮上三日一换。

轻乳膏（太乙膏）

〔主治〕瘰疬（淋巴腺结核）。

〔处方〕　　　轻　粉 6克 (研)　　乳　香 6克 (研)
麝　香 9克 (研)　没　药 12克 (研)　黄　丹 150克

〔制法及用法〕上用清油 500 毫升，先下黄丹熬，用柳枝搅。又用儿葱 7 枝，先下 1 枝熬焦，再下 1 枝，葱尽为度，灭火不住手搅，觑冷热得所，上药搅匀，瓷器盛之，用时旋摊贴患处。

鹿角膏 (灵应膏)

〔主治〕瘰疬、乳痈 (淋巴腺结核、乳腺脓肿)。

〔处方〕　　　鹿　角 300克 (烧存性)　　白麦饭 150克 (面烧醋焠 7 次)
白　蔹 150克

〔制法及用法〕上药为细末，每用陈醋中熬如膏，厚涂于患处，中心留一窍以出其毒，以故旧软布摊贴之，未成脓者贴即自消；已成脓者便溃，腐肉疾出，新肉早生。

蜗牛膏 (化核膏)

〔主治〕瘰疬 (淋巴腺结核)。

〔处方及制法〕蜗牛 36 枚，壁虎 14 条，蜘蛛 28 个，大麻油 2 000 毫升，熬枯三物，浮于油面捞去，再入首乌、藤叶、甘菊根、薄荷、牛蒡、苍耳等草俱用鲜者各 250 克，快火熬至草枯，出渣俟冷，再入连翘、元参、苦参、白蔹、白芥子、僵蚕、水红子仁各打碎，大黄、荆芥、防风各 120 克，浸一宿再熬至黑枯，以油沥清熬，将另制木鳖油归入，配炒透黄丹，慢入慢搅，搅匀，微火再熬，加入丁香油 3 毫升，麝香 6 克，苏合油 30 毫升。

　〔用法〕摊贴患处。

选自《外科全生集》

大戟膏（消瘤二反膏）

　〔主治〕瘿瘤、瘰疬（甲状腺瘤、淋巴腺结核）。

　〔处方、制法及用法〕先用甘草煎浓膏，笔蘸涂结核瘤四周，待干再涂，凡 3 次。次以大戟、芫花、甘遂等分为末，以醋调，另用笔蘸涂其中，不得近着甘草处。次日则缩小些。又以甘草膏涂四围，比先小些，中涂照前，自然渐渐缩小即消失。

慈茹膏（消岩膏）

　〔主治〕瘰疬、瘿瘤（淋巴腺结核、甲状腺瘤）。

　〔处方〕　　山慈茹 30 克　土贝母 30 克　五倍子 30 克（瓦上炙透）
川独活 30 克　生香附 30 克　生南星 30 克　生半夏 15 克

　〔制法〕共研细末，用醋膏调和如厚糊状，摊贴核块上。

　〔注意〕贴膏部位不可太小，当视肿块的状况，略为加宽。必须贴着四周，始稳固而不致移动脱落。一日一换，至全消为止（近时用法，将膏涂脱脂纱布上，橡皮硬膏贴上较好）。切忌时时揭开、时时更换。

　〔附录制醋膏法〕用上好醋，陈久者更好，不拘多少，微火熬老至四分之一为度，冬季可凝结不散，夏天可略加白蜡少许（夏宜稍老，冬宜稍嫩）。膏成，趁热倾于冷水中，以去火毒为要。

〔禁忌〕急性化脓性炎症忌用此膏。

红戟膏（消核膏）

〔主治〕瘰疬、腹股肿疡（淋巴腺结核、腹股沟淋巴结炎）。

〔处方〕 红芽大戟 90 克 甘 遂 60 克 （制） 白芥子 24 克 麻 黄 12 克 生南星 48 克 直僵蚕 48 克 藤 黄 48 克 姜制半夏 48 克 黄 丹 48 克 （炒随加） 朴 硝 48 克

〔制法〕上 10 味用麻油 500 毫升，先投甘遂、南星、半夏，熬枯捞出，次下僵蚕，三下大戟、麻黄，四下白芥子，五下藤黄，逐次熬枯先后捞出，六下朴硝，熬至不爆，用绢将油滤净，再下锅煎滚徐徐投入黄丹，随熬随搅。下丹之多少视膏之老嫩而定，夏宜稍老，冬宜稍嫩。熬成趁热倾入瓷盆中，用冷水拔数 10 次，以去火毒，即可摊贴。

〔用法〕凡结核、肿结未溃者均可摊贴，宜厚勿薄，间日一换。

选自《丹方精华续集》

龙骨膏（瘰疬膏）

〔主治〕气瘰（颈淋巴腺结核）。

〔处方〕 龙 骨 30 克 乳 香 30 克 没 药 30 克 血 竭 30 克 儿 茶 30 克 木 香 30 克 冰 片 3 克 香 油 1000 毫升 黄 蜡 120 克

〔制法〕上药将木香、龙骨、儿茶4药入香油内炸枯，去渣，纳入黄蜡熔解后，再将乳香、没药、血竭共为细面，纳入，离火后，再将冰片研细，纳入即可。

〔用法〕涂患处。

香 僧 膏

〔主治〕瘰疬（淋巴腺结核）。

〔处方〕　　　香　油60毫升　　陀僧面30克　　松　香30克

黄　蜡15克　　花毒蛇4条（活者佳）

〔制法及用法〕先将蛇放香油内炸焦取出，研细再倒入油内，次下松香，再入黄蜡化净，离火倒罐内，再入陀僧面搅匀，用时摊贴患处。

〔禁忌〕孕妇忌敷。

芝冰膏（治瘰疬方）

〔主治〕肺痨、瘰疬（肺结核、淋巴腺结核）。

〔处方〕　　　杨树芝1500~2000克（即杨树掉下的芒状如毛虫）

冰　片15克

〔制法及用法〕洗净用铜锅熬水，把水熬成红色，过滤去渣，将药水再放到铜锅里，用急火熬随时搅动，俟熬成汤状后，改用慢火再熬成浆糊状，再入冰片，搅匀，盛入瓷器内。按患处大小，把膏摊到布上，贴患处。过三四天如发痒，可用热水毛巾敷两次，即可止痒。每贴药膏，可贴10天左右，用热盐水洗患处，再换新膏。

六鲜膏（阳和膏）

〔主治〕瘰疬（淋巴腺结核）

〔处方〕　　鲜紫苏240克　鲜牛蒡240克　　鲜蓖麻240克

鲜薄荷240克　　　　　鲜苍耳240克（俱连根叶）

鲜白凤仙120克（根叶）　　青葱连根240克　以上7味，洗净阴干，用麻油5 000毫升浸7日，煎枯去渣，待冷，再入后药：

荆　芥30克　　防　风30克　　水红花子30克

川附子30克　　广木香30克　　当　归30克　　川　乌30克

草　乌30克　　青　皮30克　　天　麻30克　　穿山甲30克

连　翘30克　　僵　蚕30克　　陈　皮30克　　芥　子30克

蒲公英30克　　天南星30克　　官　桂30克　　桂　枝30克

白　芷30克　　乌　药30克　　大　黄30克　　生半夏30克

青木香30克　　白　蔹30克　　赤　芍30克　　川　芎30克

〔制法〕以上各药，入前油浸3日，亦熬枯去渣滤清，将油煎熟，加入黄丹，以净油比例，每500毫升油冬加180克，春秋加210克，夏加240克，微火收膏，于微温时加入下列细料：

肉桂60克　乳香30克　没药30克　丁香油120毫升　苏合油120毫升　檀香60克　琥珀60克　当门子9克　先研成细末，加入捣和，缓缓搅匀和透，置瓷器内。

〔用法〕隔水炖烊，摊成厚膏，贴于患处。

血红膏（治瘰疬方）

〔主治〕瘰疬、瘰疬溃烂（淋巴腺结核、淋巴结核溃疡)。

〔处方〕　　　血　竭9克　红　粉9克　轻　粉9克

琥　珀9克　乳　香9克　冰　片9克

煅珠子2个（以上各药分研细末）　蜂　蜡30克　香　油120毫升

〔制法〕先将香油熬开，依次放入各药末。冰片易挥发，必须最后放入，溶解后，加入蜂蜡，熔化搅匀，待冷成膏。

〔用法〕先将疮口分泌物洗净，将膏涂纱布上，敷贴疮面包扎，每日换药一次。

猫　眼　膏

〔主治〕瘰疬（淋巴腺结核）。

〔处方〕　　　猫眼草30克　归　尾9克　红　花9克

三　棱6克　山　甲6克　秃头蓖麻子30粒

血　余15克　桑　枝6克　槐　枝6克　榆　枝6克

柳　枝6克　桃　枝6克

〔制法〕用香油1 000毫升，把诸药熬枯、过滤、熬熟再加漳丹500克，熬成膏。用冷水拔毒，冷藏待用。

〔用法〕用时将药膏化开，加麝香、乳香、没药3味药末，每30克膏加0.3克药面摊青布上，贴于患处。

斑　狼　膏

〔主治〕瘰疬（淋巴腺结核）。

〔处方〕　　　斑　蝥12个　狼　毒9克　蓖麻仁9克

松　香9克　漳　丹250克　香　油500毫升

〔制法〕将以上各药加入沸香油内炸焦、去渣、过滤，再加漳丹熬成膏药。

〔用法〕敷贴患处。

四 川 膏

〔主治〕瘰疬、破溃（淋巴腺结核溃疡）。

〔处方〕

川 乌12克	川 椒3克	川羌活9克
川 军12克	草 乌12克	白 芷12克	细 辛9克
乳 香9克	没 药9克	栀 子9克	黄 芩9克
僵 蚕9克	蝉 蜕9克	黄 柏9克	红 花9克
双 花9克	秦 芄9克	当 归9克	赤 芍9克
何首乌9克	骨碎补9克	蛇床子9克	木鳖子18克
生半夏9克	生南星9克	大枫子9克	蜈 蚣10条
防 风9克	甘 草9克		

〔制法〕以上诸药，香油1 000毫升浸透，熬枯，过滤其渣，每60克加漳丹30克再熬，用鲜槐条不住搅动膏成，用大盆盛水，将膏药倒在盆内，拔尽火毒，然后照病症大小，摊在布上备用。

〔用法〕将六神丸10粒研细撒在膏药面上，敷贴患处可少作痒，或起小泡，但不妨碍，过三四日，逐渐增添六神丸面以全好为止。

二 子 膏

〔主治〕颈瘰疬（颈淋巴腺结核）。

〔处方〕　　木鳖子3个　红麻子30克 (去皮)

松　香30克　乳　香3克　没　药3克　杏　仁3克

巴　豆5粒 (去皮)　　　　铜　绿3克

〔制法〕先将木鳖子用香油炸透捞出，再用微火炒干去土捣碎，他药亦分别捣研，然后合并共捣，用斧子愈捣愈粘，将膏用凉水浸三四天，去火毒后，摊油纸上即成。

〔用法〕敷贴患处，若患处起水泡，即停止一日再贴。

肉桂膏 (回阳膏)

〔主治〕瘰疬 (淋巴腺结核)。

〔处方〕　　肉　桂15克 (末后下)　　草　乌90克 (炒)

军　姜90克 (煨)　赤　芍30克 (炒)　　白　芷30克

生南星30克　麻　油390毫升

〔制法及用法〕以上各药，用麻油熬枯过滤，加黄丹156克，或再加黄蜡12.15克成膏，或将各药共为细末，用凡士林调成膏，以纱布摊贴患处。

二山膏 (搜毒消肿膏)

〔主治〕瘰疬 (淋巴腺结核)。

〔处方〕　　山栀子150克　穿山甲120克　木鳖子45克

巴　豆15克　血　余30克　桃树枝数枝　柳树枝数枝

桑树枝数枝　槐树枝数枝　杨树枝数枝　麻　油2000毫升

〔制法及用法〕以上各药入麻油炸枯去渣，俟冷加炒过黄丹900克，用微火再熬成膏，再入血竭、儿茶、乳香、没药各

9克，硼砂3克调匀，以水退火毒备用，用时贴患处。疔疮忌用。

蒲辛膏（治瘰疬方）

〔主治〕瘰疬（淋巴腺结核）。

〔处方〕　菖　蒲6克　细　辛6克　羌　活6克
荆　芥6克　赤　芍6克　生　地30克　五加皮30克
大　黄150克　川　椒6克　楂　子6克　独　活6克
紫荆皮9克　白芥子6克　赤小豆6克　白　芷6克
胡　椒6克　归　尾15克　山　甲6克　灵　仙6克
鳖　头5只　麻　油2500毫升

〔制法〕将各药放入油内，春浸五天、夏三天、秋七天、冬十天。浸后用铜锅煎药，滤净再熬沸，加入黄丹1250克，候冷再加入麝香30克，用桃柳枝搅成膏。

〔用法〕敷患处。

枯　草　膏

〔主治〕瘰疬（淋巴腺结核）。

〔处方〕　夏枯草500克（鲜的须加倍）　　苦　参120克（细切）
浙　贝60克（切片）　白　蔹（如未溃者）　　白　芷60克
牡　蛎60克（煅研，如已溃者加）　　　　黄　丹60克

〔制法及用法〕先将夏枯草用冷开水浸一宿，次日用锅置火炉上，放开水2000毫升，先熬苦参20分钟，再下贝母，又10分钟，再将夏枯草、白蔹一起投入合熬，约再经1点钟，

便可熬好，过滤去渣，再上火慢慢浓缩，再下牡蛎、黄丹搅匀，瓷瓶或玻璃瓶收储。先用淡盐水洗净患处以毛笔涂药膏，遍涂一层，并宜涂红肿范围一指宽之地位，每日换药两次。

青　黛　膏

〔主治〕瘰疬已溃未溃（淋巴腺结核已破未破）。

〔处方〕　青　黛 3克　猪　胆 30个（取汁）　黄　柏 3克（末）

蜂　蜜 3克

〔制法及用法〕先将 10 个猪胆汁，放锅内熬去水分，再陆续对入其余胆汁，待熬剩四分之一左右，勤搅，熬到胆汁粘稠，加入蜂蜜，再熬再搅，至有坚韧性，再撒入黄柏、青黛混合末，随撒随搅熬至浓缩，乃离火，用力搅拌，愈搅愈稠，待冷收膏入罐备用。将膏药摊在油纸上，约一分厚为度，外用象皮膏或绷带包扎，一般三天擦一次。

〔禁忌〕忌铁器（从制炼到治疗均忌铁器）。

蟾蜍膏（金蟾膏）

〔主治〕骨痨（骨结核）。

〔处方〕　大虾蟆 1个　马鞭草 15克　猪脂油 30克（炼）

〔制法〕二味炼枯，去渣收用，先以桑白皮、乌豆煎汤淋洗疮口，拭干搽之。

〔用法〕治骨痨及瘰疬用密陀僧末，生桐油调敷。

小燕膏（毒镖膏）

〔主治〕骨痨（骨结核）阴疮、红伤、乳疮、痔疮。

〔处方〕　　小　燕9克　　　乳　香18克

没　药18克　轻　粉18克　　甘草粉18克

血　竭18克　芙蓉草18克　　汉三七18克

五倍子18克　漳　丹180克　　朱　砂6克

红　花9克　咸鸭蛋7个　　香　油500毫升

台　寸3克

〔制法〕先将香油熬开，将小燕、咸鸭蛋整个入油内炸之。再将甘草粉、朱砂、血竭、汉三七、红花、芙蓉草、五倍子各研为细末，共入油内，以火炸为黑黄色为度。去渣不用，用油汁。然后再将乳香末、没药末、轻粉末共同放入锅内，起锅再下漳丹，再搅，起锅至膏见黑色时，用水一盆，不粘手时此膏正好，再下台寸调匀，最后再将全膏药一起倾入装好的凉水中一激，黑烟即出腾空、大毒已无。膏药泡凉水中即变成灰白色。

〔注解〕

（1）芙蓉草即芙容叶。小燕即夏天房内的鸟类燕，以在卵皮出来不过10余日的最好。

（2）（台寸）麝香成粒者佳，研为细末，最后用之。下锅内，咸鸭蛋最好是臭的，无臭的用咸的，要生用，不用熟的。

（3）下漳丹时，应徐徐下之，用铁铲搅之成膏药。

（4）先准备凉水一壶放在旁边，一旦油药起锅快时，恐其溢出，起锅急速拿下火来，用凉水一口喷膏药上，不致外漏。

（5）先准备凉水一盆放在一旁，将膏少许滴水盆内，不粘手时此膏火候正好，将膏药全部倒在水盆内，火毒被凉水一激，黑烟即出腾空，火毒尽矣，膏药泡凉水内即变为灰白色。

（6）膏药火头老，即不粘手，发硬的火老了，粘手是嫩了。

（7）老对香油嫩对丹，将药调令火头相当，用之无不奏效。

（8）用慢火熬之，不用火急，恐其药发生火性。

（9）熬膏药时要耐性熬，将漳丹下锅时要多搅几百合，能使膏药又亮，又光，又黑，又滑，成药时揉成长条，剪开四五寸一条。

（10）膏药外用漳丹桂皮，保存膏药质量日期越多膏药效果更好。

〔用法〕将膏药用凉水泡化，即冬用热水、夏用冷水并非将其溶化，膏药入水后即软和了拿出应用。再用手拢干，看症用多少，贴疮上，此药贴上若有脓水时，用盐水洗净，再贴。

女萎软膏（女萎膏摩方）

〔主治〕疬疡（淋巴腺结核、溃疡）。

〔处方〕　　　　女　萎0.3克　　附　子1枚（去皮脐生用）
鸡舌香15克（研）　木　香15克　　白　芷0.3克

〔制法及用法〕上药捣研极细和匀，以猪脂50克，于微火上煎熔去渣，投前药末，煎三四沸，入研麝香0.3克搅调复煎，三上三下，膏成瓷器收贮，每用少许抹之。

鸱鸮膏

〔主治〕筋骨疼痛，手足麻木，瘰疬结核。

〔处方〕 鸱 鸮1个 穿山甲36克 (生) 桂 枝16克
白 芷4.5克 木贼草10克 山萸肉30克 郁 金15克
赤 芩15克 赤 芍18克 当 归30克 黄 芩15克
南红花15克 白 芍18克 全 蝎10条 麻 黄10克
石 斛90克

〔制法〕用香油1140毫升，先将鸱鸮炸枯去骨，再入他药同炸，滤去渣，用漳丹90克、官粉240克收膏。

附参考古方

〔主治〕瘰疬，跌仆损破，金刃误伤等症。

〔处方〕 南陀僧600克 (研末) 赤 芍60克 全当归60克
乳 香15克 (去油研) 没 药15克 (去油研)
赤石脂60克 (研) 苦 参120克 百草霜60克 (筛研)
银 黝60克 桐 油1000毫升 香 油500毫升
血 竭15克 (研) 孩儿茶15克 (研) 川大葱250克

〔制法及用法〕上药先将赤芍、当归、苦参、大黄入油内炼枯，再下陀僧末，用槐柳枝搅至稀糊状，将百草霜细细筛入搅匀，再将群药及银黝筛入，搅极匀，倾入水盆内，众手扯千余下。再收入瓷盆内，常以水浸之，摊敷患处。

选自《全国中药成药处方集》

中安膏（阳和膏）

〔主治〕瘰疬。

〔处方〕　桂　心 60克　鲜白凤仙 120克（梗切细）

麻　油 5000毫升　将上 3 味熬枯去渣，再加

桂　皮 30克　生二乌 60克　白　蔹 30克　地　龙 15克

僵　蚕 30克　赤　芍 30克　白　芷 30克　白　芨 30克

生附子 30克（切片）　　　桂　枝 30克　大　黄 30克（生）

当　归 30克　牛　蒡 1500克（鲜根梗叶）　　川　芎 120克

续　断 30克　防　风 30克　荆　芥 30克　五灵脂 30克

广木香 30克　香橼皮 30克　陈　皮 30克

〔制法〕上药均入油内熬枯去渣，候冷将油称准，每 500 毫升油春冬二季下黄丹 210 克，夏秋二季下 240 克，黄丹须炒透搅匀，用慢快火熬，候冷，再加乳没面 60 克，苏合油 120 毫升（如无不用亦可），麝香 30 克，和入膏内。

〔用法〕摊贴患处。

〔禁忌〕红肿者忌用。

选自《全国中药成药处方集》

子丁膏（红毛紫金膏）

〔主治〕瘰疬冷瘤，痞块，乳痈，溃烂不愈。

〔处方〕　栀　子 90克　地　丁 60克　蜂　房 60克

黄　芪 60克　川贝母 60克　牙　皂 60克　僵　蚕 60克

穿山甲 60克　白　芷 60克　白　蔹 60克　苍　术 60克

防　风 60克	黄　芩 60克	川　芎 60克	荆　芥 60克
独　活 60克	薄　荷 60克	黄　连 45克	枳　壳 60克
生川乌 60克	大枫子 150克	姜　黄 30克	细　辛 60克
花　椒 60克	白附子 60克	全　虫 60克	连　翘 60克
赤　芍 60克	地骨皮 60克	黄　柏 60克	灵　仙 60克
五倍子 60克	吴茱萸 60克	羌　活 60克	红　花 60克
木　瓜 60克	白鲜皮 60克	花　粉 60克	桔　皮 60克
生半夏 60克	地　黄 60克	生甘草 60克	木鳖子 60克
桃　仁 60克	当　归 60克	生附子 45克	丁　香 30克
血　竭 45克	没　药 60克	乳　香 60克	密陀僧 15克
三　七 30克	脆　蛇 2条	雄　黄 30克	朱　砂 120克
象　皮 60克	蜈　蚣 15条	麻　油 1000毫升	黄　丹 5000克
麝　香 12克	蟾　酥 30克	梅　片 120克	

〔制法及用法〕血竭、没药、乳香、密陀僧、三七、脆蛇、雄黄、朱砂、象皮、蜈蚣另研，麝香、蟾酥、梅片后下，均入余药，油泡一日，煎枯去渣，每净油 500 毫升，加黄丹 240克，油纸摊贴患处。

选自《全国中药成药处方集》

琥香膏 （琥珀膏）

〔主治〕解毒生肌消肿，瘰疬经久不愈。

〔处方〕	琥　珀 30克	丁　香 9克	木　香 9克
桂　心 15克	朱　砂 15克	白　芷 15克	当　归 15克
防　风 15克 （去芦）		木　通 15克	木鳖子 15克 （去壳）
黄　丹 210克	垂柳枝 90克	松　香 60克	香　油 560毫升

〔制法〕除琥珀、丁香、桂心、朱砂、木香、松香各研极细末，余药细切，以油浸一夜，入锅中以慢火煎，候白芷焦黄，滤出，次下松香末，滤去渣，再澄清油，却入锅中慢火熬，下黄丹，以柳棍不住手调，令黑色，看软硬适中，入琥珀等末调匀即成，摊于布上合之，放于瓷器存贮。

〔用法〕视患处大小，用火煨烊，摊匀纸上贴之。

选自《全国中药成药处方集》

附参考古方

〔主治〕颈部瘰疬。

〔处方〕　琥　珀30克(细研)　　　丁　香0.9克

木　香0.9克　桂　心15克　朱　砂15克　白　芷15克

当　归15克　木鳖子15克(去壳)　　防　风15克(去芦)

木　通15克　黄　丹210克　垂柳枝90克　松　脂60克

麻　油560毫升

〔制法〕以上除虎珀、丁香、桂心、朱砂、木香为细末，余药细切，以油浸一宿，入锅中以慢火煎，候白芷焦黄滤出，次下松脂末，滤去滓，再澄清油，却入锅中，慢火熬，下黄丹，以柳棍不住手搅令黑色，看软硬得所，入琥珀等末搅匀，瓷器盛。

〔用法〕用时看患处大小，纸上摊贴。

选自《全国中药成药处方集》

附 白 膏

〔主治〕瘰疬，乳疮结核，不红不肿不热，疼痛不安，久不收口。

〔处方〕　　　川附片60克　　白蔹60克　　荆芥30克

桂枝60克　　白芨60克　　陈皮30克　　川芎120克

大黄60克　　当归60克　　地龙60克　　生川乌60克

生草乌60克　　僵蚕60克　　赤芍60克　　白芷60克

续断30克　　防风30克　　鲜凤仙花120克（代梗、叶）

五灵脂30克　　香橼30克　　鲜大力子1500克（代梗、叶）

〔制法〕用香油7500毫升，先将鲜凤仙花梗叶、鲜大力子梗叶炸枯去渣，再炸群药至枯，去渣滤净，再入漳丹2700克搅匀成膏，每膏药油7500毫升对：肉桂面120克，乳香面、没药面各60毫升，苏合油120毫升，麝香30克，广木香面30克搅匀。每大张净油6克重，小张净油3克重。

〔用法〕贴患处。

大力膏（阳和膏）

〔主治〕消散痈疮瘰疬，寒湿瘀滞酸痛。

〔处方〕1. 粗料：鲜大力子根1500克

黄丹2160克（炒）　　　　荆芥30克　　陈皮30克

香橼30克　　续断30克　　广地龙60克　　白芨60克

赤芍药60克　　僵蚕60克　　大黄60克　　白芷60克

生草乌90克（漂净）　　　五灵脂30克　　官桂60克

木 香 30克 附 子 60克 (泡去皮制) 生川乌 60克 (漂净)

川 芎 120克 桂 枝 60克 当 归 60克

鲜白凤仙梗 120克 防 风 30克 白 蔹 60克

2.细料：肉 桂 60克 苏合油 120毫升

乳 香 60克 (制) 没 药 60克 (制) 麝 香 30克

〔制法〕先将大力子根、白凤仙梗，用菜油5000毫升熬枯去渣，加粗料药熬枯，去渣澄清，再加黄丹熬熟收膏，摊时再加细料中肉桂、乳香、没药、麝香、苏合油和匀，摊纸上。大号每张用膏药基质12克，中号7.5克，小号4.5克。

〔用法〕贴患处。

〔禁忌〕不可入口。

选自《全国中药成药处方集》

牛 蒡 膏

〔主治〕消散、瘰疬。

〔处方〕 鲜牛蒡 1500克 (根叶) 川 芎 120克

鲜白凤仙根 120克 附 子 60克 广木香 30克

桂 枝 60克 五灵脂 30克 大 黄 60克

广陈皮 30克 当 归 60克 香橼皮 30克

肉 桂 60克 麝 香 30克 (摊膏药时和入)

官 桂 苏合油 120毫升 (和入) 地 龙 60克

制没药 60克 (另研和入) 僵 蚕 60克

制乳香 60克 (另研和入) 赤 芍 60克 生草乌 60克

白 芷 60克 生川乌 60克 白 蔹 60克 防 风 30克

白 芨 60克 荆 芥 30克 川 断 30克

〔制法〕用菜籽油5000毫升，先将牛蒡、白凤仙熬枯去渣，除乳没、麝香、苏合油另研和入外，余药陆续入锅煎枯，去渣滤净，微火熬至不粘指为度，称准分量，每油500毫升加炒透黄丹180克收膏，俟冷时，再将乳香、没药细末与苏合油徐徐和入膏内，麝香随摊随加，搅之极匀，半月后可用。

〔用法〕用红布或牛皮纸，摊成膏药，贴于患处。

选自《全国中药成药处方集》

凤 仙 膏

〔主治〕消肿止痛、瘰疬乳瘤。

〔处方〕活白凤仙花梗120克　大麻油5000毫升

川附片60克　　白蔹60克　　桂枝60克　　白芨60克

鲜大力子梗1500克（叶、根，先煎至枯去渣）　　川芎120克

大　黄30克　　当　归30克　　肉　桂30克　　官　桂30克

地　龙30克　　生川乌30克　　生草乌30克　　僵　蚕30克

赤　芍30克　　白　芷30克　　续　断30克　　防　风30克

荆　芥30克　　灵　脂30克　　木　香30克　　香　橼30克

陈　皮30克

〔制法〕用香油7500毫升，将药炸枯去渣，对漳丹2250克成膏。另对乳香、没药各65克，苏合油120毫升，麝香30克。

〔用法〕贴患处。

〔禁忌〕孕妇忌贴。

选自《全国中药成药处方集》

草蜜膏滋 （夏枯草膏）

〔主治〕化瘀止痛、瘰疬坚硬者。

〔处方〕　　夏枯草 5000 克

〔制法〕以上熬汁，去渣滤净，将汁炼熟，收清膏。每清膏 500 克，对蜜 1 500 克，收膏装瓶。

〔用法〕每次服 30 克，白开水服。

选自《全国中药成药处方集》

草 布 膏 滋

〔主治〕瘰疬。

〔处方〕　　甘　草 15 克　　昆　布 15 克　　象贝母 15 克

僵　蚕 15 克 (炒)　　　　桔　梗 9 克　　川　芎 9 克

白赤芍 15 克 (炒)　　　　玄　参 15 克　　芍　药 15 克

红　花 6 克　　香　附 30 克 (制)

〔制法〕共煎汁两次，榨净，将各次所煎药汁澄清过滤，蒸发成浓汁，加白蜜 240 克，收成膏 300 克。

〔用法〕每次半汤匙，开水化服。

选自《全国中药成药处方集》

草 云 膏 滋

〔主治〕瘰疬。

〔处方〕　　夏枯草 240 克　　黄　连 6 克　　乌　药 9 克

苦 梗9克　　当 归9克　　白 芍9克　　僵 蚕9克

昆 布4.5克　川 芎4.5克　红 花9克　　贝 母9克

牛 子9克　　香 附9克　　甘 草4.5克　大 贝9克

陈 皮9克　　元 参9克　　连 翘6克（去皮）

〔制法〕熬膏方法同上，加蜜120克收之。

〔用法〕水调服之。

选自《全国中药成药处方集》

赤蜜膏（陀僧膏）

〔主治〕瘰疬、拔脓，生肌长肉，溃破流脓等症。

〔处方〕　　　赤 芍1000克　蜜陀僧1000克（研末）

当 归60克　　乳 香15克　　没 药15克　　赤石脂60克（研）

苦 参120克　百草霜90克　　银 黝30克　　桐 油500毫升

血 竭15克（研）　孩儿茶15克（研）　　　　川大黄250克

〔制法及用法〕先将赤芍、当归、苦参、大黄入油内炼枯，再下陀僧末，用槐柳枝搅至糊状，将百草霜细细筛入搅匀，再将没药及银黝筛入搅极匀，倾入盆内，众手扯千余下，再入瓷盆内，常以水浸之，摊贴患处。

选自《全国中药成药处方集》

布草膏（化坚膏）

〔主治〕瘰疬，疮疖红肿、坚硬，疼痛不止。

〔处方〕　　　昆 布180克　　夏枯草180克　　海 藻180克

干 姜90克　　生鹿角90克　　生灵脂90克　　生甘遂90克

生大戟 90克　　生白芥子 90克

〔制法〕以上药料用香油 7 500 毫升，炸枯去渣滤净炼熟，再入漳丹 2 700 克搅匀成膏。每膏药油 7 500 毫升对：雄黄面、肉桂面各 90 克、麝香 9 克搅匀。每大张净油 6 克，小张净油 3 克。

〔用法〕贴患处。

选自《全国中药成药处方集》

壁虎膏（化核膏）

〔主治〕瘰疬、淋巴腺结核。

〔处方〕　　　壁　虎 14个　　香　油 2 000毫升　　蜘　蛛 28个　　蜗　牛 36个（入锅熬枯去渣，再入）　首　乌 24克　　　屯　叶 24克　　菊花根 24克　　牛　子 24克　　苍耳子 24克（用慢快火熬枯去渣）

〔制法及用法〕先将连翘 12 克、玄参 12 克、苦参 12 克、白蔹 12 克、介子 12 克、僵蚕 12 克、柏子仁 12 克、大黄 12 克、荆芥 12 克、防风 12 克、木鳖子 30 克、藿香 60 克、公丁香 12 克，浸油中一夜以后，熬前药。每 500 毫升油入黄丹 225 克，炒透搅匀，用慢快火熬，候冷再加麝香 6 克贴患处。

〔禁忌〕无结核者忌用。

选自《全国中药成药处方集》

遂戟膏（消核膏）

〔主治〕瘰疬，项间结核串及胸部，软坚消肿化核。

〔处方〕　　　制甘遂 120克　　红牙大戟 120克　　白芥子 60克

麻　黄 24克　　生南星 90克　　姜半夏 90克　　　僵　蚕 90克

藤　黄 90克　　朴　硝 90克　　香　油 10000毫升

〔制法〕先入甘遂、南星、半夏熬枯、捞出，次下大戟、麻黄、僵蚕、芥子、藤黄，逐次熬枯、捞出，再下朴硝，用绢将油沥净，再下锅熬滚，徐徐投入炒透漳丹，丹量以膏之老软酌用，搅匀，冷定成膏。

〔用法〕洗净患处，量其大小而摊敷之。

选自《全国中药成药处方集》

双仁膏（千捶膏）

〔主治〕瘰疬（淋巴腺结核）初起，贴之自消，将溃贴之不穿溃亦可渐消。

〔处方〕　　杏　仁 40粒　蓖麻仁 40粒　　琥　珀 9克 (灯心同研)

冰　片 9克　　珍　珠 18克 (豆腐包煮)　　血　竭 18克

当门子 18克　　乳　香 18克　没　药 18克　　铜　绿 18克

黄　丹 18克　　龙　骨 18克　轻　粉 18克　　安　息 3块 (如龙眼肉)

松　香 124克 (入锅内微火化开，滤去渣冷定再用葱、韭、生姜汁各一杯，煮干研细末)

〔制法〕先将杏仁、蓖麻仁捣如泥，次将前药细末逐渐加入捣至极融匀，瓷瓶收入待用。

〔用法〕视疾之大小，将膏炖化摊于大红缎上贴之。若内有化脓，可用木鳖子 8克，驴蹄甲（煅研）15克，和于膏内，即可隔皮收脓。

第四节　外伤病膏药

桑柳膏（白金膏）

〔主治〕伤折（外伤骨折）。

〔处方〕　　　　桑根白皮90克　柳白皮60克　槐白皮60克
葱　白1把（切）　白　芷30克　　当　归30克　乳　香30克
黄　丹390（480）克　羌　活30克

〔制法及用法〕上药各细切，用麻油1000毫升，以慢火煎油，次下三般白皮并葱，令黄去渣，即下诸药，煎半日，又去渣，次下黄丹，以柳枝搅，令黑色成膏，以瓷盒贮，每用时，即以细布上摊贴于疼痛损处。

麝虎膏（神验摩风麝香膏）

〔主治〕伤折，口面不正（外伤、骨折、面神经麻痹）。

〔处方〕　麝　香30克（细研）虎胫骨30克　细　辛30克
防　风30克（去芦头）　　独　活30克　桂　心30克
当　归30克　芎　䓖30克　白　芷30克　白僵蚕30克
生干地黄30克　白　芨30克　白　术30克　川　椒45克（去目）
附　子30克（去皮脐生用）　旋复花30克　赤芍药30克
连　翘30克　甘菊花30克　木鳖子30克（去壳）天南星30克
瓜蒌根45克　乌　蛇45克　牛　膝30克（去苗）
踯躅花30克　甘松香30克　石　斛30克（去根）棘　针60克
黄　蜡150克　猪　脂1000克陈　醋210毫升粮　酒210毫升

〔制法及用法〕上药净洗曝干，入酒、醋中浸三宿，滤出阴干，却入猪脂内，以慢火煎，候白芨黄焦，药成以棉滤去渣，入麝香末调匀，以瓷盒盛。让患者，火上胁手心，点药摩痛处五六度。

龟鳖膏（贴胁灵龟膏）

〔主治〕伤折（外伤骨折）。

〔处方〕　龟　甲150克　　木鳖子90克（去壳）　　川大黄90克
当　归60克（切微炒）　　　　桂　心30（60克）

〔制法及用法〕上药捣细筛为散，每用时先空煎酒70毫升，煎去35毫升，停稍冷，然后入药末30克，以柳棍不住手搅成膏，以油单纸上摊贴伤员疼处。

郁金膏（薤白膏）

〔主治〕伤折、金疮（外伤骨折、枪伤）。

〔处方〕　郁　金30克　薤　白2把　　白　芍30克
赤芍药30克　杏　仁30克（汤浸去皮尖）　　　续　断30克
芎　䓖30克　白　芷30克　生地黄60克（切）棘　针30克
滑　石90克　黄　丹720克

〔制法及用法〕上药，除黄丹外，细切，用麻油210毫升，先浸薤白、生地黄，后下诸药，以慢火煎半日，次下滑石，再用慢火煎半日。以绵滤去渣，于净锅内炒黄丹，令紫色，旋下油内，以柳枝不住手搅，成紫色，待油力尽，即停火入瓷盒中收，用纸摊贴痛处，一日一换。

汉椒膏 （摩风膏）

〔主治〕筋骨损伤（扭裂损伤）。

〔处方〕　　　汉　椒 45克 (去目)　　羌　活 15克　　防　风 0.9克
（去芦头）　　芎　䓖 30克 (0.3克)　　踯躅花 15克　　甘菊花 15克
附　子 0.3克 (去皮脐)　　桂　心 0.9克　　川乌头 0.3克 (去皮脐)
当　归 15克　　皂　荚 0.3克 (去皮子)　　鲮鲤甲 0.9克
甘　草 30克 (0.3克)　　　　莽　草 15克　　细　辛 15克
杏　仁 0.3克 (汤浸去皮尖)　　苦　参 30克　　白　蔹 15克
蜡 150克　　露蜂房 0.3克　　猪　脂 1500克 (切)

〔制法及用法〕上药细切，以醋 140 毫升，拌匀，经 3 宿后，以火微微炒之，冷半，用猪脂和药，以慢火煎 2 日，以绵滤于瓷盒内盛，不令水污着。如有伤折筋骨处，将用抹之。

三脂膏 （雄黄暖膏）

〔主治〕伤折（外伤骨折）。

〔处方〕　　　猪　脂 1000克　　松　脂 500克　　羊　脂 300克
黄　丹 1400克　　麻　油 2500毫升　　黄　蜡 300克　　当　归 60克
乌　蛇 60克　　生干地黄 60克　　连翘花 30克　　续　断 60克
白　芷 30克　　露蜂房 30克　　川乌头 30克 (去皮脐)　　细　辛 30克
棘　针 30克　　芎　䓖 30克　　羌　活 30克　　紫　草 30克
虎胫骨 30克　　鲮鲤甲 30克　　猬　皮 30克　　茛菪子 30克
吴茱萸 30克　　白　蔹 0.9克　　紫　葛 0.9克 (1.5克)　　玄　参 0.9克
桑木耳 0.9克　　木　通 0.9克 (切)　　杏　仁 0.9克 (汤浸去皮尖)

白　术 0.9克　　葱和根 三七茎　　槐树枝 120克　杨柳枝 120克

防　风 0.9克（去芦头）　　桑根白皮 0.9克　　赤芍药 0.9克

香附子 0.9克

〔制法及用法〕以上药，先将油、猪脂、羊脂，入柳枝、槐枝、刺针、葱、紫草、露蜂房，先于脂油内，慢火煎半日，滤去渣，其余诸药细切入于热油内，慢火煎半日，次下松脂、蜡，更煎半日，滤去渣，净拭锅内，细箩黄丹，炒令紫色，热下药汁中，以柳枝搅不令住，候色变紫成膏，住火，次下诸药，雄黄 90克细研，丁香 0.9克（30克）、乳香 120克、沉香 90克、木香 90克、桂心 90克、麒麟竭 90克、附子 90克去皮脐，以上捣为末，入膏中调匀。上药用瓷盒中盛，患者，于帛绢上微火摊贴于折伤处，一日一夜换之。

萎根软膏（摩痛膏）

〔主治〕筋骨疼痛。

〔处方〕　　　　　瓜萎根 30克　丁　香 15克（另捣为末）

麝　香 15克（细研）　　猪　脂 600克　羌　活 15克　芎　䓖 15克

木鳖子 30克（去壳）　　防　风 15克（去芦头）

附　子 30克（去皮脐生用）　细　辛 15克　牛　膝 15克（去苗）

〔制法及用法〕上药细切，以米醋 140毫升，拌令匀，经 3宿，纳锅内炒令稍干，下猪油脂等，以慢火煎，候诸药焦黄色即住火，用绵滤去渣，后下丁香、麝香搅令匀，纳瓷盒中盛，旋取摩之。

雌雄软膏（挺子膏）

〔主治〕伤折（外伤骨折）。

〔处方〕　　　雌　黄30克　　雄　黄30克　　麒麟竭30克
没　药30克　　血余炭30克　　密陀僧30克　　丁　香30克
麝　香30克　　木　香30克　　腻　粉30克　　自然铜30克
狗肝胆30克（干者）

〔制法及用法〕上药捣箩细研，先于锅中熔黄蜡，热后再入药末，熬炼成膏，取小竹筒子，热灌之，待冷方可取出。若有患者，先以热水洗疮上，用生油于瓷碟中磨药，涂痛处。

青香膏（乳香暖膏）

〔主治〕伤折皮肉（外伤骨折、皮肤损伤）。

〔处方〕　　　沥青香120克　　乳香60克　　续　断60克
当　归60克　　桂　心30克　　血余炭60克　　麟麟竭60克
薰陆香60克　　莨菪子30克　　麻　油210毫升　　黄　丹120克
猪　脂120克

〔制法及用法〕上药，除麻油、猪脂、黄丹外，细切，捣箩为末，先煎油脂等令熟，停令下药末，以柳棍搅令匀，用慢火更煎半日，后下黄丹，搅令匀，调成膏，于瓷盒内盛。每用于白绢上摊贴。

槟厚膏（浮肿疼痛膏）

〔主治〕伤折（外伤骨折）。

〔处方〕　　槟　榔30克　　厚　朴60克（去粗皮）白　芷60克
桂　心75克　　当　归90克（切微炒）　　　　芎　劳30克
没　药15克　　麒麟竭15克　　朱　砂0.9克（细研）

〔制法及用法〕上药捣细箩为散，以酒140毫升，熬药成膏，于帛上摊贴于痛处。

选自《太平·圣惠方》

乌贼软膏（乌贼骨膏）

〔主治〕腕折（腕骨骨折）。

〔处方〕　　乌贼骨75克（去甲为末）漳　丹75克　　麝香3克（研）
麻　油240毫升

〔制法及用法〕上4味先煎油令熟沸，次下乌贼骨末，搅转良久，下黄丹，不住手搅，如稀稠得所，黑色，即入麝香，便倾入厚瓷器内，候冷，涂所伤处。

归魏膏（当归膏）

〔主治〕伤折（外伤骨折）。

〔处方〕　　当　归30克（为末）　　阿　魏0.3克（研）
血　余15克　黄　丹60克　　　　麻　油1200毫升

〔制法及用法〕上5味先煎麻油令沸熟，次入血余。后入黄丹、阿魏、当归，以柳枝搅匀，候黑色膏即成，即以厚瓷盒盛之，涂疮口，或摊纸上贴用。

牛膝软膏 （摩痛膏）

〔主治〕伤筋骨（筋骨扭裂伤）。

〔处方〕　　　　　牛　膝 15克 (去苗)　　丁　香 15克 (另捣为末)

麝　香 15克 (另研)　羌　活 15克 (去芦头)　芎　劳 15克

防　风 15克 (去叉)　细　辛 15克 (去苗叶)　猪　脂 600克

木鳖子 30克 (去壳)　附　子 30克 (去皮脐生用)

瓜蒌根 30克

〔制法及用法〕上 11 味，除猪脂、丁香、麝香外，细切，以醋 140 毫升搅匀，经三宿，入锅中炒令干，下猪脂，并以慢火再煎，候诸药焦黄色，即住，用绵滤去渣，后下丁香、麝香搅匀，瓷盒中盛，旋取摩之。

归断软膏 （当归摩膏）

〔主治〕伤折（外伤骨折）。

〔处方〕　　　　　当　归 30克 (洗切焙)　续　断 30克 (切)

细　辛 30克 (去苗叶)　木　通 30克 (切)　　白　芷 30克 (切)

芎　劳 30克 (切)　　甘　草 30克 (切)　　蜀　椒 30克 (去目及闭口者)

牛　膝 30克 (去苗)　附　子 30克 (去皮脐生切)

〔制法及用法〕上 10 味粗捣筛，用猪脂 250 克先煎取油，次下诸药，煎为膏，以绢去渣，瓷盒盛。每用少许抹损伤处，热手摩之。

莨菪膏 (乳香膏)

〔主治〕伤折（外伤骨折）。

〔处方〕 莨菪浸膏60克 乳 香60克（研） 续 断60克

当 归60克（切焙） 血 余60克 麒麟竭60克

薰陆香60克 桂30克（去粗皮） 麻 油210毫升 松 脂120克

猪 脂120克 漳 丹120克

〔制法及用法〕上12味，除麻油、猪脂、漳丹外，并捣箩为末，煎油并脂等令熟，停冷下药末，以柳棍搅匀，用慢火更煎半日，后下漳丹搅令匀，俟成膏，瓷盒盛。每用绢摊贴见效。

选自《圣济总录》

五皮膏 (接骨神异膏)

〔主治〕伤折（外伤骨折）。

〔处方、制法及用法〕骨碎补、当归、赤芍、羌活、草乌、苏木、桃仁、甘松、三奈、五加皮、大黄各60克，川乌、红花各30克，猪板油1000克，姜、蒜、葱、韭、槿树皮各一捻，用麻油1000毫升浸，煎枯去渣，收贮听用。松香5000余克，以棕皮、青松毛铺甑底，入松香加多水蒸之，其松香尽流下甑去，加冷水不住手搏扯，以洁白为度。加枯矾、蓖麻子汁，再拔扯10余次，制2500毫升净末听用。血余500克（勿洗）鹅毛3支，另用油1000毫升锅煎至发化为度。合前药共一锅，下飞丹500克，煎至滴水沉底，徐徐加入松香末，再下细药：土鳖虫 120 克(炒黑)、煅龙骨 90 克、血竭 30 克、自然铜 60 克(煅醋淬 7 次)、阿魏 30 克、乳香 60 克(炙去油)、没药 60 克(炙去油)、虎骨 60 克(炙酥)、黄狗前蹄一对(煅过)、肉桂 60 克(去粗皮)各为细末,入膏内搅匀,水浸 3 日去火毒,摊贴。

选自《惠直堂经验方》

黄当软膏 (黄耆膏)

〔主治〕损伤(外伤)。

〔处方〕　　黄　耆 30克 (切)　　当　归 30克 (切焙)

附　子 30克 (炮裂去皮脐)　　白　芷 30克　芎　劳 30克

续　断 30克　细　辛 30克 (去苗叶)　薤　白 30克 (细切)

猪　脂 500克 (切)

〔制法及用法〕上 9 味除猪脂外,捣碎以酒 35 毫升拌一宿,焙干,次日先煎猪脂沸下诸药,候色变滤去渣,以盒盛之,不拘多少涂患伤处。

槐　子　膏

〔主治〕伤折(外伤骨折)。

〔处方〕　　槐　子 90克　　黄　丹 720克　血　余 60克

麻　油 1250毫升　猪　脂 1000 (500) 克　　　黄　蜡 150克

水杨白皮 90克　桑根白皮 30克　皂　荚 15克 (去皮子)

巴　豆 15克 (去皮心)　天　雄 30克 (去皮脐)　当　归 30克

槐白皮 30克　雄　黄 15克 (细研)　麝　香 15克 (细研)

〔制法及用法〕上药细切入脂油内,以慢火煎养一日,焦熟后用绵滤渣，干净锅中炒黄丹全紫色，即下熟药汁，用柳枝搅，不可住手，候药成紫色，油力尽即住火，入雄黄、麝香和匀，收于瓷盒中。凡有伤折，逐日摊贴痛处。

乌蛇膏（抵圣膏）

〔主治〕伤折（外伤骨折）。

〔处方〕 乌 蛇 60克 麻 油 1000毫升 羊 脂 120克

猪 脂 30克 当 归 60克 生甘地黄 60克 连 翘 60克

续 断 60克 白 芷 60克 白 蔹 30克 白 芨 30克

玄 参 30克 鲮鲤甲 30克 猬 皮 30克 露蜂房 30克

桑木耳 30克 木 通 30克

〔制法及用法〕以上诸药细切，并脂油等煎半日，去渣，然后下杏仁等，杏仁 60 克汤浸去皮尖，丁香 30 克，桃仁 60 克汤浸去皮尖，沉香 30 克，木香 30 克，桂心 30 克，松脂 240 克，芎䓖 30 克，羌活 30 克，附子 30 克（去皮），黄蜡 150 克。

以上细切，下入煎油内，以慢火再养半日，候药焦黄色，以绵滤去渣，即放下药：

黄丹 1 020 克 乳香末 60 克 麒麟竭末 60 克

以上黄丹纳入锅中，炒全紫色，旋下药油用柳棍搅，不得住手。待变紫色，即下乳香、麒麟竭末，搅令匀，停冷。凡有损折处，用微火炖，摊于绢帛上敷之。

腽肭膏（腽肭脐膏）

〔主治〕伤折（外伤骨折）。

〔处方〕　　　腽肭脐60克　　当　归60克

附　子60克（去皮脐生用）　　桂　心90（60）克　羌　活30克

芎　劳30克　　麒麟竭30克　　乌　蛇30克　　乳　香30克

木　香30克　　续　断30克　　生干地黄60克　　白　芷30克

穿山甲30克　　猬　皮30克　　桃　仁30克（汤浸去皮尖）

莨菪子60克　　杏　仁30克（汤浸去皮尖）　　　　紫　草30克

棘　针30克　　柳　枝30克　　赤芍药30克　　白　蔹30克

防　风30克　　细　辛30克　　葱　白14茎（连须）

黄　蜡30（300）克　　　　　　密陀僧30克　沥青香30（300）克

羊　脂90克　　猪　脂600克　麻　油1500毫升

黄　丹900克（炒全紫色）　　　槐　枝30克

〔制法及用法〕上药细切，先以猪、羊脂等，于大锅内，微火煎取清汁，去脂渣，后入麻油，煎数沸，次下棘针、柳枝、槐枝、葱白等4味，煎令黄焦，滤去渣，即下腽肭脐等药，以炭火煨7日后绵滤去渣，却入锅内旋下黄丹，用柳枝搅不住手，候转紫色，稀稠得所即膏成。于瓷盒中盛，每用于纸上摊贴伤损处。

黄桂膏（黄蜡膏）

〔主治〕伤折（外伤骨折）。

〔处方〕　　　黄　蜡150克　　桂　心30克（去皮）

吴茱萸30克（炒为末）　　　　　盐　　　0.3克（火烧）

〔制法及用法〕上4味捣箩3味为细末，熔黄蜡并麻油150毫升与药末同煎数沸，搅匀倾出，瓷盒收。每用看所伤大小摊贴，频易之。

选自《圣济总录》

僧丹膏（理伤膏）

〔主治〕伤折（外伤骨折）。

〔处方〕　·陀　僧 120克　　漳　丹 120克　　自然铜 120克

黄　蜡 120克　　猪　油 120克　　乳　香 30克　　没　药 30克

松　香 500克

〔制法及用法〕以折伤木 30 克锉碎，入油 500 毫升内煎数沸，滤去渣，入陀僧、漳丹慢火熬膏，次入松香、蜡熔化再熬稠入乳香、没药、自然铜末和匀摊贴患处。

选自《证治准绳》

天花膏（截血膏）

〔主治〕损伤（外伤）。

〔处方〕　　天花粉 90克　　姜　黄 30克　　赤　芍 30克

白　芷 30克

〔制法及用法〕上为末，用清茶调敷，如伤头面出血不止者，药涂伤处周围；伤手足者，药涂伤处周围，能截止血；如金疮疮口，用韭菜汁调敷伤口周围，次以微火炙之，疮口水出即愈，如无水出，即风袭者，倍加南星和敷。如疮口肉梗不消者，风袭之，加独活用热酒调敷，如不消，风入深处，加紫金皮和敷，自消。

选自《外科大成》

大生膏 (象皮膏)

〔主治〕伤折 (外伤骨折)。

〔处方〕 大 黄 30克 生 地 30克 当 归 30克
肉 桂 9克 红 花 9克 川 连 9克 甘 草 15克
荆 芥 9克 白 芨 15克 白 蔹 9克

〔制法及用法〕以上肉桂、白芨、白蔹、大黄共研细末，余药油浸，常法熬膏，摊贴患处。

二骨膏 (万应回春膏)

〔主治〕伤折 (外伤骨折)。

〔处方〕 虎 骨 15克 猴 骨 9克 生 地 15克
熟 地 15克 当 归 7.5克 川 乌 7.5克 牛 膝 7.5克
元胡索 9克 桂 枝 7.5克 防 风 7.5克 补骨脂 7.5克
刘寄奴 7.5克 荆 芥 7.5克 独 活 6克 杜 仲 4.5克
木 瓜 4.5克 赤 芍 4.5克 骨碎补 15克 香 附 9克
桃 仁 30粒 升 麻 9克 丹 皮 7.5克 苏 木 7.5克
青 皮 7.5克 乌 药 7.5克 韭 子 7.5克 松 节 7.5克
秦 艽 7.5克 续 断 7.5克 元 参 6克 麻 黄 6克
蒲 黄 7.5克 草 乌 15克 红 花 15克 灵 仙 7.5克

〔制法及用法〕共研细末，将麻油 500 毫升，血余 120 克煎好，共熬成膏，临贴用加膏上末药：

寸 香 2.1克 丁 香 3克 血 竭 3克 木 香 3克
桂 心 3克 乳 香 3克 没 药 3克 香 附 3克

漳　丹3克　　苏　合3毫升　敷患处。

选自《伤科补要》

五川膏（秘传伤科灵验膏药）

〔主治〕损伤（外伤、扭裂伤）。

〔处方〕　　　　川　断9克　　川　朴9克　　川黄柏9克

川牛藤9克　　川　芎15克　　甘　松15克　　香白芷15克

生　地15克　　甘　草9克　　刘寄奴9克　　桃　仁9克

木　通9克　　杜　仲9克　　元胡索9克　　红　花9克

薏苡仁9克　　青　皮9克　　当　归9克　　江枳实9克

秦　艽9克　　宣木瓜9克　　元　参9克　　黄　耆9克

赤　芍15克　　香　附9克　　羌　活15克　　荆三棱9克

丹　皮9克　　白　芍9克　　山　奈9克　　骨碎补9克

独　活15克　　苏　梗9克　　连　翘15克　　防　风9克

苏　木9克　　薄　荷15克　　白鲜皮9克　　五加皮9克

荆　芥9克

〔制法及用法〕以上药用麻油3 000毫升，将药浸入油内，煎枯去渣，加炒黄丹粉1 080克，用桑枝搅匀扇至烟尽，候冷，浸入水中，越陈越好，用时再加掺药：乳香30克去油，桂心15克，没药3克去油，丁香15克，化龙骨15克，血竭15克，共为细末，每膏500克加掺药30克，烊化拌匀，摊膏贴患处。

柏芩散（金疮白药）

〔主治〕损伤（外伤）。

〔处方〕　黄　柏 4.5克　黄　芩 4.5克　当　归 4.5克

赤芍药 4.5克　黄　耆 4.5克　丹　皮 4.5克　生地黄 4.5克

木鳖子 4.5克　黄　连 4.5克　地骨皮 4.5克　桑　皮 4.5克

甘　草 4.5克　白　芷 3克　马蓼梢叶 3克（生者火煅）

〔制法及用法〕用桐油 90 毫升煎药成黄色，去渣再煎，入细白松香 500 克，慢火煎，频以柳枝搅匀，却入乳、没、黄丹各 21 克，煎数沸下火，以少绵铺纸上，先着清水于瓷钵中滤药于钵，频频抽洗，愈洗愈白，故曰"白药"。五六日换水煨之。一应伤损，量大小取一块入疮口，以白布护住，一日一换。如筋断加杜仲、续断各 6 克同煎，收口加龙骨 15 克，碎了入药，贴伤处。

乳血软膏（接骨膏）

〔主治〕伤折（外伤骨折）。

〔处方〕　乳　香 9克　血　竭 15克　没　药 9克

儿　茶 9克　龙　骨 9克　象　皮 9克　醋 250毫升

〔制法〕先将上 6 味药研细，用铜杵或大铁杵一把，将上药及醋倾入杵内，置于火上熬之，用棒时时拌搅，以免药物沉淀，熬至糊状即可应用。

〔用法〕在未熬药之前，患处先用醋洗 20 分钟，再把患部的折骨、脱臼或碎骨对端正（最好在未用手术整理以前局部注射麻醉药，以免除患者的痛苦），洗过扶正之后，用青皮一块（此布的大小需根据患伤的情况，围绕患伤包一周即可）摊涂。摊法：将熬好的药膏急速从火上拿下，倾倒布上速用软膏刀摊之，药膏摊好急速围绕患伤处包一周，药膏须柔热贴用，切不可凉，否则无效。把药膏围在患处以后，用棒 15 至 20 个（要比普通常用的竹筷子粗一点）用绳子联系起来，如竹帘一样围绕患处，把竹帘围好再用绷带扎紧。

五生膏（接骨膏）

〔主治〕伤折（外伤骨折）。

〔处方〕　　　生南星 9 克　　生山栀 15 克　　生半夏 9 克

生草乌 9 克（去尖）　生川乌 9 克（去尖）　　　香白芷 9 克

真苏木 6 克　　土鳖虫 15 克　广木香 9 克　　骨碎补 15 克

香　附 9 克　　三　奈 9 克　　泽兰叶 6 克　　甘　松 6 克

儿　茶 9 克　　川红花 9 克　　紫荆皮 15 克　活蚯蚓 10 条

自然铜 24 克　田三七 9 克　　制乳香 7.5 克　制没药 7.5 克

上朱砂 15 克　公丁香 6 克　　海　龙 1 对　　海　马 1 对

川牛膝 15 克　五加皮 15 克　当门子 3 克　　金当归 15 克

土狗子 10 只

〔制法及用法〕上药和研细末，如若骨折先用麻沸散搽之，再用接骨膏摊在棉花上缚之。

蝎虎膏（治骨折跌打损伤滞气瘀血方）

〔主治〕损伤，痈疮，鹤膝风（外伤、痈、关节炎）。

〔处方〕　　　全　蝎 18 克　　龙　骨 18 克　　当　归 18 克

红　花 18 克　白　芷 18 克　木　瓜 18 克　川　膝 18 克

荆　芥 18 克　防　风 18 克　苍　术 18 克　桂　枝 18 克

川　断 18 克　乳　香 18 克　没　药 18 克　麻　黄 18 克

天　麻 18克　　川　乌 18克　　草　乌 18克　　灵　仙 18克

茜　草 18克　　赤　芍 18克　　苍耳子 18克　　生　地 18克

年　健 18克　　地　风 18克　　海风藤 18克　　石决明 18克

地　龙 18克　　龙　骨 18克　　秦　艽 18克　　毛　姜 18克

川羌活 18克　　独　活 18克　　细　辛 18克　　自然铜 18克

儿　茶 18克　　五加皮 18克　　土　鳖 18克　　青风藤 18克

苏　木 18克　　乌梢蛇 18克　　象　皮 18克　　血力花 18克

透骨草 18克　　漳　丹 3包　　香　油 2500毫升　元　寸 6克

梅　片 18克 (研末)

〔制法〕将油药一同倒入锅内（元寸、梅片、漳丹不入），春季浸药五日、夏三日、秋七日、冬十日。药浸透后，用慢、快火熬至油沸，以槐棒搅之，至药焦浮起，过滤去渣，再熬。按每500毫升油加入漳丹126克，复熬至白烟冒出，即速试软硬老嫩，务需火色适宜为度，离火待冷，加入元寸、梅片搅匀成膏，制成圆块，置冷水中消除火毒备用。

〔用法〕摊成膏药，敷贴患处，大小以伤部面积为准。

牛 角 膏

〔主治〕伤折（外伤骨折）。

〔处方〕　　　　公牛角 1个 (烧研末)　乳　香 9克　血　竭 9克

没　药 9克　　儿　茶 9克　　红黍谷子面 18克　土　鳖 1个

珠　子 少许　　冰　片 1.5克

〔制法〕共研细末，用醋500毫升熬成膏，摊在布上。

〔用法〕贴敷患处，务将骨折之处逼住，7日不动，不愈再贴。

虎 鹿 膏

〔主治〕伤折（外伤骨折）。

〔处方〕　　虎　骨 0.9克　鹿　茸 0.9克　　没　药 1.5克
血力花 1.5克　川续断 1.5克（微炒）　　　　骨碎补 1.5克
金毛狗脊 1.5克（去毛）　　　炒栀子 1.5克　汉三七 0.9克
冬虫草 0.9克　麝　香 0.06克 磕头虫 1个（带翅）
土　鳖 1个　血余炭 1.5克　公　鸡 1只

〔制法〕上药共为细末，先将鸡冠血刺出，然后再杀，将血滴入碗内，用鸡头、翅膀、两腿和鸡血一并炒干研细加入药面，用乳汁和成膏药，摊在纸上。

〔用法〕敷贴伤处，5日后，将药拿下，再加乳汁调和贴上。

香 鸡 膏

〔主治〕伤折（外伤骨折）。

〔处方〕　　麝　香 0.6克　公　鸡 1只　炒乳香 9克
炒没药 9克　汉三七 6克　　自然铜 9克（煅汁捣）
加五皮 60克　土　鳖 3个

〔制法〕用公鸡的头和四肢和药，捣如烂泥。

〔用法〕贴敷患处（将骨整好后敷之）。

仙 花 膏

〔主治〕损伤、痿痹（外伤、脊髓受伤后麻痹痿缩等）。

〔处方〕　铁灵仙 60克　　血竭花 60克　　当　归 120克

红　花 30克　　自然铜 60克　　毛　姜 15克　　川　断 30克

防　己 60克　　乳　香 60克　　没　药 60克　　土　鳖 15克

三七参 36克　　苍　术 45克　　青风藤 18克　　儿　茶 18克

松　节 30克　　杜　仲 30克　　生　地 30克　　赤　芍 30克

龙　骨 30克　　石决明 30克　　五加皮 30克　　木　瓜 24克

元　胡 30克　　牛　膝 18克　　天　麻 30克　　川　乌 30克

草　乌 30克　　白　芷 30克　　荆　芥 18克　　防　风 18克

桂　枝 30克　　茜　草 18克　　年　健 18克　　海风藤 18克

秦　艽 30克　　羌　活 24克　　大　活 24克　　细　辛 18克

象　皮 18克　　虎　骨 30克　　全　蝎 18克　　黄　丹 1240克

元　寸 3克　　冰　片 18克　　鹿角霜 30克　　鸡血藤 30克

苏　木 24克　　透骨草 24克

〔制法〕将香油 3000毫升除元寸、冰片、黄丹外同药倒入锅内，春季浸五日、夏季三日、秋季七日、冬季十日，药浸透后用慢、快火熬至油沸，以槐棒搅之，至药焦浮起，过滤去渣，加入漳丹 1240克，复熬至白烟冒出，即速试软硬老嫩，务期适宜为度，离火待冷，入元寸、梅片等搅匀成膏，制成圆块置于冷水中消除火毒备用。

〔用法〕摊成膏药，敷贴患处。

马核膏（治跌打损伤骨碎方）

〔主治〕损伤（外伤）。

〔处方〕　马镫钱 2个（煅淬）　　核　桃 2个（去皮）

熟馒头 1个（去皮）　高粱醋 6克　红　花 6克　土　鳖 7个

葱 白3根 (带根) 黄 酒120毫升

〔制法〕将马镫钱、核桃捣细，再加馒头、高粱醋共捣为膏，摊在布上。红花、土鳖、带根葱白共捣。

〔用法〕将骨整好，用膏药敷在患处、绷带捆好，再以黄酒将红花、土鳖、葱白三味冲服发汗。

选自《山东省中医验方汇编》

七生膏 (逐瘀接骨膏)

〔主治〕损伤 (外伤)。

〔处方〕	生川乌60克	生南星60克	生半夏60克
生大黄60克	生香附60克	生草乌60克	生麻黄60克
桂 枝60克	大皂荚60克	白芥子60克	五加皮60克
全当归60克	杜红花60克	木鳖子60克 (切片待用)	
螃 蟹4个	升 麻120克	官 桂120克	麝 香30克
甘 松120克	乳 香120克	没 药120克	丁 香60克
芸 香120克		一枝蒿30克 (碾成细末待用)	

〔制法及用法〕先将14味切片，并螃蟹4个，浸入麻油500毫升，春秋季浸五日、夏季三日、冬季七日，盛入铁锅内熬枯去渣，加入老松香碾末120克，黄丹夏天240克，冬天210克，频频下放，用手捏珠有力为度，下丹时火须去，用杨柳粗枝搅冷后，将10味药末放入搅匀，半小时后将膏倾入冷水中，凝结成块备用，用时贴患部。

选自《祖国医学采风录》

地龙膏 (伤膏药)

〔主治〕损伤（外伤）。

〔处方〕　　　地　龙 15克　　当　归 15克　　三　棱 15克
血　竭 12克　　川　芎 9克　　莪　术 9克　　生乳香 9克
血　余 15克　　生山甲 18克　　生浸药 12克　　蜈　蚣 5条
木鳖子仁 18克　　箱　黄 18克　　桑寄生 12克　　千年健 18克
木　瓜 15克　　桂　枝 18克　　防　风 15克

〔制法〕如法熬膏，外加麝香，和匀摊膏药。

〔用法〕贴伤处。

选自《中医秘方验方汇编》

五骨膏 (外伤膏)

〔主治〕损伤（外伤）。

〔处方〕　　　地　骨 120克　　虎　骨 120克　　鸡骨头 120克
狼　骨 120克　　老鹰骨 60克　　五倍子 120克　　牙　皂 120克
麝　茸 120克　　血　余 120克　　黄　丹 500克

〔制法及用法〕以上各味，共研成细末，以菜油 500 毫升，桐油 250 毫升，麻油 120 毫升，熬炼时要大火小火相施，熬如常法，摊贴患处。

选自《云南中医验方汇编》

艾槐膏 (跌打损伤外用方)

〔主治〕损伤、溃烂（外伤、溃疡）。

〔处方〕　　　艾　槐 10尺（鲜者，佳）　　槐　枝 10尺（中国槐）

香　油 300毫升　　松　香 30克　　　　　黄　蜡 150克

银　珠 30克（中国货佳）

〔制法及用法〕用铜锅将香油熬开，放入槐枝、艾叶，焦后弃去，次入松香、黄蜡熔化，即入银珠搅匀，冷却即成膏剂，在外科消毒下敷患处。

选自《中医验方汇编》

寸云膏（龙凤接骨膏）

〔主治〕损伤、接骨（外伤、接骨）。

〔处方〕　　　寸　云 90克　　全当归 90克　　川　羌 90克

蜈　蚣 30条　　细　辛 60克　　宣木瓜 90克　　海　马 60克

西红花 60克　　没　药 90克　　乳　香 90克　　荆　芥 90克

巴戟天 90克　　防　己 90克　　透骨草 90克　　穿山甲 60克

贯　仲 60克　　陈　皮 90克　　阿　魏 90克　　地　羊 2个

川　乌 90克　　草　乌 60克　　川　芎 90克　　乌　药 60克

千年健 60克　　钻地风 90克　　灵　仙 60克　　五味子 90克

牙　皂 60克　　皂　针 60克　　故　纸 90克　　五加皮 90克

商　陆 60克　　紫　草 60克　　官　桂 60克　　桂　枝 90克

生　地 90克　　熟　地 90克　　血竭花 90克　　苍　术 90克

蛤　蚧 1对　　鹿　茸 60克　　五灵脂 90克　　川牛夕 90克

杜　仲 90克　　象　皮 90克　　白花蛇 3条　　苏土鳖 60克

藁　本 90克　　地骨皮 90克　　儿　茶 60克　　钩　藤 60克

白　芷 90克　　广木香 90克　　海桐皮 90克　　枳　实 60克

汉三七 60克　　金毛狗 90克　　虎　骨 60克　　木鳖子 60克

刘寄奴 30克　　　独　活 90克　白绒鸡 1只　　大甲鱼 1只

香　油 37500毫升　漳　丹 每500毫升药油加225克　　全　虫 90克

〔制法及用法〕先将乳香少许放锅内，再将鸡、甲鱼放入，用盆盖好，然后架在炉上加热炼，待鸡、甲鱼出油后，即药油、药一同放入锅内炸枯，用铜丝笋去渣，把药油称好，每500毫升药油加漳丹225克，再熬，以柳棍不停手搅，去净烟毒，熬膏即成。然后速将膏药浸入凉水中，拔去火毒，备用。

〔附注〕凡用此膏，不可用火烤。

选自《山东省中医正骨技术交流座
谈会田宜勉先生祖传方》

石榴膏（骨科膏药）

〔主治〕伤折（外伤骨折）。

〔处方〕　　　大石榴 1个　　甜瓜子 60克　　当　归 120克

川　芎 120克　桂　枝 120克　　牛　膝 120克　木　瓜 120克

川续断 120克　桑寄生 120克　　乳　香 120克　没　药 120克

虎　骨 90克　象　皮 90克　　血　竭 90克（研）

三　七 90克（研）珠　子 0.6克（研）麝　香 0.6克（研）

香　油 2500毫升　蜂　蜡 250克　　黄　丹 1250克

〔制法及用法〕除血竭与三七同研、珠子与麝香同研，待膏药熬成放凉，另行加入外，其他各味在油中炸枯去渣，然后加蜂蜡、黄丹，同一般黑膏药熬制方法，摊贴敷之。

选自《山东省中医正骨技术交流
座谈会王风谦医师祖传方》

申姜膏（跌打损伤膏）

〔主治〕损伤、伤折（外伤、骨折）。

〔处方〕   申 姜120克   血竭花84克   老儿茶84克

川续断84克   没 药84克   乳 香120克   象 皮84克

香 油1000毫升

〔制法及用法〕将其他各药均研成细末倒入香油内慢火熬，用槐枝搅，约4小时左右，膏即成。照一般膏药摊贴方法备用。

〔附注〕此膏贴痈疽、疔疮无效。如果伤筋，应在膏药上复上一层白糖方可有效。如有骨折，应先将骨正复，根据医嘱贴用。

选自《开封市中医院胡云鹏医师祖传方》

落地膏（伤科膏药）

〔主治〕损伤（外伤）。

〔处方〕	落得打45克 (生用)		生 地90克
川断条30克	透骨草24克	老紫草18克	白 芷18克
桑寄生24克	粉甘葛18克	紫荆皮24克	栀 子30克
大白芍24克	海桐皮24克	西红花18克	木鳖子24克
南川芎24克	京赤芍18克	西当归60克	青风藤30克
山地狗10个	川大黄24克	土 鳖18克	紫丹参24克
大独活30克	肉苁蓉24克	兔儿酸30克	红茜草30克
上肉桂24克	甘狗脊30克	川羌活30克	

〔制法及用法〕用麻油5 500毫升，将上药炸焦枯，滤去渣，5 000毫升药油下黄丹250克，搅熬膏成浸冷水中出火毒。取出后掺入以下细料：阿魏 12 克、薄荷霜 12 克、麝香 12 克、乳香 30 克、没药 30 克、大梅片 18 克，共研细末。用时摊贴患处。

灵芝膏（外用骨科膏）

〔主治〕伤折（外伤骨折）。

〔处方〕	紫灵芝 1棵	远志肉 30克	甘狗脊 30克
自然铜 24克	五加皮 24克	漏芦根 18克	生虎骨 24克
紫河车 1具	红茜草 24克	仙 芽 24克	白 蔹 18克
土茯苓 45克	粉丹皮 45克	大独活 45克	老鹰爪 1双
杭白芍 60克	生甘草 18克	怀生地 120克	川羌活 45克
骨碎补 45克	全当归 60克	干茅根 18克	川续断 45克
川牛膝 24克	白附子 24克	活土鳖 14个	西泽兰 30克
西红花 24克	水防风 45克	白芨片 24克	

〔制法及用法〕以上 30 味用麻油5 500毫升炸焦枯去渣，按药油 500 毫升，加入黄丹 240 克收膏。出火毒后，加入以下细料：麝香 30 克、乳香 45 克、没药 45 克、玉桂 24 克、冰片 12 克、煅象皮粉 12 克、三七粉 30 克，共研成细末。瓷器贮，贴患处。

选自《上海广慈医院膏药方》

芷藤膏（风湿跌打膏药）

〔主治〕损伤（外伤）。

〔处方〕　　白　芷360克　　根　藤300克　　金不换9000克

独　活240克　　生半夏240克　　冰　片450克　　血　竭450克

苏合油1440毫升　茶　油5000毫升　防　风150克　　荆　芥150克

草　乌150克　　桂　皮150克　　乳　香750克　　没　药750克

樟脑粉600克　　艾　粉840克　　黄　丹22500克

〔制法及用法〕上药除艾粉、血竭、冰片、樟脑粉、苏合油分别研细待膏成放凉加入，黄丹在收膏时加入外，先将各药洗净切碎阴干，油浸10多天，然后用油炸焦枯，将药渣滤净，加入黄丹熬成膏，最后，放凉加入艾粉、苏合油等5味。贮于瓷器中，备用。

选自《广州市敬修堂联合制药厂经验方》

四　草　膏

〔主治〕损伤、湿痹（外伤、风湿关节炎）。

〔处方〕　　羊蹄草300克　　韩信草300克　　丁葵草300克

马鞭草300克　　当归尾300克　　桔　梗300克　　草　乌300克

小　茴300克　　细　辛300克　　芥　子300克　　桂　枝300克

怀牛膝300克　　绵纹大黄300克　骨碎补300克

自然铜300克　　独　活300克　　首　乌300克　　杜　仲300克

木　瓜300克　　川　芎300克　　续　断300克　　红　花300克

荆　芥300克　　熟附子300克　　泽　兰300克　　三　棱300克

莪　术300克　　生地黄300克　　川加皮300克　　虎　骨300克

猴　骨300克　　白　背300克　　木　耳300克　　过山风300克

大风艾300克　　漆树根300克　　牛枫荷300克　　走马胎300克

鸡骨香300克　　驳骨丹300克　　鹅不食300克　　旱辣蓼300克

独脚乌桕 300克　　　　　黑面神 300克　　宽筋藤 300克

独角莲 300克　　节节花 300克　　老虎勒 300克　　麻　黄 620克

番木鳖 620克　　飞天蠄蟧 620克　　　　　　　　其　蛇 620克

田三七 620克　　琥　珀 620克　　玉　桂 620克　　胡　椒 620克

芥　末 620克　　血　竭 620克　　血　余 620克　　松　香 840克

樟　脑 840克　　蛇　油 1500毫升　　植物油 206000毫升

漂　蜡 10000克　　线　丹 109300克

〔制法及用法〕将田三七等 7 味研细末，并将其蛇等以上 51 味洗净切片晒干，用油为熔剂提出其有效成分，然后加入松香、蛇油、漂蜡、线丹熬制成膏，待凉加入樟脑搅匀。熬制方法与一般黑膏药同。贮于瓷器，备用。

〔附注〕用于骨折、歪斜、脱臼，应先请医师将骨正复。皮破、损伤、出血应先将伤口消毒。关节风湿疼痛可贴患处，全身症候亦可酌贴经穴通络。6 个月以内婴儿不宜贴用。孕妇勿贴脐眼。

选自《佛山梁家园少林膏药方》

地茅膏（宝珍膏）

〔主治〕损伤、瘰疬（外伤、淋巴腺结核）。

〔处方〕　　　　生地黄 9克　　茅　术 9克　　枳　实 9克

五加皮 9克　　莪　术 9克　　桃　仁 9克　　山　奈 9克

当　归 9克　　川　乌 9克　　陈　皮 9克　　乌　药 9克

山　棱 9克　　川　军 9克　　何首乌 9克　　草　乌 9克

柴　胡 9克　　防　风 9克　　牙　皂 9克　　刘寄奴 9克

川　芎 9克　　官　桂 9克　　羌　活 9克　　威灵仙 9克

赤 芍9克	天南星9克	香 附9克	荆 芥9克
白 芷9克	海风藤9克	藁 本9克	川续断9克
高良姜9克	独 活9克	麻 黄9克	甘 松9克
连 壳9克	肉 桂3克	麝 香3克	附子片6克
木 香6克	血 余120克	冰 片9克	洋 樟9克
茴 香9克	乳 香9克	没 药9克	阿 魏9克
细 辛9克	香 油2000毫升		黄 丹适量

〔制法及用法〕同一般黑膏药熬法。麝香、冰片、樟脑等易于挥发细料，应于膏药熬成后待凉再行掺入。贮于瓷器中，备用。

选自《长沙公私合营鄠复兴药号处方》

七枝膏（七枝混合膏）

〔主治〕损伤（外伤、扭裂伤）。

〔处方〕	川 乌6克	草 乌6克	干 姜6克
肉 桂6克	红 花6克	细 辛6克	白 芷6克
牙 皂6克	樟 脑30克	制松香适量	黄 丹210克
麻 油500毫升			

〔制法及用法〕先用姜汁、葱汁、酒、鲜泽兰叶汁泡松香，晒干后碾成粉末，每5000克药油放 60～90 毫升，制好备用。在麻油中先加入椿、槐、桃、柳、枣、桑、桂等 7 种嫩枝炸焦枯，用棕滤去渣，再加入上药炸焦黄色再滤去渣，然后加入制松香，用黄丹收膏。如无麻油可代以桐油，黄丹可减至 120 克。贮于瓷器中，备用。

选自《湖南沣县中医院龚光宇医师处方》

二苍膏（术桂除湿膏）

〔主治〕损伤，风寒麻木，鹤膝风，痈疮，肿毒（外伤，风湿麻木，关节炎，痈，丹毒）。

〔处方〕

苍耳子 18克	苍 术 18克	当 归 18克	
杜 仲 18克	川 断 18克	川 乌 18克	石决明 18克
川 羌 18克	五加皮 18克	全 蝎 18克	红 花 18克
荆 芥 18克	乳 香 18克	草 乌 18克	生 地 18克
龙 骨 18克	大活土鳖 18克	象 皮 18克	木 瓜 18克
防 风 18克	没 药 18克	灵 仙 18克	千年健 18克
地 龙 18克	细 辛 18克	青风藤 18克	虎 骨 18克
牛 膝 18克	麻 黄 18克	茜 草 18克	海风藤 18克
秦 芃 18克	自然铜 18克	乌 蛇 18克	血 竭 18克
白 芷 18克	桂 枝 18克	天 麻 18克	赤 芍 18克
钻地风 18克	毛 姜 18克	儿 茶 18克	苏 木 18克
透骨草 18克	麝 香 6克	冰 片 18克	香 油 2500毫升
漳 丹 3包			

〔制法及用法〕上药除麝香、冰片、漳丹外全浸香油内，春五、夏三、秋七、冬十日，继用慢快火熬，用槐枝不住手搅，熬药枯浮起为度。住火，滤去药渣，再熬熟按500毫升油下漳丹129克，再熬，随熬随试，熬至软硬适中，将锅离火，搅至烟出净，倒入大盆冷水中以浸去火毒，最后取出掺入研细麝香、冰片搅匀摊涂。贮于瓷器中，备用。

选自《山东省中医正骨技术交流座谈会资料汇编》

橘皮膏（金不换膏）

〔主治〕损伤（外伤）。

〔处方〕 橘　皮 15克　 川　芎 15克　 怀牛藤 15克

草　乌 15克　 大　黄 15克　 川　乌 15克　 香　附 15克

红　花 15克　 续　断 15克　 麻　黄 15克　 细　辛 15克

防　风 15克　 羌　活 15克　 五加皮 15克　 山　药 15克

白　芷 15克　 青风藤 15克　 远　志 15克　 桃　仁 15克

白　蔹 15克　 何首乌 15克　 天　麻 15克　 熟　地 15克

当　归 15克　 生杜仲 15克　 灵　仙 15克　 连　壳 15克

穿山甲 15克　 乌　药 15克　 苍　术 15克　 赤　芍 15克

独　活 15克　 荆芥穗 15克　 僵　蚕 15克　 苦　参 15克

金银花 15克　 桑　枝 15克　 桃　枝 15克　 槐　枝 15克

榆　枝 15克　 柳　枝 15克　 蜈　蚣 1条

〔制法及用法〕上药用香油7 200毫升，炸枯去渣，炼熟入丹3 000克，膏成。另将血竭、乳香、没药、樟脑、轻粉各18克研细，掺入膏中。贮于瓷器中，备用。

选自《北京同仁堂经验方》

山　峰　膏

〔主治〕损伤，筋骨酸痛（外伤，筋骨疼痛）。

〔处方〕 山　甲 60克　 峰　房 60克　 羌　活 60

白　蔹 60克　 钩　藤 60克　 川　乌 60克　 桂　枝 60克

木　瓜 60克　 当　归 60克　 赤　芍 60克　 鳖　甲 60克

川牛膝60克	没　药60克	白胡椒60克	麝　香60克
连　壳60克	麻　黄60克	白　芨60克	草　乌60克
千年健60克	钻地风60克	木　鳖60克	血　余60克
大　黄60克	乌　药60克	防　风60克	乳　香60克
冰　片6克	香　油6000毫升		黄　丹3000克
桃　枝2尺	柳　枝2尺	桑　枝2尺	槐　枝2尺
枣　枝2尺			

〔制法及用法〕上药除山甲、乳香、没药、白胡椒、麝香、冰片另研细末待凉加入外，其他各味均用油炸枯，滤去渣，加入黄丹收成膏。贮于瓷器中备用。

选自《保定市商业局中药制药厂方》

雅连散（治伤未破皮青肿热痛方）

〔主治〕外伤未破，皮青肿破痛。

〔处方〕　　川黄连120克　炮山甲30克　生乳香30克
大　黄120克　黄　柏120克　生南星60克　当归尾60克
生草乌60克　生没药60克

〔制法及用法〕研粉，用麻油1 000毫升，黄蜡360克，烊化候冷和药粉调匀敷之。

选自《祖国医学采风录》

粉底膏（万应膏）

〔主治〕偏正头风，心气疼痛，损伤及肿毒，瘰疬，冻疮等症。

〔处方〕 银 粉 750克 银 底 750克 黄 丹 6000克
胡麻油 2500毫升

〔制法〕用木柴火将油熬两小时，用慢火下黄丹、银粉、银底，用火以桃、柳枝不断搅拌，熬熟，离火，以柳枝搅冷将烟出完，倒在石板上，冷后即成。

〔用法〕筋骨疼痛、腰脚软弱贴肾俞、三里。痰喘气急、各种咳嗽贴肺俞、华盖、膻中。左瘫右痪，手足麻木贴肩井、曲池。偏正头风贴风门。心气疼痛贴中脘。两肋胀痛贴章门。赤白痢疾贴丹田。寒湿肺气贴三阴交。跌打损伤、肿毒、痛疮、瘰疬、凉疮等症贴患处。

选自《甘肃武威县王蛤蟆膏药方》

香脑膏（祖传伤膏）

〔主治〕损伤（外伤）。

〔处方〕 松 香 500克 樟 脑 250 黄 蜡 120克
朱 砂 30克

〔制法〕先将松香、樟脑、黄蜡砂锅内炸化，续用朱砂调和，另剪红布一方，摊贴布上。

〔用法〕将膏摊贴止血即止。

选自《丹方精华》

苍术膏（太乙膏）

〔主治〕金伤箭镞，并痈疮疖疮（枪伤、箭伤、痈、疖。）

〔处方〕　　苍　术 15克　白　芷 15克　石　膏 15克（醋炒）
白胶香 15克　乳　香 15克　没　药 15克　黄　丹 15克

〔制法〕将上药研为末，用清油 120 毫升（桐油亦可），先煎油，柳枝搅，次入白芷等 4 味，煎少顷，再入白胶香、石膏、黄丹等同煎，再入黄蜡 30 克同煎片时，用生布滤过，瓦器收藏。

〔用法〕以油单纸摊之敷损伤疮口。

选自《普济方》

二汁膏（杖疮膏）

〔主治〕杖疮（打伤）、止痛生肌。

〔处方〕　　葱　汁 1碗　姜　汁 1碗　密陀僧 120克（水研飞净）
香　油 240毫升　乳　香 15克　没　药 15克　儿　茶 15克
血　竭 15克　麝　香 少许

〔制法〕先将油入锅内熬，次入 2 汁，待熬黑色，少定下细药，冷定去火性，用油纸摊之。

选自《外科启玄》

冰麝膏（白玉夹纸膏）

〔主治〕杖疮（打伤）。

〔处方、制法及用法〕麻油 120 毫升熬，加制松香 15 克，白蜡、黄蜡各 7.5 克，再熬去烟沫，用绢滤清，一加研细轻粉 30 克，二加冰片 0.9 克，三加麝香 0.9 克，随加随搅，匀极，加鸡蛋白一个，再搅匀，瓷瓶贮，蜡封口，听用。如过两月后，药干无用矣。摊贴于伤处。

松香膏 （天下第一金疮药）

〔主治〕金伤（枪、刀伤）。

〔处方〕 松 香 18克 面 粉 120克（炒筛） 雄猪脂 620克
麝 香 1.8克 黄 蜡 180克 樟 脑 90克（研细）
冰 片 1.8克 血 竭 30克 儿 茶 30克 乳 香 30克（烘去油）
没 药 30克（烘去油）

〔制法及用法〕前药研细，先将猪油、黄蜡、松香三味熬化，滤去渣，待将冷，再入药末搅匀，瓷器收贮，不可泄气，摊贴。

甘 菊 膏

〔主治〕金伤，痈疮，定痛生肉（枪刀伤、痈止痛、生肌）。

〔处方〕 甘菊花 30克 防 风 30克 大 戟 30克
黄 芩 30克 芎 劳 30克 甘 草 30克 细 辛 15克
黄 耆 15克 蜀 椒 15克（去目闭口者） 汗大黄 15克
杜 仲 15克（炙） 生地黄 120克

〔制法及用法〕以上13药捣筛，以猪膏280克煎，芍药色黄膏成，绵布绞去渣敷疮上，一日二次。

选自《千金翼方》

莪术膏（万应灵膏）

（附：加料万应灵膏）

〔主治〕跌打损伤，负重闪腰，筋骨疼痛，腿膝痠软，瘫痪风痹，手足麻木，胸胃气痛，腹胀寒痛等症。

〔处方〕

莪　术 60克	淡附子 60克	鲜红花 60克	
血　余 60克	桂　枝 60克	羌　活 60克	独　活 60克
白僵蚕 60克	秦　艽 60克	麻　黄 60克	当　归 60克
制川乌 60克	防　风 60克	威灵仙 60克	制草乌 60克
生大黄 60克	赤　芍 60克	生山栀 60克	桃　仁 60克
三　棱 60克	白　芷 60克	淡全虫 60克	五加皮 60克
良　姜 60克	生　地 120克	香　附 120克	乌　药 120克

〔制法〕用麻油 7 500 毫升，入药熬枯去渣，熬熟，加漳丹 1 800 克收膏。临摊时每 500 毫升药油再加：香料 60 克、肉桂粉 15 克、苏合油 15 毫升。

同药油搅匀，摊红布上。

〔用法〕用时烘热，按症各贴患处。

〔备考〕

1. 附：加料万应灵膏：

照上述各症，其功效好，临摊时万应灵膏 500 毫升药油再加香料 60 克、肉桂粉 30 克、苏合油 30 毫升、麝香 1.8 克。

同药油和匀摊之。用时，烘热贴患处。

2. 附：万应灵膏香料方：

广木香 60克	制没药 60克	山　奈 60克	甘　松 60克
排　草 60克	白檀香 60克	公丁香 60克	制乳香 60克

春 花60克 血 竭24克 儿 茶24克

以上共研细粉为度。

选自《全国中药成药处方集》

半升膏（内伤膏）

〔主治〕跌打损伤，肢节麻木，筋骨疼痛。

〔处方〕 半 夏30克 升 麻30克 羌 活30克

独 活30克 草 乌30克 良 姜30克 麻 黄30克

生附子30克 川 乌30克 桂 枝30克 当 归30克

苍 术30克 红 花30克 白 芷30克 菖 蒲30克

丁 香60克 麻 油5000毫升 黄 丹1800克

临摊时再加：

肉 桂3克 牙 皂8克 年 健3克 乳 香3克

没 药3克 大 黄3克 青 皮3克（以上各研细末）

〔制法〕将羌活至丁香以上诸药，与香油同入铜锅泡7日，熬枯去渣，炼开。下黄丹1 800克搅匀，成膏610克，用冷水浸去火毒。临摊膏时，再将肉桂至青皮以上诸药，共研细粉对入，用红布摊贴，每张重6克。

〔用法〕先将生姜在患处搓红，然后贴膏药一张。

选自《全国中药成药处方集》

红乳膏（活血膏）

〔主治〕消炎，活血，止疼。跌打损伤，坠车落马，伤筋动骨，及痈疮疖，已破未破，红肿高大，日久溃烂，久不收口，蝎螫虫咬，疼痛不安。

〔处方〕　　　红　粉 3克　乳　香 3克　轻　粉 12克
没药面 12克　儿茶面 6克　血竭面 12克（共为细面）
漳　丹 60克　黄　蜡 60克　血　余 6克　蛇　蜕 6克
香　油 240克　麝　香 0.6克　冰　片 3克

〔制法及用法〕先将香油放入杓内，熬开放入蛇蜕、血余二味，炸枯去渣过滤后，再放入漳丹、黄蜡二味。候黑色再放入前6种药面，候片刻。离火以后，候片刻再将麝香、冰片二味放入，搅匀后倒入冷水盆内（以解火毒）收成软膏为度，15克重装盒，敷患处。

选自《全国中药成药处方集》

红桃膏（跌打损伤膏）

〔主治〕跌打损伤，破皮流血等症。

〔处方〕　　　红　花 60克　桃　仁 60克　当　归 150克
川　芎 60克　白　芨 90克　赤　芍 90克　大　黄 120克
苏　木 90克　血　藤 90克　郁　金 60克　良　姜 90克
刘寄奴 90克　五加皮 90克　青木香 90克　羌　活 90克
姜　黄 90克　桑寄生 90克　三　棱 90克　莪　术 90克
黄　柏 90克　血　余 90克　土　鳖 30克　川牛膝 90克
玄　胡 90克　秦　艽 90克　防　风 90克　白鲜皮 90克
大葱白 500克

〔制法〕上药切片，香油9 000毫升，将药入油内浸泡，春秋二季七天、夏季四天、冬季十天。熬至药枯，去渣滤净。再熬熟，再入炒黄丹，500毫升油，春、夏、秋 240克，冬季

210 克，候冷又入自然铜（醋煅）90 克，乳香、没药各 120 克，血竭 60 克，儿茶 60 克。以上 5 味，共研细末，又入樟脑、冰片各 30 克。上药 7 味，下入膏内，搅匀。

〔用法〕用时将膏药在火上烘融摊开贴患处。

〔禁忌〕非因跌打损伤致病及有痈疮症者忌贴此膏。孕妇忌用。

选自《全国中药成药处方集》

穿山膏（活络膏）

〔主治〕活血化瘀，跌打损伤，闪腰岔气，关节酸痛，足膝痿软。

〔处方〕　　穿山甲 6 克 (生用)　五倍子 6 克　防　风 6 克

当　归 6 克　羌　活 6 克　独　活 6 克　白　芷 6 克

黄　连 6 克　枳　壳 6 克　官　桂 6 克　猪牙皂 6 克

木鳖子 6 克　全　蝎 6 克　细　辛 6 克　黄　柏 6 克

桃　仁 6 克　川　芎 6 克　诃　子 6 克　天南星 6 克 (生)

青　皮 6 克　杜　仲 6 克　三　棱 9 克　莪　术 9 克

川　乌 9 克 (生)川附片 9 克　厚　朴 9 克　香　附 9 克

地龙肉 9 克　大　黄 10.5 克　槟　榔 10.5 克　续　断 10.5 克

骨碎补 10.5 克　蜈　蚣 2 条　马钱子 14 个 (生)

蛇　蜕 4.5 克　木　香 7.5 克　乌蛇肉 9 克　威灵仙 15 克

天　麻 9 克　刘寄奴 9 克　红　花 9 克　首乌藤 15 克

海风藤 15 克　土鳖虫 6 克

〔制法〕上药用香油 240 000 毫升炸枯去渣，炼开，入黄丹 6 000 克，搅匀成膏。每 1 920 克膏油对：血竭、乳香、没药、沉香各 7.5 克，公丁香 4.5 克，麝香 3 克，搅匀，摊贴。

〔用法〕微火化开，贴患处。

〔禁忌〕孕妇忌贴。

选自《全国中药成药处方集》

第五节　烧伤、烫伤、冻伤膏药

地乌软膏（赤膏）

〔主治〕火伤，损伤，金伤（烧伤，外伤，枪刀伤）。

〔处方〕　　生地黄汁 140 毫升　　　生乌麻脂 60 克

薰陆香 8 克（末）　　丁香末 8 克　　黄　丹 12 克

黄　蜡 2 枚（如鸡子黄）

〔制法及用法〕先微火煎地黄汁和乌麻脂，待三分减一，乃下丁香末、薰陆香末，煎 30 沸，乃下黄丹，次下黄蜡，煎之使消，以匙搅数千次，下之待凝摊用患处。

选自《千金翼方》

栀子软膏（清凉膏）

〔主治〕汤泼火伤（烫伤、烧伤）。

〔处方〕　　栀子仁 0.3 克　　黄　连 0.3 克（去须）　　生地黄 60 克

葱　白 10 根　　白　芷 0.3 克　　黄　蜡 15 克　　清麻油 20 毫升

〔制法及用法〕上药细切，于油锅内煎，以地黄焦黑为度，绵滤去渣澄清，即于锅内入蜡，慢火熬，候蜡消。倾于瓷盒内，每用时，用毛笔涂抹上。

白麻膏（神效白膏）

〔主治〕汤泼火烧（烫伤、烧伤）。

〔处方〕 白 蜡30克 麻油120毫升 当归30（15）克（生切）

〔制法〕上药，先将油煎当归令焦黑色，滤去渣，次下蜡，候消尽，相继急搅放冷，入瓷器贮之。

〔用法〕以帛布涂贴。

三脂软膏（止痛膏）

〔主治〕汤火所损（汤烧、烧伤）。

〔处方〕 羊 脂0.9克 松 脂0.9克

猪 脂0.9克 蜡15克

〔制法〕取羊、猪脂，同于锅中煎，令沸，次下松脂和蜡，令熔尽搅匀，倾于瓷盒内盛。

〔用法〕一日二三次涂之。

选自《太平圣惠方》

赤紫软膏（治烫火伤方）

〔主治〕烫火伤（烫伤、烧伤）。

〔处方〕 赤 芍18克 紫 草18克 甘 草9克

梅 片0.6克 当 归18克 白 芷18克 轻 粉3克

血 竭3克

〔制法〕用麻油 500 毫升熬煎 5 味，熬至白芷为黄色去渣，次入白蜡 30 克调匀后，再入轻粉、血竭、梅片三味，搅匀备用。

〔用法〕以毛笔敷涂伤面。

选自《宋人医方三种》

罂粟软膏（罂粟膏）

〔主治〕汤泼火烧，皮肉溃烂（烫伤、烧伤、溃疡）。

〔处方〕　　罂粟花 30 朵（无花以壳代之）　　麻　油 250 毫升

白　蜡 18 克

〔制法〕浸油内，煎枯去渣，入白蜡熬化，盛碗内，待四边将凝时，下真轻粉细末 12 克，搅匀，坐冷水内。

〔用法〕挑破水泡，将药膏摊薄纸上，贴伤面。

蜂香膏（保肤膏）

〔主治〕烫火烧及臁疮、秃疮（烫伤、烧伤，深部脓胞病，头癣）。

〔处方〕　　大蜂房 1 个　　香　油 250 毫升　　血　余 15 克

黄　蜡 60 克　　大黄末 60 克　　潮脑末 30 克（后 2 味研细末最后和入）

〔制法及用法〕煎油沸，入大蜂房、血余，煎消炼枯滤去渣，再入黄蜡熔化，待温，最后和入黄丹、潮脑。膏成贮之备用。用时摊贴伤面。

选自《外科大成》

白紫膏（生肌玉红膏）

〔主治〕火伤、烫伤、溃烂（烧伤、烫伤、溃疡）。

〔处方〕 白 芷 30克 紫 草 12克 当 归 120克

白 蜡 30克 轻 粉 24克 甘 草 72克 血 竭 24克

麻 油 1600毫升

〔制法〕先将当归、白芷、紫草、甘草4味药入油中浸置，夏季五日，冬季十日，放锅内微火煎熬微枯，细绢滤清，去渣，将净油复入锅中煎开，入血竭待化尽，次下白蜡，微火化烊后，即行离火，待将凝时，再入研细之轻粉和匀，膏成备用。

〔用法〕摊纸上或用纱布包扎患部，每日换药一次。

选自《验方选录》

紫锦软膏（烫火伤外用方）

〔主治〕烫火伤、扑打伤、肿毒、血风疮、天疱疮、黄水疮（烫伤、烧伤、打伤、丹毒、湿疹、天疱疮、脓疱病）。

〔处方〕 紫 草 6克 锦 信 72克 当归片 30克

大 黄 72克（研粉） 麻 油 500毫升 黄 蜡 180克

〔制法及用法〕将当归片、紫草浸麻油内，约7日后，入铜锅内，炭水熬煎，待药呈黄褐色，油面出现云烟状，离火滤渣，再将油入锅中，下黄蜡，慢火煎融，贮瓷钵中，凝固后与大黄粉拌匀，敷患处。

选自《中医验方汇编》

川 梅 软 膏

〔主治〕烫火伤（烫伤、烧伤）。

〔处方〕 川 连9克 上梅片1.2克 米 壳12个
刘寄奴1.5克 轻 粉0.15克 川 蜡30克 香 油120毫升
麝 香少许

〔制法〕将川连、米壳、刘寄奴3味，入油锅内炸焦，去渣，然后入轻粉、麝香、上梅片3味，后加入川蜡，熔化调匀，即成膏。贮于瓷器中，备用。

〔用法〕摊涂患处。

三 川 软 膏

〔主治〕烫火伤（烫伤、烧伤）。

〔处方〕 川黄连6克 川 蜡24克 川大黄6克
米 壳9克 香 油120毫升 冰 片4.5克 轻粉4.5克（研）

〔制法〕将川黄连、米壳、川大黄用香油熬枯，过滤去渣，后入轻粉、冰片，再入川蜡，待熔化，调匀贮用。

〔用法〕摊涂患部。

鱼鳔软膏（四亏方）

〔主治〕烫火伤（烫伤、烧伤）。

〔处方〕 鱼 鳔3克 血 余15克 官 粉1盒（研）
乳 香3克 香 油180毫升 黄 蜡30克

梅　片6克（研）

〔制法〕用香油将诸药除梅片、黄蜡、官粉外，炸枯黄，去渣，离火入黄蜡，待化入梅片官粉，搅匀即成。

〔用法〕外敷患处。

选自《山东省中医验方汇编》

米 壳 膏

〔主治〕烫火伤（同上）。

〔处方〕　　　米　壳7个　　鸡　蛋2个　黄　蜡30克
轻　粉3克（研细）官　粉15克（研细）樟　脑3克（研细）
香　油90毫升

〔制法及用法〕先将香油熬沸，将鸡蛋打开放油内，炸焦取出，再入米壳炸枯捞出，再次入黄蜡，蜡化尽倾入碗内，再将轻粉、官粉、樟脑入内搅匀，贴患处。如有黄水流出者，可用药棉拭净，复用膏贴之。

儿 紫 膏

〔主治〕同上。

〔处方〕　　　儿　茶30克　紫　草30克　当　归30克
乳　香30克　没　药30克　血　竭30克　象　皮30克
黄　蜡30克　冰　片少许　香　油1800毫升

〔制法〕将以上前7味，纳入油中煎枯去渣，次下黄蜡，再次入冰片，即成紫色膏药。煎熬膏药时用槐枝搅拌。

〔用法〕摊贴患部。

选自《中医实用效方》

柏叶软膏 (慈航膏)

〔主治〕水烫、火烧（烫伤、烧伤）。

〔处方〕　　鲜侧柏叶240克　　川大黄60克 (碾末)

当　归60克　　　地　榆60克　　　血　余60克

露蜂房1个　　　黄　蜡 (冬用150克，夏用210克，春用150克)

香　油1000毫升　　樟　脑0.6克

〔制法〕先将油煎沸，下侧柏叶，次下当归，再下地榆，候煎至枯黑色，捞出药渣，下血余、蜂房，待枯捞出，再下大黄末，再下黄蜡，俟完全熔化离火，再入樟脑，搅匀即成。贮净缸中备用。

〔用法〕将膏摊敷伤面，上敷纱布，或将膏药摊纱布上贴之。如烧伤起水泡者，宜刺破，将水用药棉轻轻拭干后敷膏。轻者用药数次即愈，重者每日换药一次。

〔禁忌〕在治疗期间，忌食辛辣、烟酒等刺激性东西。

〔注〕上方冬季用时可减去侧柏叶，夏季用时可减去当归。露蜂房以槐树上者最佳。如伤势过重或部位险要及兼有并发症者，则不可单持此膏，需视其症从各方面设法急救。

四白膏 (阳和解凝膏)

〔主治〕冻疮（冻伤）。

〔处方及制法〕鲜大力子梗叶根1 500克、活白凤仙梗120克、大麻油5 000毫升先煎至枯去渣，次日用川附、桂枝、大黄、当归、肉桂、官桂、草乌、川乌、地龙、僵蚕、赤芍、白芷、白蔹、白芨各60克，川芎、续断、防风、荆芥、五灵脂、木香、香橼、陈皮各30克再煎药枯，沥渣隔宿油冷，称过数量，每油500毫升，用炒透黄丹210克搅和，明日微火再熬，不粘指为度。移锅放冷处，将乳香60克、没药60克、苏合油120毫升、麝香30克，研细入膏，搅和均匀备用。

〔用法〕敷患处。

选自《外科全生集》

雄雉脑软膏（雉脑膏）

〔主治〕冻疮（冻伤）。

〔处方〕　　雄雉脑 1个（捣烂）　　黄　蜡（与脑等分）

清　油（较黄蜡减半）

〔制法及用法〕上3味同于慢火上熬成膏，去渣，以瓷器收，涂摩。

柏杏软膏（柏叶膏）

〔主治〕冻疮（冻伤）。

〔处方〕　　柏　叶 120克（炙干为末）　　杏　仁 40枚（去皮研）

血　余 15克　盐　　15克　　　　乳　香 0.3克（研）

黄　蜡 30克　清　油 30毫升

〔制法及用法〕上7味，先煎油令沸，次下4味药，以血余消尽为度，次下黄蜡搅匀，瓷器中收。每日一洗一换。如疮渐好，即三四日一换。

选自《圣济总录》

郁地软膏（灵异膏）

〔主治〕冻疮、烫火疮、杖疮（冻伤、烫伤、烧伤、打伤）。

〔处方〕　郁　金90克　生地黄60克　粉　草30克
猪脂油500克

〔制法及用法〕浸7日，炼药枯，滤去渣，入黄蜡12克，熔化成膏，浸水内久之，任用。

皂麻软膏（不龟手膏）

〔主治〕手背裂痛（手背皲裂痛）。

〔处方〕　猪牙皂3克　升　麻3克　猪脂油120克
白　蜡60克（熔化离火）　　白　芷3克　丁　香1.5克
麝　香0.6克

〔制法及用法〕以上各为细末，入煎油蜡内和匀，先用葱汤洗手净，拭干，烘手热前取膏一块，于手心内搓之，令手掌油润去药，即支手火上烘之搓之，以油干度，则裂痛见效，更且滋润肌肤。

选自《外科大成》

连香软膏（冻疮外用膏）

〔主治〕冻疮、火烫伤（冻伤、烧伤、烫伤）。

〔处方〕　黄　连15克　乳　香9克　香　油360毫升

血　竭 15克　黄　蜡 120克　冰　片 6克

〔制法及用法〕先将香油熬开，入血竭末及乳香末熬片刻，然后入黄蜡离火，候蜡消火，将此膏倾入冷水中浸一二日，换水二三次，将膏拿出，加入黄连末及冰片和匀即成。用时敷患处，不必太厚，外敷油纸，再缠以绷带。

选自《中医验方汇编》

葱茄软膏 （冻疮膏）

〔主治〕冻疮（冻伤）。

〔处方〕　　　大　葱 21茎　干茄子 7个　松　香 60克
黄　蜡 60克　　谷　壳 15克　白　芨 3克　白　芷 3克
乳　香 3克　　没　药 3克　樟　脑 1.5克
香　油 120（180）毫升

〔制法〕先煎油三四沸，入大葱、茄子、谷壳、白芷、白芨，待白芷枯，去渣滤油。另入净锅煎开入松香并蜡，令烟消尽，离火，入乳、没2味，后入樟脑，搅令均匀备用。

〔用法〕患处涂膏前，先用葱汤洗净拭干，再敷膏。切勿用火烤。但需注意保温。一日换洗一次。

归 柏 软 膏

〔主治〕冻疮（冻伤）。

〔处方〕　当　归 30克　黄　柏 30克　麻　油 120毫升

〔制法〕上2味药和麻油混合，放入铜器中，置于火上熬2味药焦枯，用纱布滤过，再将所滤之药油放入铜器中，复熬

10分钟左右，然后下适量的蜂蜡，待蜡熔解，即可将药油收起，待冷后成软膏，即可使用。

〔用法〕用硼酸水或甘草（浓度大的茶叶煎汤亦可）将患部洗干净，然后用无菌药棉拭干患部，再将药膏摊于纱布上，敷于患部。每日一次，重者一日二次换药，如无纱布，可用干净消毒油纸及棉布亦可。此方应用于重症者有溃烂之冻疮，效果显著。

选自《疮疡第二辑》

白芷软膏（玉红膏）

〔主治〕活血解毒，消肿止痛。红肿疼痛，冬日冻疮，水火烫伤。

〔处方〕 白　芷12克　当　归12克　紫　草12克
红　花12克

〔制法〕以上药料用香油1 000毫升炸枯，去渣滤净，加黄蜡180克收膏，每15克重装盒。

〔用法〕涂抹患处。

选自《全国中药成药处方集》

香米膏（烫火药膏）

〔主治〕消肿，止痛，解毒，火烧伤，皮肤被热水或蒸气及油类烫伤，局部红肿，起水泡，疼痛不止。

〔处方〕 香　油1 000毫升　米　壳60克　铅　粉1 000克
生　地120克　冰　片6克

〔制法〕以上 5 种先将香油烧开，再炸生地、米壳 2 味，炸枯去渣滤净，再入铅粉成软膏，候温对冰片。

〔用法〕敷患部。

选自《全国中药成药处方集》

乳藤软膏（烫火软膏）

〔主治〕烫伤、火伤。

〔处方〕　乳　香9克　藤　黄9克　没　药9克
黄　蜡60克

〔制法〕取上药（除黄蜡），用麻油 310 毫升，将 3 味炸枯去渣，再入黄蜡收膏，用丝绵过滤，8 折得净膏 288 克，分装圆铁盒。每盒重 18 克。

〔用法〕用药少许涂患处，不愈再涂。

选自《全国中药成药处方集》

第六节　生肌收敛膏药

黄羊软膏（生肌膏）

〔主治〕金疮、生肌（枪刀伤、肉芽生长）。

〔处方〕　　　生地黄70毫升（捣绞取汁）　　羊肾脂35克
乌麻油140毫升　食　盐30克（细研）　　　松　脂60克
薰陆香30克　杏　仁（30）60克（浸去皮尖双仁者麸炒微黄）
蜡60克　　　蜜60克

〔制法及用法〕先将蜜、蜡，微火煎令消，次纳羊脂，再次下油、松脂、薰陆香、杏仁、地黄汁、食盐微火熬之，令地黄汁水气尽，以绵滤去渣，待凝以敷疮上。

白地软膏（白芷膏）

〔主治〕金疮、生肌（枪刀伤、肉芽生长）。

〔处方〕　　　白　芷 45克　　生干地黄 45克　　甘　草 15克
当　归 0.9克　　白　蔹 0.9克　　附　子 0.9克（去皮脐）
川　椒 14克

〔制法及用法〕上药，细切，以绵裹用猪脂 1500克，煎白芷焦黄，膏成滤去渣，收瓷器内，每取涂于疮上。

选自《太平圣惠方》

黄风软膏（生肌膏）

〔主治〕痈疮、生肌（痈、肉芽生长）。

〔处方〕　　　黄　芪 0.9克　　防　风 15克　　细　辛 15克
当　归 0.9克　　生地黄 45克　　大　黄 15克　　芍　药 15克
黄　芩 15克　　芎　蓊 15克　　续　断 15克　　附　子 15克
白　芷 15克　　甘　草 15克　　猪　脂 500克

〔制法〕诸药除猪脂外切碎，醋 250毫升拌一宿，入脂，以瓷器盛，于瓿上蒸半日，以绵滤去渣，瓷盒盛。

〔用法〕患处日涂二三次。

选自《普济方》

雄龙软膏（紫微膏）

〔主治〕生肌收口（肉芽生长）。

〔处方〕　　雄　黄15克　龙　骨15克　香　油120毫升

烛　油45克　炒铅粉90克　轻　粉15克　乳　香15克

没　药15克　阿　魏15克　白　蜡15克　真　珠15克

儿　茶18克　麝　香15克（另研）　　　黄　蜡45克

〔制法及用法〕先熬油，烛油、黄蜡化尽，离火入铅粉，再入轻粉、乳没等9味药末搅匀，远离火，再入麝香15克成膏听用，临用时摊敷患处。

选自《外科全生集》

赤石软膏（生肌膏）

〔主治〕生肌长肉（肉芽生长）。

〔处方〕　　赤石脂3克　麻　油500毫升　煅龙骨3克

黄　蜡3克　熟猪油3克　乳　香3克　　没　药3克

煅象皮3克　轻　粉3克

〔制法〕俱为细末，入油内搅匀成膏，摊贴。

〔用法〕先将疮用盐水洗三四次，贴膏一日一换。

选自《串雅内编》

琥珀软膏

〔主治〕生肌长肉（肉芽生长）。

〔处方〕　　　　珀琥末 1.5克　定　粉 30克　血　余 24克

轻　粉 12克　　银　珠 21克　　花　椒 14粒

黄　蜡 120克　　　　　　麻　油 360毫升

〔制法及用法〕将血余、花椒同麻油炼焦，去渣，下黄蜡，化尽，用夏布滤净，入瓷盒内，预将定粉、轻粉、银珠、琥珀末 4味各研细末，共合一处，徐下入油，用柳枝时时搅之，以冷为度，红纸摊贴俱可。

选自《治疗大全》

三珠软膏（绛珠膏）

〔主治〕溃烂、生肌（溃疡、肉芽生长）。

〔处方〕　　　真　珠 9克　朱　砂 6克　（乳疖加）　银　珠 30克

麻　油 300毫升　鸡子黄 10个　血　余 15克

天麻子肉 81粒　白蜜蜡 90克　黄　丹 60克（水飞）

乳　香 9克　　没　药 9克　轻　粉 9克　血　竭 9克

冰　片 3克　　儿　茶 9克　麝　香 1.5克

〔制法及用法〕将油炼血余化，麻子肉枯，去渣入蜡，候化离火，少时入黄丹搅匀，再入细药和匀收用，敷患处。

儿茶软膏（收口药膏）

〔主治〕痈疮、生肌收口（痈、肉芽生长）。

〔处方〕　　儿　茶 3克　黄　蜡 90克　麻　油 90毫升

〔制法及用法〕将儿茶研为细末，和麻油及黄蜡同熬成膏，摊少许于油纸上贴患处。每早用明矾少许化开水洗患处，数日即收口。

选自《丹方精华续集》

白龙软膏（生肌膏）

〔主治〕生肌，痔疮，溃烂（肉芽生长，痔核，溃疡）。

〔处方〕　　白　芨 12克　龙　骨 12克　血　竭 12克
象　皮 6克　儿　茶 6克　熟石膏 6克　漳　丹 6克
川白蜡 6克　冰　片 6克

〔制法及用法〕共研细末，以适量公猪板油炖去渣，再以净油蜡再熬成膏，用于脱去痔核后之溃疡面。每日将肛门洗净，敷药 2 次。

选自《中医验方汇编》

二砂软膏（治伤口不收方）

〔主治〕金伤（枪刀伤）。

〔处方〕　　镜面砂 1.5克　　硼　砂 3克　　真琥珀 3克
血竭花 3克　乳　香 1.5克（去油）　没　药 1.5克（去油）
上梅片 0.9克　麝　香 0.6克　　香　油 250毫升
白　蜡 30克

〔制法〕共研细末，将香油熬开，入蜡熔化，将药面加入油内，再熬成膏，摊油纸上。

〔用法〕贴敷患处，绷带包好。

选自《山东省中医验方汇编》

五松软膏 （生肌长肉方）

〔主治〕溃烂，生肌长肉（溃疡，肉芽生长）。

〔处方〕　　五倍子6克　松香3克　血　竭3克
白　芨3克　虻虫3克　白　蔹3克

〔制法及用法〕共研细末，用熟猪油240克、菜油120毫升，同熬透，入白蜡9克熔化，再入药末搅匀，摊贴患处。

虻虫软膏 （治疮口破烂生肌收敛方）

〔主治〕疮口溃烂，生肌收敛（伤口溃疡，肉芽生长）。

〔处方〕　　虻　虫3克　乳　香12克　没　药12克
木鳖子6克　龙　骨3克　轻　粉6克　血　竭3克
白　芨3克　白　蔹3克　松香3克　　五倍子6克

〔制法及用法〕上药共研细末，用熟猪油240克、菜油120毫升同熬透，加白蜡9克，熔化再加药末调匀即成。

选自《云南中医验方第二辑》

丹片软膏 （防腐生肌方）

〔主治〕溃烂，生肌（溃疡，肉芽生长）。

〔处方〕　漳　丹18克　冰　片1.2克　生石膏30克

〔制法及用法〕先将石膏研细，入漳丹，合研后，入冰片研匀，用瓶封贮待用。先用盐水洗净患处，将药末撒在已溃之处，再用纱布或膏药，固定所敷药粉。

选自《中医验方汇编》

鳖仁软膏 （治金疮溃烂方）

〔主治〕金疮溃烂，生肌长肉（枪刀伤溃烂，肉芽生长）。

〔处方〕　　木鳖仁6克　生乳香12克　生没药12克

龙　骨3克　　轻　粉6克　血　竭3克　白　芨3克

白　蔹3克　　虻　虫3克　五倍子6克　老松香3克

白　蜡9克

〔制法〕共研细末，用熟猪油240克、菜油120毫升，同熬透，再入白蜡一味熔化，入药搅匀。

〔用法〕用纱布棉花摊好，敷患处数次。

选自《云南省中医验方第二辑》

双石软膏 （九华膏）

〔主治〕消肿，生肌，止痛（消炎，肉芽生长，止痛）。

〔处方〕　滑石600克（研）　　　月　石90克　龙　骨120克

川贝母18克　冰　片18克（研末）　银　朱18克（共研为细末）

〔制法及用法〕和匀敷疮口。

黄草软膏 （玉红膏）

〔主治〕瘘疮，生肌长肉（瘘管，肉芽生长）。

〔处方〕　生大黄90克　生甘草60克　小生地120克

当　归 90克　　　粉丹皮 60克　紫　草 30克　木　鳖 30克

麻　油 1500毫升　轻　粉 9克 (细研)　　　　黄白蜡 60克

〔制法〕上药用麻油先浸泡 7 天，入锅内用炭火熬之，至药枯去渣滤清后，加入轻粉搅匀，再入黄白蜡，缓火徐徐收膏。

〔用法〕摊贴患处。

选自《中医外科诊疗学》

三油软膏 (生肌膏)

〔主治〕生肌长肉 (肉芽生长)。

〔处方〕　　香　油 15毫升　菜　油 15毫升　猪　油 60克

鸡蛋黄 5个　黄　丹 6克　　黄　蜡 30克　　白　蜡 45克

〔制法〕鸡蛋煮熟去清，下锅后用快火，不可常翻，以免蛋黄破散；俟蛋黄焦黑时即有油出。始下香油、菜油、猪油，此时用微火，可放生姜一片，姜黑即示油熟，将锅离火待冷，下黄丹，仍用微火，黄丹变黑方下黄白蜡，再熬沸膏即成。

〔用法〕将膏摊于纱布或薄皮纸上，掩盖疮口。

硇砂软膏 (如意硇砂膏)

〔主治〕疮口生肌 (伤口肉芽生长)。

〔处方〕　　硇　砂 1.5克　三仙丹 1.5克　冰　片 0.9克

人　参 6克 (切片，石灰内爆干研细为末)　　　制松香 3克

琥　珀 0.3克　腰　黄 1.5克　轻　粉 3克　　煅龙骨 3克

松花粉 3克　白螺丝壳 6克 (煅加入珠粉 1.5克更妙)

〔制法〕上味诸药，共为极细末，愈细愈妙。用"牡丹膏"将前末加入，搅匀。

〔用法〕摊贴收敛疮口、刀伤等。

二占软膏（黄连膏）

〔主治〕溃烂，生肌收口（溃疡，肉芽生长）。

〔处方〕　　白蜡化30克　黄蜡化30克　黄连末15克

黄柏末30克　连　翘30克　生　地30克　丹　皮30克

黄　芩24克　山栀30克　元　参30克　大　黄30克

扫　盆30克（研末）

〔制法〕用菜油240毫升将药浸3日，火熬至药枯浮起，捞去药渣，将绢滤净粗屑，再入锅内熬，次下黄蜡、白蜡，离火，再下黄连、黄柏、扫盆等药末，不住手搅，至冷收藏备用。

〔用法〕临用时将此膏摊于"牡丹膏"上贴之。

双羊软膏（拔毒生肌膏）

〔主治〕疮疡，生肌（脓肿溃疡，肉芽生长）。

〔处方〕　　一方：羊蹄甲1支　闹羊花30克　牛抵角15克

商　陆15克　猪蹄甲15克　大　黄45克　巴　豆7.5克

白　芨7.5克　白　蔹7.5克　苍耳子60克　蓖麻仁45克

干蟾1个　全当归15克　漏　芦15克　山　甲30克

玄　参30克　两头尖30克　木鳖仁7.5克　生川乌7.5克

鲫　鱼1条　生草乌6克　杭大戟7.5克　香　油5000毫升

二方：

芒　硝₄.₅克　乳　香₃克　没　药₆克　肉　桂₄.₅克

轻　粉₄.₅克　黄　丹₁₂₀₀克

〔制法及用法〕先将一方项各药在油中炸至枯黄焦浮，去渣后，加黄丹收成膏，再将二方项各药，研成细末，加入膏中，摊油纸上，贴患处。

丹朱软膏（玉红膏）

〔主治〕止血，生肌（止血，肉芽生长）。

〔处方、制法及用法〕麻油60毫升煎滚去沫，二三滚后入老黄蜡30克或24克（冬季止用），搅化匀再煎五六次，取起盛瓷器内，置冷水中，搅三四遍出热气，急入后药：轻粉末1.8克、飞丹0.9克、真珠0.9克（生研极细末）、黄柏末0.9克（生）、橡皮0.9克上5味细末共一处研细匀，入前蜡油内，不住手搅匀，俟冷，瓷器收贮。临用时，以桑皮纸薄薄摊贴。

选自《膏药方集》

合 欢 软 膏

〔主治〕生肌长肉（肉芽生长）。

〔处方〕　　合欢皮₆₀克　　橡　皮₆₀克　　生　地₁₂₀克

当　归₉₀克　紫　草₃₀克　生甘草₁₅克　　制乳香₃₀克

制没药₃₀克　血　竭₁₅克　香　油₁₅₀₀毫升　黄　蜡₃₀₀克

〔制法及用法〕先将橡皮剪成碎块，放入黄腊内熬炼成糊状，放入香油，并将生地、当归、合欢皮、紫草、生甘草等药大火熬之，滤去渣，投入香料微火搅匀，去火毒即可贴用。

珍 珠 散

〔主治〕生肌收敛（肉芽生长、伤口收敛）。

〔处方〕 珍珠母9克 梅 片15克 麝 香1.5克
龙 骨150克 硼 砂20克 血 竭9克 熟石膏30克
制橡皮20克

〔制法及用法〕将上药分别碾成细粉，搅匀即可贴用。

橡 皮 软 膏

〔主治〕生肌长肉（肉芽生长）。

〔处方〕 橡 皮270克 全当归180克
血 余180克 生龟板360克 大生地360克
生炉甘石粉750克 生石膏500克 香油8000毫升
黄 蜡750克 白 蜡750克

〔制法及用法〕将香油、黄蜡、白蜡以火加温待二蜡熔解后将橡皮切成细条放入熬炼，次将生龟板、血余加入，待上药熬枯后，再放入全当归、大生地，待全部药物熬成滤渣，放入生炉甘粉及生石膏粉边撒边搅，均匀后息火。去火毒即成。以纱布摊敷患处。

〔注意〕此膏适用于溃疡后期，腐肉将脱落生肌、长肉阶段。凡红肿疼新炎性伤口忌用。

当 归 软 膏

〔主治〕防腐消肿，止疼生肌。

〔处方〕　　当　归 12克　生　地 12克　香　油 1000毫升

黄　蜡 90克　白　蜡 60克

〔制法及用法〕先将二蜡以火熔解后，再放入香油及当归、生地一并熬制，敷患处。

紫香软膏（胭脂膏）

〔主治〕止痒，生肌消肿。

〔处方〕　　紫　草 15克　　香　油 120毫升　黄　蜡 60克

乳　香 15克（研细）　　　没　药 15克（研细）

〔制法〕紫草入香油内煎数滚去渣，再入黄蜡化尽为度，再下乳香、没药成膏。

〔用法〕用棉纸做如膏药状贴患处。

〔禁忌〕辛辣、油腻等物。

选自《全国中药成药处方集》

三虫软膏（白鲫鱼膏）

〔主治〕生肌收口。

〔处方〕　　姜　虫 15克　虫　退 15克　全　虫 15克

北　辛 20克　白　芷 15克　黄　柏 20克　薄　荷 30克

蓖麻子 30克　地　榆 20克　生　地 15克　鲫　鱼 40克

铅　粉 15克　麻　油 30毫升

〔制法〕先将各药用麻油熬煎取汁，去渣后加入铅粉制成膏，用油纸分摊成张，包装成盒。

〔用法〕每盒 100 张，净药 7.5 克。用开水或盐水将患处洗净，膏药熨热贴上。

〔禁忌〕禁忌入口，孕妇忌贴脐下。

选自《全国中药成药处方集》

当生软膏 （紫草膏）

〔主治〕化腐生肌，疮疡已溃，疼痛不止。

〔处方〕　　当　归9克　生　地9克　白　芷9克
防　风9克　乳　香9克　没　药9克

〔制法〕上药用香油 120 克炸枯去渣，再对入紫草 30 克，用温水闷湿微炸，再加入黄蜡 42 克收膏。

〔用法〕涂敷患处。

〔禁忌〕忌食发物。

选自《全国中药成药处方集》

银矾软膏 （隔纸膏）

〔主治〕防腐，生肌止痛，臁疮。

〔处方〕　　银　朱30克　枯　矾30克　炒黄丹30克
轻　粉30克　儿　茶30克　没　药30克　雄　黄30克
血　竭30克　五　倍30克 （炒）

〔制法〕共研细面，猪脂调匀。

〔用法〕先将疮口用葱椒煎汤洗净拭干，可量疮口之大小，用油纸两张，夹药于内，纸之周围用面糊粘住，然后贴于患处，以绷带缚上，一日洗二次，再换新药。

〔禁忌〕忌食辛辣腥冷等食物。

选自《全国中药成药处方集》

刺猬膏（三妙膏）

〔主治〕痈疮，未溃已溃，活血散瘀，排脓生肌。

〔处方〕

刺猬皮 15克	黄 柏 15克	川楝皮 15克
藿 香 15克	柴 胡 15克	大 黄 15克	土 贝 15克
白 芨 15克	全 蝎 15克	防 风 15克	海桐皮 15克
白附子 15克	苦 参 15克	蜈 蚣 9克	甲 片 15克
桃 仁 15克	牛蒡子 15克	红 花 15克	牙 皂 15克
苏 木 15克	防 己 15克	细 辛 15克	黄 芪 15克
花 粉 15克	蓖 麻 15克	赤 芍 60克	荆 芥 15克
半 夏 15克	鳖 甲 15克	巴 豆 15克	乌 药 15克
天 麻 15克	甘 草 15克	连 翘 15克	黄 芩 15克
黄 连 15克	银 花 15克	蛇 蜕 6克	当 归 15克
良 姜 15克	血 竭 15克	独 活 15克	麻 黄 15克
僵 蚕 15克	川 膝 15克	白 蔹 15克	川 羌 15克
草 乌 15克	千金子 15克	大 戟 15克	黄 丹 2400克
麻 油 6000克			

临摊时，再加：乳 香 15克 檀 香 15克 樟 脑 15克 明 雄 15克 肉 桂 15克 降 香 15克 公丁香 15克 麝 香 15克 白椒香 15克 没 药 15 冰 片 30克 等香料细末。

〔制法〕将黄柏至大戟以上诸药，与麻油同入铜器浸 7 日夜；再加柳枝、槐枝各 21 段，慢火熬至药枯黑，去渣滤净，熬开离火，加黄丹 2400 克，用槐枝搅匀，收膏 7 338 克。临摊时再将乳香至冰片以上诸药，共研细粉对入和匀。每大张重 6 克，小张重 3 克，用红布为壳。

〔用法〕贴患处，一日更换一次。

选自《全国中药成药处方集》

羊蹄膏（拔毒生肌膏）

〔主治〕拔毒生肌，护膜防菌，已溃之痈疮。

〔处方〕		羊蹄甲 1 只	牛抵角 15 克	猪蹄甲 15 克
商 陆 15 克	闹阳花 30 克	西大黄 45 克	巴 豆 7.5 克	
白 芨 7.5 克	白 蔹 7.5 克	苍 耳 60 克	蓖 麻 45 克	
干 蝉 1 个	当 归 15 克	漏 芦 15 克	山 甲 30 克	
两头尖 45 克	鲫 鱼 1 个	元 参 30 克	木 鳖 7.5 克	
生川乌 7.5 克	生草乌 7.5 克	杭大戟 7.5 克		
香 油 5000 毫升	黄 丹 2500 克	没 药 6 克	乳 香 3 克	
元 桂 4.5 克	芒 硝 4.5 克	轻 粉 4.5 克		

〔制法〕后 5 味研为面，熬成时对入。照一般熬膏药法熬制，摊于油纸上。

〔用法〕将疮口先以开水洗净，用此膏贴之，一日一换。

选自《全国中药成药处方集》

赤豆膏（生肌膏）

〔主治〕生肌长肉。

〔处方〕 赤小豆30克 川 芎20克 生 地20克
生山甲20克 白 芷20克 独 活20克 赤 芍20克
生白附子20克 当 归20克 木鳖子20克 大麻子20克
大 黄20克 黄 柏20克 苍 术20克 苦 参20克
白 蔹20克

〔制法及用法〕用香油5 000毫升，炸枯去渣，炼开，加黄
丹收膏。摊膏贴于患处。

选自《全国中药成药处方集》

紫血膏 (玉红膏)

〔主治〕痈疮溃烂，用以防腐生肌。

〔处方〕 紫 草6克 血 竭12克 当 归60克
粉甘草30克 白 芷15克 轻 粉12克 白 蜡15克
黄 蜡120克

〔制法及用法〕麻油500毫升，先将当归、紫草、粉草、
白芷各味浸一日，熬枯去渣再下血竭搅匀，再入白蜡、黄蜡熔
化，微冷再下轻粉成膏，贴患处。

〔禁忌〕凡痈疽脓未提净者忌用。

选自《全国中药成药处方集》

冰川软膏 (玉红膏)

〔主治〕拔毒提脓生肌，脓肿疮疡。

〔处方〕 冰 片9克 川 贝30克 当 归60克
紫 草15克 血 竭15克 乳 香15克 白 芷30克

生　地 30克　口　芪 30克　　红　花 15克　没　药 15克

甘　草 15克　黄　蜡 15克　　白　蜡 15克　猪　油 250毫升

〔制法〕用油、蜡熬炼成膏。

〔用法〕分患处大小，由 1.5 克至 3 克外搽患处。

选自《全国中药成药处方集》

川松软膏（玉红膏）

〔主治〕生肌长肉收口，痈疮。

〔处方〕　　川　椒 30克（另研末筛细）　松　香 240克（用好醋加葱头打碎或取汁同煮）　黄　丹 90克　枯　矾 75克

轻　粉 23克

〔制法〕共研为末，猪脂调膏。

〔用法〕先以盐水洗净患处，调涂此膏。

选自《全国中药成药处方集》

白草软膏（生肌玉红膏）

〔主治〕疮疡溃烂后生肌。

〔处方〕　　白　芷 15克　甘　草 36克　当　归 60克

紫　草 9克　血　竭 12克　香　油 500毫升

〔制法〕将药入香油内浸 3 日，火熬半枯，去渣再入血竭化尽；再入白蜡 60 克、轻粉 12 克、生肌散面 15 克，搅匀成稀泥膏。

〔用法〕按疮烂大小，将药膏摊于消毒纱布上贴患处。

选自《全国中药成药处方集》

龙儿软膏 （生肌玉红膏）

〔主治〕疮疡溃烂，流脓流血，久不收口，气秽疼痛，水烫火伤，皮破糜烂，色紫塌陷，疼痛异常，势将溃脓。

〔处方〕　　龙　骨 30克　儿　茶 30克　白　芨 15克

白　蔹 15克　当　归 15克　生　地 15克　紫　草 18克

乳　香 30克　海　蛸 30克　象　皮 30克　没　药 60克

血　竭 15克　银　朱 15克　猪板油 300克　香　油 300克

〔制法〕将二油化开，入黄蜡 90克，搅匀方妥。

〔用法〕摊敷疮面上，量疮大小随意涂之。

〔禁忌〕忌食辛辣。

选自《全国中药成药处方集》

星归膏 （麝香拔毒膏）

〔主治〕肿毒，生肌。

〔处方〕　　天南星 15克　当　归 15克　白　芷 15克

赤　芍 15克　粉甘草 15克　母丁香 7.5克　血　竭 4.5克

没　药 9克　乳　香 9克　冰　片 9克　麝　香 1.5克

肉　桂 15克

〔制法〕将以上各药研极细粉备用，另用香油 1 000毫升熬开，加漳丹 500克，熬成膏放入凉水内泡之（拔去毒火），再捞出温化，并将药粉掺入搅匀为度。

〔用法〕贴患处。

选自《全国中药成药处方集》

蛇蝎膏（五毒膏）

〔主治〕肿毒，疔毒，痄腮，疮疡溃烂后生肌。

〔处方〕　　　乌　蛇45克　全　蝎30克　当　归120克
大　黄120克　白　芨120克　白　蔹120克　川　乌120克
草　乌120克　官　桂120克　木　鳖120克　苦　参120克
蜈　蚣20条　乳　香30克　没　药30克　蛤　蟆10个
白　芷60克　连　翘60克　防　风60克　黄　丹300克
香　油6000毫升

〔制法〕把药入油内熬枯，滤渣，加黄丹、乳香、没药即成。

〔用法〕外贴患处。

　　　　　　　　　　　　　　　选自《全国中药成药处方集》

鸡头膏（麝香膏）

〔主治〕散风止痛，生肌解毒。肿毒，瘿瘤瘰疬，疔毒，疯狗咬伤。

〔处方〕　　　公鸡头1个　香　油8000毫升　马钱子1560克
全　蝎160克　蜈　蚣100条　麝　香1.65克　官　粉60盒

〔制法〕先把香油煎熟，再将以上药共和为一处，熬成膏，每15克摊于布面上，放阴凉处。

〔用法〕贴患处。

　　　　　　　　　　　　　　　选自《全国中药成药处方集》

连 川 膏

〔主治〕消肿化毒镇痛，疔毒，肿毒未溃者，贴之可消，已溃者敷之可敛。

〔处方〕　　独角连60克　川　军9克　羌　活6克

大　活6克　细　辛6克　麻　黄6克　生　地6克

桂　枝6克　黄　连6克　黄　柏6克　元　参6克

桃　仁6克　杏　仁6克　白　芷6克　连　翘9克

地　丁9克　防　风6克　乳　香6克　没　药6克

五倍子6克　山　甲6克　木　鳖6克　当　归6克

桂　楠6克　赤　芍6克　皂　角6克　三　棱6克

文　术6克　川　朴6克　枳　壳6克　香附子6克

川　乌6克　草　乌6克　乌　蛇6克　甘　遂6克

大　戟6克　芫　花6克　江　子6克　二　丑6克

马　钱30克　全　蝎9克　蜈　蚣2条　陀　僧15克

蛤　蟆1个

〔制法〕香油5 000毫升，漳丹2 500克，如常法收膏。

〔用法〕贴敷患处。

选自《全国中药成药处方集》

松藤软膏（藤黄膏）

〔主治〕肿毒，疮疡溃烂后生肌。

〔处方〕　　松　香120克　藤　黄30克　银　朱9克

香　油30毫升

〔制法〕先将香油熬开，再入松香熬化和匀，后入藤黄、银珠搅匀膏成。

〔用法〕贴患处。

〔禁忌〕痈疽溃口忌用。

选自《全国中药成药处方集》

第十章　眼、耳、鼻、咽喉、口腔病膏药

第一节　眼病膏药

竹叶软膏（摩顶膏）

〔主治〕清热除烦，火眼（结膜炎）。

〔处方〕　　　　淡竹叶1把　黄牛酥90克　莲子草汁75毫升

生　油140毫升　大青叶45克　葳　蕤45克　空　　青30克（研）

石长生45克　吴　蓝30克　槐　子45克　川　朴　硝45克

青　盐60克　栀子仁45克

〔制法及用法〕以上各药细切，绵裹。于锅中，先下油酥及莲子草汁，然后下诸药，以微火煎半日，即以快火煎之。候莲子草汁尽，其膏即成。去渣，用纱布滤过，油瓷瓶盛。每欲用时，夜间临卧时，以铁匙取少许，涂头顶上，细细以匙摩。待膏消散入发孔中，顿觉清凉，轻者不过五六次，重者用膏半剂即好。摩膏之法，每隔三夜涂一次摩一次。数日，此膏能清热除火眼风毒，冷热泪出，眼睛如针刺痛。摩膏后，两三日便能见效。

莲子软膏

〔主治〕清热解毒，火眼（结膜炎）。

〔处方〕　　莲子草90克　　青　盐90克　牛　酥90克

吴　蓝60克　葳　蕤60克　　栀子仁60克　槐　子60克

犀角屑60克　络　石60克　　玄　参60克　川朴硝60克（另研）

大　青60克　空　青60克（研）竹　叶2把　石长生30克

〔制法及用法〕将油，先用微火煎熟，次下诸药，添火煎炼30余沸，布绞去渣。拭锅，再用微火炼之，入酥及盐、朴硝、空青等末，炼如稀饧，又以绵绞，纳瓷器中盛。临卧时，涂摩头顶上。

木 香 软 膏

〔主治〕清热除火，火眼（结膜炎）。

〔处方〕　　　木　香30克　附　子30克（炮制去皮脐）

朱　砂0.3克　龙　脑1.5克　青　盐45克　牛　酥60克

鹅　酥120克

〔制法及用法〕以上附子、木香捣为细末，入朱砂下5味，同研均匀，以慢火熬成膏。每用少许，不计时候，头顶上摩之。

选自《太平圣惠方》

乳香膏（拔云膏）

〔主治〕清热凉血，火眼（结膜炎）。

〔处方〕　　乳　香1.5克　黄　丹120克（细研水飞）

黄　连1.5克（水飞五六次）　青　盐1.5克　礞　砂1.5克

雄　黄1.5克　川　芎1.5克　枯白矾1.5克　轻　粉1.5克

甘　草 1.5克　密陀僧 1.5克　麝　香 1.5克　龙　脑 1.5克

当　归 1.5克　朱　砂 9克　没　药 6克　　海螵蛸 6克 (研去甲)

〔制法及用法〕以上各药细研，用沙蜜，慢火煎，初沸，下黄丹；二沸，三沸，下诸药末。不粘手为度，贮瓷盏内，热水泡开，点眼，不拘时候。

二黄膏 (灵光还精膏)

〔主治〕清热解毒，火眼 (结膜炎)。

〔处方〕　　川黄连 120克　　　黄　丹 90克 (研细水飞)

当　归 6克　乌鱼骨 3克　　　硇　砂 3克 (另研)

轻　粉 3克　麝　香 1.5克 (另研)　乳　香 1.5克

〔制法及用法〕以上各药研为细末，用白沙蜜，银器内，或砂锅内先熬五六沸。以净纸搭去面上蜡、取净，除黄丹外，下余药，用湿柳枝搅匀。次下黄丹，再搅匀。于慢火内，徐徐搅至紫色不粘手为止。搓丸如皂角子大，以纸裹之，每用一丸，于小锅内化开，时时洗之。

黄蕤膏 (黄连膏)

〔主治〕凉血解毒，火眼 (结膜炎)，眼睑糜烂 (眼缘炎)。

〔处方〕　　黄　连 300克 (去须)　　蕤　仁 9克 (去壳研)

杏　仁 70个 (汤去皮尖)　　木　贼 21克 (去节)

龙胆草 60克 (去土)

〔制法及用法〕上药用水浸泡，春、秋三日、夏二日、冬五日，入锅熬熟，滤渣。再用水 490 毫升，熬至 30 毫升，滤出。

再用水 350 毫升熬至不到 30 毫升，再用重绢滤过，两次药汁再同熬至 35 毫升，倾于碗内，加开水煮为膏，贮于瓷器内。每用如米粒大，于锅内用蒸馏水少许溶化开，点之，日三四遍。

黄青膏（海青膏）

〔主治〕昏翳（角膜云翳）。

〔处方〕　　　黄　丹 120 克（水飞）　诃　子 8 个（去核为细末）
乌贼骨 6 克（去壳）　青　盐 30 克（另研）　白沙蜜 150 克（净者）

〔制法及用法〕将蜜烧煮去白沫，先下黄丹，次下余药，用槐条不住手一顺搅，搅蜜呈紫色。后再用黄连 60 克为末，水 3 大碗，于熬药锅内熬数沸，将锅并槐条上药物洗净，用瓷器收之。澄清，专洗沙眼、泪眼，点昏翳白膜。

选自《瑞竹堂经验方》

蕤白软膏（神效七宝膏）

〔主治〕火眼（结膜炎）。

〔处方〕　　　蕤　仁（去油心膜）100 克　白硼砂 15 克
朱　砂 0.3 克　片　脑 20 克

〔制法及用法〕共研细粉，蜜调成膏。点眼。

选自《丹溪心法》

羯蜂膏（二百味草花膏）

〔主治〕赤眼（结膜充血）。

〔处方〕羯羊胆 3 克　蜂　蜜 10 克

〔制法及用法〕蜜入胆中蒸熟，候干，细研为膏。每含少许，或点目中。又法，腊月蜜入胆中，纸笼套住，悬屋檐下，待霜出，扫取点眼。

薄荷膏（明眸膏）

〔主治〕火眼、赤眼（结膜炎、结膜充血）。

〔处方〕	薄　荷 30 克	苍　术 30 克	柴　胡 30 克
龙胆草 30 克	苦　参 30 克	元　参 30 克	生　地 30 克
赤　芍 30 克	归　尾 30 克	川　芎 30 克	荆　芥 30 克
防　风 30 克	麻　黄 30 克	白　芷 30 克	细　辛 30 克
大　黄 30 克	芒　硝 30 克	黄　连 30 克	黄　芩 30 克
黄　柏 30 克	黑山栀 30 克	茺蔚子 30 克	五倍子 30 克
决明子 30 克	蓖麻子 30 克	连　翘 30 克	蓉　叶 30 克
陈胆星 30 克	木鳖仁 30 克	杏　仁 30 克	桃　仁 30 克
蛇　蜕 30 克	蝉　蜕 30 克	木贼草 30 克	山甲片 30 克
菖　蒲 30 克	红　花 30 克	乳　香 30 克	没　药 30 克
羚羊角 24 克	犀角片 6 克	丁　香 3 克	

〔制法及用法〕先用槐枝、柳枝、桃枝、桑枝、枸杞根、竹叶、菊叶各 250 克，生姜 30 克，麻油 1 500 毫升熬，去渣，入上药再熬成稠状，黄丹收膏。入石膏、黄蜡、松香各 120 克，羊胆 2 个，搅匀，掺冰片，贴太阳穴。

选自《膏药方集》

一黄软膏（黄连膏）

〔主治〕消炎止痛，火眼，红肿作痛，怕光羞明。

〔处方〕　黄　连750克

〔制法〕将黄连熬汁收膏，以不洇纸为度，每30克汁对炼蜜30克。

〔用法〕用凉开水将眼洗净，以药膏少许点入眼角。

选自《全国中药成药处方集》

菊花软膏（黄连膏）

〔主治〕明目止痛。火眼，红肿痛痒，流泪畏光，眼边红烂。

〔处方〕　　菊　花60克　黄　连240克　黄　柏120克
防　风120克　当　归120克　甘　草240克

〔制法〕以上各药熬汁，滤渣，熬成浓汁，每浓汁180毫升加蜜15克收膏对冰片1.5克装入瓷器中。

〔用法〕用玻璃棍，蘸药膏少许，点眼角。

选自《全国中药成药处方集》

黄风软膏（明目黄连膏）

〔主治〕明目止痛，暴发火眼，红肿痛痒，流泪怕光，眼边红烂。

〔处方〕　　黄　连240克　黄　柏500克　防　风120克

菊　花 60克　　当　归 240克　　甘　草 240克　　生　地 500克
姜　黄 120克

〔制法〕上药共煎，去渣浓缩，每 60 毫升浓汁加蜜 150
克，入冰片 1.5 克。

〔用法〕用玻璃滴管蘸取少许，点眼角。

〔禁忌〕刺激食物。

　　　　　　　　　　　　　　　　选自《全国中药成药处方集》

蕤仁软膏（明目黄连膏）

〔主治〕肺胃火盛，眼边溃烂，迎风流泪。

〔处方〕　　蕤　仁 12克　　归　尾 15克　　川　连 15克
生　地 15克　　防　风 12克　　薄　荷 12克

〔制法〕共熬浓汁，对好白蜜，共熬成 120 克，再对梅片
9 克。

〔用法〕以玻璃棒点入眼角内。

　　　　　　　　　　　　　　　　选自《全国中药成药处方集》

黄砂软膏（龙脑黄连膏）

〔主治〕肝热上升，目红难开，畏光羞明，热痛多泪，睛
缘赤烂等症。

〔处方〕梅冰片 7.5克　　淡硇砂 3克

〔制法〕共研细粉，用黄连膏 120 克调匀。

〔用法〕每日早、晚点入眼角。

〔禁忌〕忌葱、大蒜发物。

　　　　　　　　　　　　　　　　选自《全国中药成药处方集》

玄黄软膏（清凉明目膏）

〔主治〕眼部赤肿，眼酸眼疼，目中赤脉，眼睛涩磨，畏光羞明，风火烂眼。

〔处方〕　　玄　参 500克　黄　连 500克　生　地 1500克
麝　香 0.6克　冰　片 120克　蕤　仁 120克　栀子仁 120克
蜂　蜜 150毫升

〔制法〕共合一处，熬汁加蜜收膏。

〔用法〕轻者每日二次，重者三次。点入眼内。

〔禁忌〕孕妇忌用。

选自《全国中药成药处方集》

海螵软膏（明目化眼药膏）

〔主治〕火眼，结膜炎，迎风流泪，眼皮难睁。

〔处方〕　　海螵蛸 12克　炉甘石 240克　硼　砂 18克
石决明 15克　珍　珠 2.4克　梅　片 180克　牛　黄 3克
麝　香 3克　熊　胆 12克　白凡士林 450克

〔制法〕上 9 味药共合一处研极细，与白凡士林调匀为膏。

〔用法〕涂眼内。

选自《全国中药成药处方集》

朱砂膏（洗眼紫金膏）

〔主治〕清热消炎，火眼，胬肉攀睛，眼睑赤烂。

〔处方〕　　朱　砂 0.3克　硼　砂 0.3克　乳　香 0.3克
赤　芍 0.3克　当　归 0.3克　雄　黄 6克　麝　香 1.5克
黄　连 1.5克

〔制法〕赤芍、当归、黄连共为细粉，与诸药同研和匀，炼蜜为饼，每 30 克分作 50 个。

〔用法〕每用 2 个，温开水溶化洗之。

选自《全国中药成药处方集》

金熊软膏 (三光眼药膏)

〔主治〕流行性结膜炎，慢性结膜炎，砂眼，麦粒肿，眼丹等。

〔处方〕　　金熊胆 15克　真梅片 60克　水浮煅甘石 150克
薄荷冰 9克　　西瓜霜 60克　硼　砂 30克　白凡士林 1860克
香　油 180毫升

〔制法〕将炉甘石煅过，用黄连煎汤浸之，取上浮者，再研为细末，和其它原料混合，再研极细。用白凡士林熔化成膏。

〔用法〕每日一二次，用玻璃棒蘸取少许，搽入眼睑内。

选自《全国中药成药处方集》

连柏软膏 (熊胆烂眼膏)

〔主治〕风火烂眼，迎风流泪，干涩磨痛。

〔处方〕　　黄　连 1000克　黄　柏 1000克
大　黄 1000克　黄　芩 1000克　蕤　仁 240克

熊　胆0.6克　麝　香0.6克　冰　片80克

蜂　蜜1000毫升

〔制法〕将麝香、冰片、熊胆三味另研，其余锅内熬滤除渣成浓膏2 000克，再将三味研面加入即成。

〔用法〕点眼角内。

〔禁忌〕翳障眼忌用。

选自《全国中药成药处方集》

苦菊膏（明目熊胆膏）

〔主治〕明目去翳。云矇障翳，迎风流泪，红肿痛痒。眼睑肿痛，眼边溃烂。

〔处方〕　苦　参60克　菊　花60克　黄　连120克

归　尾15克　红　花30克　荷　叶30克　熊　胆4.5克

冰　片30克　白蜂蜜45毫升

〔制法〕常法熬膏，熊胆、冰片另对。

〔用法〕竹叶或玻璃棒蘸蒸馏水和药少许点眼角。

〔禁忌〕忌刺激食物。

选自《全国中药成药处方集》

蕤梅软膏（蕤仁春雪膏）

〔主治〕止痛明目，目赤羞明，痛痒流泪。

〔处方〕　蕤　仁12克（去油）　梅　片1.5克

〔制法〕先将蕤仁研细，入梅片和匀，用蜂蜜3.6克再研即成。

〔用法〕每用少许，以玻棒点眼角。

选自《全国中药成药处方集》

桑冰膏滋 （桑椹膏）

〔主治〕明目活络

〔处方〕　　鲜桑椹子 5000 克 （用紫色者）

　　　　　　竹　叶 5000 克

〔制法〕以清水熬成浓汁，去渣滤净，浓缩加冰糖收膏。（每清膏 500 克加冰糖 1 000 克）。

〔用法〕每服 9 至 15 克，一日一次至二次，以开水服用。

选自《全国中药成药处方集》

石斛膏滋 （石斛夜光丸）

〔主治〕因身体衰弱，或营养不良而引起的眼疾，凡属内障，视物昏花，瞳孔变淡绿色，或淡白色，以及迎风流泪等。

〔处方〕　　　石　斛 60 克　人　参 60 克 （去芦）

天　冬 60 克　　茯　苓 60 克 （去皮）　　　生　地 30 克

熟　地 30 克　　麦　冬 15 克　菊　花 15 克　菟丝子 15 克

杏　仁 60 克 （去皮炒）　　　怀牛膝 15 克　五味子 15 克 （酒蒸）

蒺　藜 15 克 （盐炒）　　　生山药 15 克　苁　蓉 15 克 （酒蒸）

川　芎 15 克　　枳　壳 15 克 （麸炒）　　　防　风 15 克

黄　连 15 克　　青箱子 15 克　甘　草 15 克　枸杞子 23 克

炒草决明 60 克

〔制法〕以上药味共研细末，加蜜调匀为膏。

〔用法〕每次服 10 克，淡盐水送下。

〔禁忌〕辛辣食物。

选自《苏沈良方》

第二节　耳病膏药

丹参膏（塞耳丹参膏）

〔主治〕耳聋。

〔处方〕　　　丹　参 15 克（洗）　　白　术 15 克　川　芎 15 克

附　子 15 克（去皮脐）　　　　　蜀　椒 15 克（去目炒出汗）

大　黄 15 克　　干　姜 15 克　　巴　豆 15 克（去皮心）

细　辛 15 克（去苗叶）　　　　　肉　桂 15 克（去粗皮）

〔制法及用法〕上 10 味药切碎，以醋渍一宿，熬枯去渣，用猪脂炼成 1 500 克，同置银器中，微火熬成膏，倾入瓷盒中俟凝，绵裹枣核大，塞耳中。

菖蒲膏（鱼脑膏）

〔主治〕风聋（神经性耳聋等）。

〔处方〕　　　菖　蒲 45 克　当　归 45 克（切焙）

细　辛 45 克（去苗叶）　白　芷 45 克　附　子 45 克（炮制去皮脐）

〔制法及用法〕上 5 味药以微火煎，候香，滤渣，倾入瓷盒中，俟凝，绵裹枣核大，塞耳中。

选自《圣济总录》

油石软膏（治耳下腺炎方）

〔主治〕疰腮热红肿痛（腮腺炎）。

〔处方〕　　桐　油 15 毫升　生石灰 30 克

〔制法及用法〕用水溶化生石灰 30 克，等石灰沉淀后取其水，以油和水，调匀涂敷患处。

选自《中医实用效方》

第三节　鼻病膏药

归香软膏（鼻不利香膏）

〔主治〕鼻腔痈（鼻腔疮）。

〔处方〕　　当　归 1 克　木　香 1 克　通　草 1 克

细　辛 1 克　蕤　仁 1 克　川　芎 1 克　白　芷 15 克

羊　髓 120 克　猪　脂 100 克

〔制法及用法〕上 8 味药，以微火合煎，待白芷色变黄膏即成，去渣，取如小豆大，纳鼻中，日二。先患热后鼻中赤烂疮者，以黄芩、栀子代当归、细辛。

通　草　软　膏

〔主治〕鼻渊（鼻腔疖）。

〔处方〕　　通　草 1 克　　川　芎 1 克　白　芷 1 克

当　归 1.5克　　细　辛 1.5克　　莽　草 1.5克 (小品并翼作蕙草)
辛　夷 1.5克

〔制法及用法〕上 7 味药切碎，用苦酒渍一宿，以不入水猪脂 70 克煎，待白芷色变黄即成，滤去渣，绵沾如枣核大，纳鼻中，日三次。小品加桂心 1 克。

选自《备急千金要方》

辛 荑 软 膏

〔主治〕小儿鼻久流清涕（过敏性鼻膜炎等）。

〔处方〕　　辛荑叶 30克 (洗净焙干)　　　细　辛 15克
木　通 15克　白　芷 15克　杏　仁 30克 (去皮研如泥)
木　香 15克

〔制法及用法〕上药研为细末，次用杏仁泥、猪脂 30 克，同诸药和匀，于瓦石器中熬成软膏，赤黄色为度。于地上放冷，入脑射 3 克，拌匀，涂囟门上，每用少许涂鼻中。

选自《丹溪心法》

五胡软膏 (鼻虫蚀膏)

〔主治〕鼻窒塞发痒（慢性鼻炎等）。

〔处方〕　　五倍子 (研末) 5 克　　　胡麻油 50克
〔制法及用法〕熬成软膏涂患处。

选自《湖南省中医单方验方》

麻 叶 软 膏

〔主治〕鼻渊（鼻炎）。

〔处方〕　　天　麻 30克　　桑　叶 30克　　苍耳子 30克

夏枯草 30克　　僵　蚕 30克　　黄菊花 15克　　白蒺藜 15克

蔓荆子 15克　　钩　藤 15克　　川　芎 15克　　姜制南星 15克

白　芷 15克　　甘　草 15克　　藁　本 15克　　香木瓜 15克

制香附 15克　　羌　活 15克

〔制法及用法〕共为细末和猪脂调膏涂于鼻腔内。

连姜软膏（黄连膏）

〔主治〕润燥消炎止痛，肺胃火盛，鼻孔生疮，干燥结痂。

〔处方〕　　川黄连 9克　　　姜　黄 9克　　　川黄柏 9克

当归尾 15克　　生　地 30克　　黄　蜡 120克　　麻　油 360克

〔制法〕香油 560 毫升，将药煎枯去渣，下黄蜡 120 克熔化净尽，用细布将油滤净，倾入瓷盒内，以柳枝不时搅之，候凝为度。

〔用法〕每用少许搽敷患处。

选自《全国中药成药处方集》

连尾软膏（黄连膏）

〔主治〕鼻疮，慢性鼻炎。

〔处方〕　　黄　连 9克　　当归尾 15克　　生　地 30克

黄　蘗 9克　　姜　黄 9克

〔制法〕香油 360 克，将药炼枯，滤去渣，下黄蜡 120 克熔化尽，用夏布将油滤净，倾入瓷盆内，以柳枝不时搅之，候凝为度。

〔用法〕涂于鼻腔内。

选自《全国中药成药处方集》

第四节　咽喉病膏药

射　干　膏

〔主治〕咽肿疼痛（咽炎）。

〔处方〕　　射　干120克　芍　药60克　羚羊角60克

木　通60克　蔷薇根60克　升　麻60克　生地黄60克（切焙）

艾　叶3克　猪　脂500克

〔制法及用法〕上9味药将8味细切，以醋1000毫升浸一宿，用猪脂，微火煎，醋尽为止，去渣。每服如杏仁许，吞咽中，细细咽之。

选自《圣济总录》

巴朱膏（巴豆朱砂膏）

〔主治〕咽喉丹（咽喉炎）。

〔处方〕　　巴　豆0.2克（去壳）　朱　砂0.5克

〔制法及用法〕放入乳钵内研磨成粉，用时将该粉放入普通膏药中，贴在印堂穴与天突穴。

选自《福建中医验方》

一 鲜 膏 滋

〔主治〕虚劳干咳，咽喉肿痛。

〔处方〕　　鲜地黄 1200克　　人　参 300克（另为末）

白茯苓 300克（另为末）　　　沉　香 15克（另研）

琥　珀 15克（另研）

〔制法〕先以地黄熬稠膏，入人参末，茯苓末，并入糖晶60克，搅匀熔化，离火，再入琥珀、沉香和匀，瓷罐收藏。

〔用法〕清晨、午前温酒服数匙，沸汤亦可。

地冬膏滋（养阴清肺膏）

〔主治〕清热润肺。咽候肿痛，咳嗽音哑。

〔处方〕　　生　地 30克　　麦　冬 18克　　白　芍 12克

贝　母 12克　　丹　皮 12克　　薄　荷 7.5克　　玄　参 24克

甘　草 6克

〔制法〕上药共熬成稠膏，每30克对蜂蜜30克。

〔用法〕每服15克，一日二次，开水调和冲服。

〔禁忌〕忌食一切油腻，孕妇忌服。

橘饼膏滋（润肺膏）

〔主治〕肺气虚，慢性气管炎，咽呛干咳或咳吐粘痰等症。

〔处方〕　　橘　饼 240克　　沙　参 500克　　麦　冬 500克

天　冬 500克　　花　粉 500克　　川尖贝 120克（研细后调入）

枇杷叶 500克 （去毛）　　甜杏仁 500克　核　桃 500克 （末）

冰　糖 500克 （研细后下）

〔制法〕上药煮取浓汁去渣，再加入川贝末、冰糖末，以白蜜 6 000 克收成膏。

〔用法〕成人量每服 15 克，用开水冲服，每日二次。小儿酌减。

〔禁忌〕痰多而大便滑泻者忌服。

果豆膏滋 （青果膏）

〔主治〕清咽止渴，咽喉肿痛，音哑口燥舌干。

〔处方〕　　　鲜青果 4800克　山豆根 30克　麦　冬 120克

胖大海 120克　　天花粉 120克　诃　子 120克　锦灯笼 60克

〔制法〕上药共熬浓汁收膏，每 30 克对炼蜜 30 克。

〔用法〕每服 15 克，白开水调和冲服。

选自《全国中药成药处方集》

青果膏滋 （青果膏）

〔主治〕清咽喉，化痰涎。咽喉红肿，咳嗽吐痰，口燥舌干，心烦胸满。

〔处方〕　鲜青果 5000克

〔制法〕上药熬汁滤渣，再将汁熬沸收清膏。每清膏 500 克，对蜜 1 500 克收稠膏，装瓶。

〔用法〕每次服 30 克，白开水冲服。

选自《全国中药成药处方集》

橄 榄 膏 滋

〔主治〕咽喉痛。

〔处方〕 鲜橄榄 4800 克

〔制法〕将鲜橄榄煎汁一次，去核，再煎一次榨净。将二次所煎药汁澄清过滤，蒸发成浓汁，加冰糖 12 500 克收膏。

〔用法〕每次半匙，开水化服。

选自《全国中药成药处方集》

马勃膏滋（银翘解毒膏）

〔主治〕散风清热，解表退烧，咽喉疼痛，夏月感冒，憎寒壮热，四肢痿懒，头痛咳嗽，两腮赤肿。

〔处方〕	马 勃 18 克	银 花 60 克	连 翘 60 克（去心）
葛 根 60 克	大青叶 60 克	花 粉 60 克	元 参 48 克
薄荷叶 48 克	生栀子 30 克	赤 芍 24 克	浙贝母 18 克
桑 叶 18 克	枳 壳 18 克（麸炒）		黄 芩 18 克
炒僵蚕 18 克	知 母 18 克	黄 柏 18 克	生石膏 120 克

〔制法〕以上诸药熬汁滤渣，将汁熬沸，收清膏，每清膏 240 克对蜜 500 克收稠膏，每膏 740 克对羚羊角粉 0.3 克、冰片 2.4 克搅匀装瓶。

〔用法〕每次服 30 克，白开水冲服。

选自《全国中药成药处方集》

芥穗膏滋（银翘解毒膏）

〔主治〕清热解表，散风退烧，咽喉肿痛，流行感冒，发冷发烧，头痛咳嗽，两腮红肿。

〔处方〕　芥　穗12克　　银　花30克　　苦桔梗18克

薄　荷18克　竹　叶15克　　甘　草15克　　豆　豉15克

连　翘30克（去心）　　　　炒大力子18克

〔制法〕以上各药熬汁滤渣，再将汁熬沸，收清膏。每清膏500克对蜜1 000克收膏装瓶。

〔用法〕每次30克，白开水冲服。

选自《全国中药成药处方集》

第五节　口腔病膏药

茱萸膏（口疮神圣膏）

〔主治〕口疮（口腔炎）。

〔处方〕　吴茱萸30克

〔制法及用法〕上一味捣箩为末，用醋500毫升，调熬成膏后，入地龙末15克搅匀。每欲卧时，先用葱椒汤洗足拭干，用药遍涂两脚底心或以绷带包住，次日必减，未减再涂。

草 柏 软 膏

〔主治〕口疮（口腔炎）。

〔处方〕　炙甘草6克　　黄　柏4.5克（盐水炒）

炒白术4.5克　　　　　党　参4.5克

〔制法及用法〕以上各药均研为细末，用猪脂调匀涂患处。

黄升软膏 （黄连膏）

〔主治〕久口疮（慢性口腔炎）。

〔处方〕　　黄　连30克（去须）　　升　麻30克　槐白皮30克
大　青30克　竹　叶30克

〔制法及用法〕上 5 味药细切，以水 140 毫升煎至 35 毫升，去渣，取汁入龙脑、蜜搅匀。煎成膏涂患处，一日三次。

白　蔹　膏

〔主治〕唇疮（唇炎）。

〔处方〕　　白　蔹30克　白　芨30克　　白　蜡90克
黄　耆0.3克　麝　香0.3克（研）　　　　乳　香0.3克（研）
牡丹皮0.3克　芍　药0.3克　丁　香0.3克　麻　油250毫升

〔制法及用法〕上 10 味除油并研药粉，并细切，先用油煎 10 余沸，即下切药，候黄耆赤黑色，用绵滤过，慢火煎 10 余沸，次下诸研药，搅不住手，候凝成膏，于瓷器中盛，下麝香，搅匀。每用少许涂贴患处，日三四次。

选自《圣济总录》

风柳膏 （柳枝膏）

〔主治〕齿蠹（龋齿）。

〔处方〕　　柳　枝1把（切）50克　防　风0.3克
细　辛0.3克（去苗叶切）　　　　青　盐0.3克

〔制法及用法〕上 4 味药，用水 1 200 毫升煎为 400 毫升，去渣再煎，成膏以瓷器收。每用薄纸剪如柳枝叶，涂药贴齿上。

丁 香 膏

〔主治〕齿龈肿痛（齿龈炎）。

〔处方〕　　　丁　香90克（好者以水 210 毫升煎至 35 毫升）

黄　蜡90克　　　麝　香30克（另研）　　松　脂30克（炼）

黄　耆0.3克（切）　朱　砂15克（研如粉）

硫　磺30克（研如粉）　漳　丹90克

沉　香60克（水 210 毫升煎至 35 毫升）

细　辛90克（去苗叶 210 毫升煎至 35 毫升）

〔制法及用法〕上 10 味药先以银器中煎丁香、沉香汁，次入细辛汁煎一半，次入松脂，又煎松脂，次下诸药末，候药无水气即入熟麻油 150 毫升，以柳木棍子搅，不住手，候膏成，即入银器中盛之。如牙齿疼痛，涂以绢上按牙齿大小，贴之。

雄 牛 膏

〔主治〕蚜虫（龋齿）。

〔处方〕　　　雄　黄15克（另研）　　牛　酥150克

黄　蜡30克　　白　蜜30克　　　藁　本0.9克（去苗上土）

朱　砂0.3克（研）　藜　芦0.3克（去芦头）　川　芎15克

升　麻15克　　杏　仁15克（浸去皮尖）　白　芷15克

〔制法及用法〕上 11 味药除研药并蜜蜡外，其余细切，先于锅中，以牛酥煎所切药，候杏仁赤黑色，滤去渣，下蜜、蜡，煎一二十沸，候膏成，继下另研药搅勿住手，候凝成膏，于瓷器中盛。每以少许涂齿病处。

地 黄 膏

〔主治〕牙齿摇动，牙龈肿痛（牙周炎）。

〔处方〕　　　生地黄汁35毫升　　当　归15克（切焙）

白　芷1.5克　青　盐6克（研）　　细　辛0.3克（去苗叶）

〔制法及用法〕上5味药捣碎4味为末，以地黄汁于银器中，慢火熬成膏，涂患处，一日三四次。

朱 青 膏

〔主治〕牙齿摇动（牙周炎）。

〔处方〕　　　　朱　砂30克（研）　　青　矾30克（研）

绿　矾30克（研）　白　矾30克（熬枯）　马牙硝30克

防　风30克　　　细　辛30克（去苗叶）

黄　蜡30克　　　当　归30克（切焙）　麻　油90毫升

松　脂60克　　　黄　耆30克（切）　　猪　脂60克

〔制法及用法〕上13味药捣箩为细散，先煎油沸，下猪脂及蜡，次下诸药煎沸，入瓷器收，涂患处。

青 矾 膏

〔主治〕牙齿摇动（牙周炎）。

〔处方〕　　　青　矾 15克（研）　绿　矾 15克（研）

白　矾 15克　　白　蜡 60克　　马牙硝 30克（研）

朱　砂 30克（研）　防　风 30克　　猪　脂 500克

黄　蒿 30克（切）　细　辛 30克（去苗叶）

当　归 90克（切焙）　麻　油 90毫升　松　脂 30克

〔制法及用法〕上 13味药捣箩为末，先煎脂化，去渣，次下油蜡，然后下诸药，更煎令凝，膏成于瓷盒内盛。每用如樱桃大，涂患处。

选自《圣济总录》

蜂露膏（治牙露方）

〔主治〕牙露（萎缩性齿龈炎）。

〔处方〕　　　蜂　蜜 90克　露蜂房 1个　大　黄 30克

〔制法及用法〕把露蜂房烙黄和大黄研成细末，用蜜调成膏。涂贴患处。

选自《西安医学院祖国医学采风集第一辑》

雄砂膏（牛酥膏）

〔主治〕风疳牙痛（牙根神经炎）

〔处方〕　　　雄　黄 15克（研）　朱　砂 15克（研）

牛　酥 250克　黄　蜡 60克　　藜　芦 45克（去芦头）

川　芎 15克　　白　芷 15克　　升　麻 15克

杏　仁 30克（去皮尖，炒）　　藁　本 30克（去苗土）

〔制法及用法〕上 10味药先于锅中煎酥令沸，即下诸药，候杏仁赤色，以绵滤去渣，入瓷器中，下雄黄、朱砂末，搅之勿住手，至冷成膏。每用少许涂患处。

莎草膏（牢齿膏）

〔主治〕风疳牙痛（牙根神经炎）。

〔处方〕　　莎草根15克　猪　脂150克　羊　脂60克
黄　蜡10克　　青　盐15克（炒）　雄　黄30克（研）
葛蒻子0.3克（炒）　　　　丁　香20枚　白　芷15克
黄　蘗0.9克（去粗皮）　　青木香0.9克
细　辛0.3克（去苗叶）　　蜀　椒0.15克（去目炒出汗）
肉　桂0.15克（去粗皮）　　松　节0.3克　沉　香15克
乳　香15克（研）　　麝　香0.3克（研）　川　芎0.9克
藁　本0.9克（去苗土）　当　归15克（切熔）　升　麻0.9克
甘　草15克（炙）

〔制法及用法〕上23味药除脂及研药外，捣箩为细散，入研药，重细研如面，然后取猪脂煎熔，用药匙搅勿住手，待至欲凝即膏成，以瓷器贮之。每取少许敷齿上。

绿矾膏（麝香膏）

〔主治〕小儿走马疳（牙龈炎、溃烂穿孔）
〔处方〕　　　绿　矾45克　麝　香0.3克（研）
猪牙皂荚3个（烧存性）　白　矾30克（与绿矾同杵碎入锅内烧令枯研）
腻　粉15克（研）　黄　蘗30克（去粗皮）　苦楝白皮30克
密陀僧30克

〔制法及用法〕上 8 味药捣研为细末，用无灰酒 210 毫升熬成膏，先净漱口涂之。

酸草膏（酸浆膏）

〔主治〕小儿牙龈出血，小儿走马疳（牙龈出血，牙龈溃烂穿孔等）。

〔处方〕　　酸浆草根 1 把（生者细切，酸浆草成小窠子，结实红色似栀子中心有子如樱花，又名苦苒也）　　皂　荚 2 个

附　子 15 克（去皮脐生为末）　　白　矾 3 克（研）

麝　香 0.3 克（另研留在乳钵内）

〔制法及用法〕上 5 味药先用醋一碗入酸浆草根及皂荚两味，慢火煎至半碗去渣，入附子、白矾末，再熬成膏，取出候冷，刮入麝香，乳钵内研匀，以瓷盒收盛。患者先用盐汤漱剔牙缝，然后以指蘸药膏揩之，如龈烂以帛子摊药贴之。

选自《圣济总录》

龙阳膏（固齿白玉膏）

〔主治〕牙痛及齿动（牙周炎等）。

〔处方〕　　龙　骨 30 克　阳起石 15 克（二味火煅通红后入药汁内淬 7 次）　　铅　粉 30 克　真　珠 9 克　麝　香 6 克

〔制法及用法〕各末合匀，黄蜡 90 克熔化，滤净再化，俟温，放入前药和匀。乘热摊纸上，如冷，烧热熨斗仰放，纸铺上摊之，用时先漱口净，剪小条贴齿根上，闭口勿语。

〔附〕药汁方：

僵　蚕49个　　　　　防　风15克

川　芎15克　牙　皂15克　青　盐15克　升　麻15克

白　芷15克　骨　皮15克　细　辛9克　藁　本9克

上药为粗末，将水放于砂锅内加药末桑柴火熬汁，去渣，再煎汁一碗，以淬前药7次，焙干为末。调配和使用法同上。

选自《外科大成》

松　酒　膏

〔主治〕风火牙痛（牙神经炎）。

〔处方〕松　香5克

〔制法及用法〕将药研末酒拌，摊油纸上，贴外面牙龈上。

莱　菔　膏

〔主治〕痄腮，风火牙痛（腮腺炎，牙神经炎）。

〔处方〕莱　菔30克　　　　核　桃2个

〔制法及用法〕捣粘膏，敷腮上患处。

选自《山东中医验方汇集》

第十一章 皮肤病膏药

第一节 臁疮病膏药

螵蛸软膏 (秘传隔纸膏)

〔主治〕 臁疮（深部脓疱病）。

〔处方〕 海螵蛸 60克 老松香 30克 樟 脑 10克 轻 粉 10克（不愈加） 白 芷 30克 川 芎 30克

〔制法及用法〕上药各研为细末，熔化松香，少加清油和之，以油纸随疮大小糊袋盛药夹之，用淡盐水洗疮，敷在疮口上，4日一换。若单用白芷、川芎、海螵蛸三味煎水洗之，亦效。

四条膏 (蜡黄膏)

〔主治〕臁疮（深部脓疱病）。

〔处方〕 槐 条 椿 皮 桃 条 楝 条 荆 芥 柳 条 (等份)

〔制法及用法〕上药熬汤，不时烫洗，干浆绢帛拭干，用生黄蜡于纸上量疮之大小摊开 10 个，即将 10 层都贴疮上，3 日一洗疮，除去著疮黄蜡纸膏药一个，余仍贴，屡经依方医治。

选自《瑞竹堂经验方》

芥风膏（绛硼膏）

〔主治〕臁疮、血风疮（深部脓疱病、湿疹）。

〔处方〕　荆　芥30克　防　风30克　香　油250毫升

　　　　　川　椒30克　槐　枝60克　杏　仁15克（浸7日）

〔制法及用法〕上药煎枯去渣，入黄蜡30克熔化，离火，再下硼砂15克，乳香、没药、儿茶各9克，漳丹3克，血竭6克。一方另加樟脑15克，白花蛇炙4.5克。搅匀，贴敷患处。

水银软膏（非疥膏）

〔主治〕臁疮（深部脓疱病）。

〔处方〕　　水　银0.9克　文　蛤9克　　铅　粉15克

松　香9克　　密陀僧3克　银　珠1.5克　樟　脑12克

珍　珠0.6克　大枫子3个　核桃肉30个

〔制法及用法〕共捣匀，加香油调敷患处。

选自《外科大成》

花蛇膏（白花膏）

〔主治〕臁疮（深部脓疱病）。

〔处方及制法〕香油500毫升，槐枝100段熬枯去枝，加入黄蜡、定粉各 45 克。离火温时，再下制乳香、没药、儿茶、白花蛇各 9 克，潮脑 30 克，麝香 3 克，与熬油搅匀成膏，浸水内一宿。

〔用法〕摊贴患处。

乌白膏 (乌金膏)

〔主治〕溃烂腿（深部脓疱病腿）。

〔处方、制法及用法〕乌铅每 100 克，用白矾 0.9 克熔化，次日铅面刮下者名曰金顶矾，再以铅熔，浇薄如纸片，照患孔大小，剪如膏药一方，针刺二三十眼，取光面贴孔上，每日煎紫花地丁草液洗孔，并洗膏 2 次。3 日内毒水流尽，色变红活，以水飞伏龙散掺上，仍用前膏贴外，戒多立行走、食发物。凡妇女须待月经停后贴之。

选自《外科全生集》

香朱膏 (黄香膏)

〔主治〕臁疮、痈疮（深部脓疱病，痈）。

〔处方、制法及用法〕松香 1 000 克，白水煮透，取出，放冷水内，搓洗数 10 下，再煮再洗，凡 9 次，倾于面上，待冷取起，每用 30 克，加轻粉 6 克研细，银朱 3 克研细，白蜜少许，炼老成珠，加菜油少许，乘热搅匀，看疮之大小，捏作饼子，贴疮上，用绸条缚之。一周时取下，有水泡，搓洗极净，再翻转贴之。再洗再贴。

绿脑膏 （夹纸膏）

〔主治〕臁疮（深部脓疱病）。

〔处方、制法及用法〕铜绿 3 克，樟脑 9 克，用猪油和药捣烂如泥，以油纸夹之，贴患处，1 至 3 日翻转贴之，若病不好，再换再贴。

〔禁忌〕患臁疮者，切忌久立久行，犯之则湿热随气血下注，更加难愈。切忌手抓水烫，宜忍耐痒，方易收效。犯者加倍痛苦，不可不慎。

厚 朴 膏

〔主治〕臁疮（深部脓疱病）。

〔处方〕　　厚　朴 18 克　当　归 18 克　白　芷 18 克
白　蔹 18 克　黄　连 18 克　白　芨 18 克　五倍子 18 克
黄　柏 18 克　雄　黄 18 克　没　药 18 克　乳　香 7.5 克
血　竭 18 克　海螵蛸 18 克　漳　丹 18 克　轻　粉 3 克

〔制法及用法〕前 15 味共研细末，香油熬熟，调成膏贴之，外以青布包扎，如有脓水，可用食盐水常洗，洗后用棉花拭，膏贴患处。

香矾膏 （解毒紫金膏）

〔主治〕臁疮溃烂（深部脓疱病）。

〔处方〕　　松　香 500 克　皂　矾 500 克

〔制法〕先将皂矾煅赤，共研极细末，麻油调成膏。

〔用法〕用时以苍术 30 克，点红川椒 90 克，将清水 5 碗，煎至 4 碗，入罐内，使患处对罐口，即以药之热气蒸之，然后，再倾入盆内，淋漓洗净，白布拭干，涂上此膏，油纸盖好，软绢扎紧，3 日一换。

丹芷膏（治烂腿方）

〔主治〕臁疮（深部脓疱病）。

〔处方〕 飞 丹15克 白 芷6克（焙研细末）

〔制法及用法〕以麻油调匀，摊油纸上双折，并用针刺细孔后贴于患处。两端用带扎住，不可包裹，使之透气，一日一换。

桑白膏（治臁疮及各种湿疮方）

〔主治〕臁疮（深部脓疱病）。

〔处方〕 鲜桑白皮60克 樟 脑20克 猪胰子油100毫升

〔制法及用法〕以上 3 物，共捶成烂泥状，融成饼子，复疮面，以绷带缚之。稍有作痒，极力忍之，使其痒止，再换一块，仍如前法复缚以疮口内，红肉突起为度，大约每 6 小时换药一次。

选自《丹方精华》

白桐膏（腿面臁疮灵膏）

〔主治〕腿面臁疮（下腿深部脓疱病）、坐板疮（臀部溃疡）。

〔处方〕白　芷 4.5克　桐　油 60克　防　风 4.5克

〔制法〕放生油内，泡一夜，入锅内慢火熬枯，去渣，将油再入锅内，熬至欲沸时，用熟鸡蛋一个，去壳放油内，炸至深黄色，去蛋用油，再慢火熬炼待油极明时，能照见人须眉，入白蜡 1.8克，黄蜡 1.2克熔化，赶紧用竹纸 10余张，乘热浸油内，拖过，提起一张一晾，晾干，于冷风处令火毒吹尽，然后贴之。贴上顷刻，脓粘满纸，再换再贴，如此 10余次，数日脓尽生肌。如脓多者，再合一料，则改用黄蜡 1.8克，白蜡 1.5克，不得稍有增减，增减则无效。

〔用法〕贴敷患处。

草地膏 （潮湿疮膏奇效方）

〔主治〕臁疮（深部脓疱病）。

〔处方〕　大紫草 120克　细生地 210克　花　椒 21克

大　葱 240克（连根叶）　　　象　皮 3克

〔制法及用法〕上药 5味，用麻油 1 500毫升，一并下锅，炭火熬滚，生长竹板翻药，熬至油黑、渣枯，过筛去渣，再将油倾入锅内，然后将收膏之药放入，徐徐再熬。加收膏药用明矾末 15克，石膏末 21克，黄丹 240克，铅粉 90克，铜绿 3克，黄、白蜡各 4.5克，放药之后，即须用竹板搅，不住手，再用蕉扇煽去油烟，待至药色变黑，即以竹板将药滴在水碗之中不散，此时不用烈火，即用仿西草纸（每锅放 10张上下），频频下锅，浸透取起，放一二日火气尽，用时摊贴患处。

松葱膏（神验松葱膏）

〔主治〕臁疮、天疱疮（深部脓疱病，水疱皮肤病等）。

〔处方〕 松 香250克 葱 头120克 黄 柏15克

明 雄9克 漂青黛20克 血 竭15克 儿 茶15克

〔制法〕将松香250克连葱白头放入瓦罐内，盛水煮之，去上面油沫，然后将松香取起，如做米糖式不住手拉之，连煮连拉，以松香油分去尽，研之松脆为度，随即研细，和黄柏研为细末即成，同时，可稍加冰片。以玻璃瓶藏贮，盖好不可泄气。

〔用法〕将药末撒疮上，或调入膏药油内，或凡士林内，贴疮上即可。

选自《丹方精华》

甘石膏（夹纸膏）

〔主治〕臁疮（深部脓疱病）。

〔处方〕 制炉甘石6克 白 蜡180克 乳 香18克（制）

黄 蜡150克 樟 脑12克 当 归30克 没 药18克（制）

轻 粉15克 猪 油2000克

〔制法及用法〕先将猪油同黄白蜡烊化，再和各药末调匀，白皮纸摊之阴干。照疮口大小将膏药钻细孔，对准疮口贴上，外用白布或绷带扎得平伏，勿太宽亦勿太紧，每张可连贴3日，再换新的。能去腐生新，渐渐收口。

选自《中医外科诊疗学》

青豆软膏（臁疮外敷方）

〔主治〕臁疮（深部脓疱病）。

〔处方〕　　　大青豆_{不拘多少}　　　猪板油_{不拘多少}

〔制法及用法〕将大青豆用冷水泡去皮，加猪板油捣如膏，敷患处。按此方药物二味皆为食品无毒，用贴疮平妥有效。

绿　梨　方

〔主治〕臁疮（深部脓疱病）。

〔处方〕　　　铜　绿_{9克}　　　梨_{2个}　　　猪板油_{1000克}

麻　纸_{7张}

〔制法及用法〕先将猪板油切块，放铁锅内熬去渣，将梨去皮切片，放油锅内炸后去渣，再放铜绿熬成老黄色，而后将纸放入锅内炸之，炸透取出，放竹竿上凉之，用此纸贴患处。

粉　梅　方

〔主治〕臁疮、阴血风疮（深部脓疱病、阴部湿疹）。

〔处方〕　　　官　粉_{30克}　梅　片_{3克}　香　油_{120克}

麝　香_{15克}　牛　油_{120克}

〔制法及用法〕先把香油熬开，每入牛油熬去渣，俟油温后再入官粉、梅片、麝香搅匀。另外再以好成文纸剪成四寸方块，均在油内浸透取出待用。将患部用艾叶煎水洗净后，贴此油纸即可，每日换两次。

选自《中医实用效方》

马当膏（马钱子膏）

〔主治〕臁疮（深部脓疱病）。

〔处方〕　马钱子7个（去外皮）　当　归9克　红　花6克
白　芷9克　轻　粉3克　　　血竭花60克　漳　丹120克
香油240毫升　鲜槐枝120克

〔制法〕香油熬热后即将马钱子、槐枝、当归、红花、白
芷下入锅内，炸枯去渣，油熬熟时再下漳丹，然后将轻粉、血
竭研细倒入锅内搅匀，等锅内出现白烟后，即将药倒入冷水盆
内去其火毒后备用。

〔用法〕在贴膏药前，先将局部用艾叶、花椒熬水洗之，
然后将膏药摊于布上，贴患处即可。

〔注意〕

1. 不吃辛辣食物。

2. 贴膏药3至5天后，局部有痒感，切勿抓搔，这时可揭
去膏药，用艾叶花椒水洗之，然后再贴膏药。

密油软膏（治脚底烂方）

〔主治〕脚底流黄水（黄水疮）。

〔处方〕　密陀僧12克　桐　油若干

〔制法及用法〕密陀僧12克研末，桐油调搽患处。干后再
敷。

血 竭 软 膏

〔主治〕臁疮腿（下腿深部脓疱病）。

〔处方〕　　血　竭 6 克　　明雄黄 3 克　密陀僧 6 克

轻　粉 3 克　冰　片 0.3 克　漳　丹 6 克　乳　香 4.5 克

铜　绿 3 克

〔制法及用法〕共为细末，香油调和敷患处。若用松柏油调更佳。

二 甘 软 膏

〔主治〕臁疮腿（下腿深部脓疱病）。

〔处方〕　　炉甘石 30 克　炙甘草 30 克　密陀僧 30 克

冰　片 0.9 克

〔制法及用法〕先用水煎炙甘草、炉甘石，俟水干，去甘草，将甘石共密陀僧研细，再加入冰片，以香油调成糊状，敷患处，用纱布包好，数日后发痒，旬余用手在外面轻拍，再过数日解去，另换新药，一料药可分敷两次。

选自《中医验方汇编》

防 风 方

〔主治〕臁疮腿（下腿深部脓疱病）。

〔处方〕　　防　风 4.5 克　桐　油 250 毫升　白　芷 4.5 克

黄　蜡 1.8 克　白　蜡 1.8 克

〔制法及用法〕先以油煎防风、白芷待枯黄色去渣，再煎油，以油色清明为度。再入黄、白蜡，用纸剪成小方块浸入油内令透，风晾数日。用时按疮面大小，剪纸贴之，半日许翻而贴之，一日一换。

选自《祖国医学采风录》

官 粉 膏

〔主治〕臁疮（深部脓疱病）。

〔处方〕 上官粉30克 铜 绿15克 老松香15克 潮 脑30克 漳 丹15克（另研） 黄 蜡18克 香 油120毫升

〔制法〕将潮脑之前4味研细，放入熬好香油内，熬煎5分钟后，再入漳丹，至油不太沸时，离火后加入黄蜡，待冷成膏，摊在布上。

〔用法〕敷贴患处，7日一换，用布包好，膏药用量按疮面之大小而定。

凤 衣 膏

〔主治〕臁疮（深部脓疱病）。

〔处方〕 凤凰衣7个（焙研） 黄 香30克（研） 黄 蜡30克 官粉30克（研） 血余炭30克 铜 绿9克（研） 香 油390毫升 黄 丹30克

〔制法〕先用香油将血余炭熬枯捞去，再将油熬熟，加黄丹等药研末，搅匀成膏。

〔用法〕涂抹患处，包扎好，每日一换。

山 木 膏

〔主治〕臁疮（深部脓疱病）。

〔处方〕 山 甲6克 木 鳖6克 文 蛤6克
白 芷6克 乳 香6克 没 药6克 血 余15克
蜂 蜡30克 香 油120毫升

〔制法〕将香油熬开，入药炸枯除渣，后入蜂蜡搅匀，待冷成膏，用布摊成膏药。

〔用法〕敷贴患处。

梅 片 软 膏

〔主治〕臁疮（深部脓疱病）。

〔处方〕 梅 片0.9克 煅甘石30克 密陀僧0.9克
猪 油45克至60克

〔制法及用法〕诸药共为末，用猪油捣成膏，涂敷患处。

丁 铜 软 膏

〔主治〕同梅片软膏。

〔处方〕 丁 香3克 铜 绿9克 铅 粉9克
血余炭3克（以上共为细末） 白 蜡30克 香 油120毫升

〔制法〕先将香油熬至沸，加入诸药末，后加白蜡搅匀，待冷成膏。

〔用法〕将药膏摊在油纸上，贴敷患处。敷用前先用花椒、炒食盐烧汤洗净疮面，再贴膏药。

人参软膏

〔主治〕同上。

〔处方〕 人 参9克 漳 丹9克 铜 绿9克

冰 片9克（另研细后入）

〔制法及用法〕将漳丹、铜绿、人参3味研细，用香油熬膏，后入冰片搅匀，搽敷患处。

葱白软膏

〔主治〕同上。

〔处方〕 葱 白3根 松 香30克 轻 粉3克

猪板油120克 香 油30毫升

〔制法〕先将松香、轻粉、猪板油、葱白捣烂，再加香油搅匀成膏，摊油纸上。

〔用法〕用前将疮面用盐水洗净拭干，贴敷膏药，一日一换。

香余软膏

〔主治〕同上。

〔处方〕 香 油240毫升 血 余9克 川 蜡9克

〔制法及用法〕先将香油熬沸，把川蜡、血余入油内再熬，去渣成膏，用纸摊好。贴敷患处，每日换三四次。

黄 龙 软 膏

〔主治〕同上。

〔处方〕　　黄　蜡6克　龙　骨6克　大　黄6克
血　余6克　轻　粉6克　黄　丹6克　石　灰6克
香　油30毫升

〔制法及用法〕先将香油熬热，入黄蜡，再入其他药末和匀即得，膏敷患处。

二 生 膏

〔主治〕同上。

〔处方〕　　生没药9克　生乳香9克　真银珠9克
真铜绿9克　　　　　　　真官粉9克（以上5味共研为细末入香油内）
净轻粉9克（撒疮口用）　　香　油30毫升

〔制法〕将油沸入5味药末，用槐枝搅之，熬至黑亮为度。将油纸用针密刺小孔，按疮大小摊敷膏药，上面再盖一层油纸。

〔用法〕先将疮面用温开水洗净拭干，撒上轻粉一层，再将膏药（有孔面）敷贴疮面，绷带包扎。

黄 绿 软 膏

〔主治〕同上。

〔处方〕　　黄　丹9克　铜　绿6克　黄　蜡9克

香 油 120 毫升

〔制法及用法〕诸药研细，入香油内熬成膏，外敷患处。

槐 枝 膏

〔主治〕同上。

〔处方〕 槐 子 150 克 马前子 150 克 红 粉 15 克

松 香 15 克 棉 油 1000 毫升 黄 丹 500 克 (后入)

〔制法〕将棉油滚沸，熬药枯色，去渣，加入黄丹、松香，熬成膏药。

〔用法〕敷贴患处，数日更换一次。

选自《山东省中医验方汇编》

桑 根 膏

〔主治〕臁疮（深部脓疱病）。

〔处方〕 桑树根 30 克 铜 绿 6 克 (研) 铅 粉 6 克 (研)

黄 丹 12 克 血 余 15 克 (研)

〔制法〕用猪脂 120 克，将桑根炸黑，去渣，再入诸药粉和匀，收成膏备用。

〔用法〕用时摊净布或油纸上贴患处。

选自《江苏省中医验方秘方汇集第二集》

青粉膏（白玉膏）

〔主治〕臁疮。

〔处方〕　　青　粉 15克　官　粉 15克　樟　脑 15克
冰　片 15克　石　膏 15克

〔制法及用法〕用香油炸枯去渣，对黄蜡收膏。贴敷患处。

三石膏（夹纸膏）

〔主治〕臁疮腐烂臭秽、不时痛痒等症。

〔处方〕　　生猪油 240克　熟石膏 120克　生龙骨 15克
黄　柏 15克　黄　丹 15克　生大黄 15克　赤石脂 15克
红升片 9克　轻　粉 9克　乳　没 15克　冰　片 3克
甘　石 15克　雄　黄 9克　枯　矾 6克

〔制法〕共研细末。

〔用法〕用生猪油接触，摊纸上，贴患处。

枯 矾 膏

〔主治〕臁疮。

〔处方〕　　黄　丹 (炒)　轻　粉　　儿　茶
没　药　雄　黄　　血　竭　五倍子 (炒)
银　朱　枯　矾 (各等分)

〔制法〕共为末。

〔用法〕量疮大小，剪油纸 2 张，夹药于内，纸周围用麦糊粘住，纸上用针刺孔。先将疮口用葱椒煎汤洗净拭干，然后贴上，以白布敷之，2 日换一次。

选自《医宗金鉴》

二紫膏（清湿紫金膏）

〔主治〕臁疮，红肿痛痒，抓破溃烂，或日久不愈。

〔处方〕西紫草480克　　紫金皮480克

〔制法〕用麻油5 000毫升，煎透去渣，加黄蜡1 240克，共熬成膏。

〔用法〕将药搽涂患处，上贴油纸。

第二节　瘑疥膏药

乌松软膏（雄黄膏）

〔主治〕小儿瘑疮（疥疮）。

〔处方〕　　乌　头1枚　松　脂100克　雄　黄30克（研）雌　黄30克（研）猪　脂100克

〔制法及用法〕上5味药共煎之，乌头色呈黄黑，去渣膏成。以敷之，熟涂之。

水白软膏（水银膏）

〔主治〕瘑疮（疥疮）。

〔处方〕　　水　银10克　白　矾30克　蛇床子30克雄　黄30克　蔄茹米30克

〔制法及用法〕上药共研细入炼过猪脂250克，候水银星尽，敷之，日两三次。兼治小儿头癣。

黄子软膏（雄黄膏）

〔主治〕风毒瘑疮（中毒性皮炎、疥疮）。

〔处方〕 雄　黄 30克　川　椒 30克 (去目及闭口者)

〔制法及用法〕上药，捣细筛为散，入乳钵内，再研如粉，以炼猪脂 250 克、黄蜡 60 克，净锅内慢火煎，候蜡消，倾于瓷盆中，入雄黄等末，搅匀，每日四五次，取少许搽之。

沉松软膏（治瘑疮方）

〔主治〕瘑疮（疥疮）。

〔处方〕 沉　香 15克　松　节 15克

〔制法及用法〕上药切如指大，以布袋盛之，于麻油中浸半日，取出，用一小瓶穿底作窍如指大，以松叶衬窍，入 2 味药，下面用小瓷盆子盛，四面用黄土泥固厚五分，以火安瓶上烧，其沥当流入盆子内，收取，涂之。

藜芦软膏（藜芦膏）

〔主治〕瘑疮（疥疮）。

〔处方〕 藜　芦 45克 (去芦头)　黄　连 45克 (去须)

苦　参 45克　雄　黄 60克 (研)　矾　石 60克 (研)

松　脂 60克　猪　脂 500克

〔制法及用法〕上 7 味，除雄黄、猪脂、松脂外，研捣筛为末，先熬猪脂令沸，下松脂熔尽即下诸药末，以柳棍搅匀，瓷盒盛敷之。

皂荚软膏（皂荚膏）

〔主治〕瘑疮（疥疮）。

〔处方〕　猪牙皂荚0.3克　腻　粉0.3克　硫　黄0.3克（细研）

雄黄0.3克（细研）　　　白矾灰0.3克　　　黄　蜡0.3克

巴豆0.3克（去皮）　　　乌　头0.3克（生用）　吴茱萸0.3克

〔制法及用法〕上9味，研捣筛为末，研匀，先入麻油50毫升，以慢火消蜡尽，搅和匀，日二涂之。

皂 雄 软 膏

〔主治〕瘑疮（疥疮）。

〔处方〕　皂　荚30克　雄　黄30克

〔制法及用法〕上2味，研捣筛为末，以醋140毫升熬成膏，涂之，一日二三次。

油 豆 软 膏

〔主治〕瘑疮（疥疮）。

〔处方〕　猪　油500克　巴　豆15克（去皮研烂）

蜡15克　　硫　黄0.3克（研）

〔制法及用法〕上4味先煎猪脂令沸，入巴豆煎，候消下蜡令熔，又下硫磺末，搅匀，盛于瓷盒内，一日三五次涂之。

杏仁软膏（杏仁膏）

〔主治〕瘑疮（疥疮）。

〔处方〕　杏　仁 40粒（汤浸去皮尖）　黄　连 30克（去须为末）
藜　芦 30克（去芦头为末）　　水　银 0.3克
巴　豆 40粒（去皮研）

〔制法及用法〕上 6 味先熬猪脂令沸，下诸药，以柳棍搅，下水银令匀，以瓷盒盛。先用盐水洗疮，后涂摩疮上，一日三四次。

藜黄软膏（藜芦膏）

〔主治〕瘑疮（疥疮）。

〔处方〕　　　　藜　芦 60克（去芦头）　　白　矾 60克（烧灰细研）
松脂 60克（细研）　雄　黄 60克（细研）　　苦　参 60克（切碎）

〔制法及用法〕上药先捣藜芦、苦参为散，入猪油 500 克相和煎 10 余沸，绵滤去渣，次入松脂、雄黄、白矾等末搅匀，待冷收于瓷盒中。涂患处。

六黄软膏（六黄膏）

〔主治〕瘑疮毒（疥疮合并感染）。

〔处方〕　　　　雄　黄 30克（研）　　黄　连 30克（去须）
黄　蘗 30克（去粗皮）黄　芩 30克（去黑心）　雄　黄 30克（研）
硫　黄 30克　　　木　香 30克　　　白　芷 30克
鸡舌香 15克　　　猪　脂 750克

〔制法及用法〕上 10 味，除猪脂外，切细，先煎脂令沸，下诸药，以绵布滤去渣，瓷盒盛，取涂患处，日涂 3 次。

樗鸡软膏 (樗鸡膏)

〔主治〕瘑疮（疥疮）。

〔处方〕樗 鸡20枚 蜜 蜂20只 芫 青8枚（去翅足炒）

蜈 蚣2条（长5寸者或以野葛60克代之） 斑 蝥60枚（去翅足）

藜 芦30克（去芦头） 茵 茹30克 黄 丹30克

附子60克（炮裂去皮脐） 巴 豆60粒（去皮） 猪 脂1000克

〔制法及用法〕上 11 味，除猪脂、黄丹外，搓碎，先熬猪脂令沸，下诸药，煎至半日滤去渣，绵布绞滤过，再煎，下黄丹，以柳棍搅匀，以瓷盒盛。取涂摩疮上，日涂 3 次。

丹砂软膏 (丹砂膏)

〔主治〕瘑疮（疥疮）。

〔处方〕 丹 砂30克（研） 雄 黄30克（研）

茵 茹90克 猪 脂500克

〔制法及用法〕上 4 味，先熬猪脂令沸，下诸药末，以柳棍搅匀，瓷盒盛。先用盐水洗疮，取涂摩疮上，日涂 3 次。

选自《圣济总录》

天麻软膏 (天麻膏)

〔主治〕瘑疮、秃疮（疥疮、头癣）。

〔处方〕 草乌头15克 黄芩根15克 木鳖子15克

天　麻 15克　藜　芦 15克　川　芎 15克　狼　毒 15克

轻　粉 0.6克　猪　脂 60克　黄　蜡 180克　油 500毫升

〔制法及用法〕上 7 味，细切如麻豆大，于油内煎至焦紫色，待冷滤去渣，上火入黄蜡、猪脂熔开，再用重棉滤过，入轻粉搅凝，瓷盒内收贮。用以涂摩患处。

银矾软膏（水银膏）

〔主治〕痫疮、癣疮（疥疮、头癣）。

〔处方〕　　水　银 10克　白　矾 30克　蛇床子 30克

雄　黄 30克　莔　茹 30克（末）

〔制法及用法〕上药炼过加猪脂 250 克，都研候水银星尽，便可敷之，一日三次，兼治小儿头癣。

豆归软膏（四圣膏）

〔主治〕痫癣（疥疮、发癣）。

〔处方〕　　巴　豆 9克（去皮）　当　归 15克　清　油 250毫升

轻　粉 3克

〔制法及用法〕上药先将油慢火熬，次下巴豆、当归，熬至黑焦去渣，再下黄蜡、轻粉，滚开冷定，瓷盆盛。用时量疮搽之。

胡花软膏（治各种疥癣疮方）

〔主治〕痫疮、顽癣（疥疮、神经性皮炎等）。

〔处方〕　　白胡椒 30克　麝　香 1.5克　小真珠 1.5克

硫　黄 30克　五倍子 30克　花　椒 30克

〔制法及用法〕研成细末，用适量的麻油或凡士林调和成膏，用此药涂搽患处，每日两次。

〔禁忌〕忌酒、辣椒。

选自《中医验方汇编》

丹雄软膏（杀虫丹砂膏）

〔主治〕瘑癣（疥疮、发癣）。

〔处方〕　　　　　丹　砂 30克（细研）　雄　黄 30克（细研）

雌　黄 30克（细研）　白　蜡 30克　　　蔄　茹 60克（捣末）

松　脂 30克（研细）　猪　脂 140克　　　巴　豆 10枚（去皮心细研）

〔制法及用药〕上药，先将猪脂煎下巴豆、蜡、松脂煎 10余沸，用绵滤去渣，稠即入雄黄、朱砂等末，搅匀，瓷盒内盛。不拘时间，用膏摩涂患处。

硫黄软膏（灭疥膏）

〔主治〕杀菌，消毒，止痒，灭疥。

〔处方〕　硫黄粉 120克　石灰块 120克

〔制法〕以上药入沙锅内（忌铁）加水 2 000毫升，共煮 1 小时，随煮随添水，并搅拌之，然后取下，用滤纸取 500毫升，水熬药至深红色之澄明液，随即徐徐加入花生油，随加随搅至呈黄色之稠厚液，不现出红色水珠为止。

〔用法〕搽抹患处。

选自《全国中药成药处方集》

麻黄膏（疥疮膏）

〔主治〕杀虫止痒，疥疮。

〔处方及制法〕麻黄 560 克，斑蝥虫 15 克，以麻油 1 000 毫升，猪油 120 克，黄蜡 120 克，文火化开，将药放入，炸枯，去渣，滤清，再将寒水石 360 克，硫黄 90 克，樟脑 90 克，花椒 27 克，雄黄 90 克，明矾 90 克（炒枯），黄丹 90 克（共研细末），研之极细，和入膏内搅匀，俟凝时分装瓶盛。

〔用法〕每用少许，于沐后沾擦患处，以摩擦均匀为度。

选自《全国中药成药处方集》

麻 椒 膏

〔主治〕疥疮。

〔处方〕　　麻　黄 30 克　　川　椒 30 克　　白　芷 30 克
蛇床子 30 克　　大枫子 90 克　　胡桃肉 90 克　　斑　蝥 15 克
升华硫黄 30 克　　轻　粉 90 克　　煅枯矾 30 克　　明　雄 30 克
樟　脑 30 克　　黄　蜡 30 克

〔制法〕先取麻黄、白芷、大枫子、斑蝥、川椒、蛇床子、核桃仁等药，用麻油 500 毫升炸枯去渣，加猪油 500 克，黄蜡 30 克，再将轻粉、枯矾、雄黄、硫黄、樟脑等细粉对入搅匀，成膏 738 克，每盒重 6 克。

〔用法〕涂擦患处，视疮之大小酌用。

〔禁忌〕切勿入口，头面部及阴部禁用。

选自《全国中药成药处方集》

二肉膏（疥药膏）

〔主治〕杀菌消毒，干疮脓疥，湿疥，皮肤破烂，脓泡痛痒，流水浸润等。

〔处方〕　木鳖肉 30克　枫子肉 30克　　雄　黄 30克　桃　仁 30克　硫　黄 9克　水　银 9克（炙）　川　椒 15克　蛇床子 15克　猪脂油 210克

〔制法〕共捣成膏。

〔用法〕每付 9克，用布裹药，烤搽患处。

〔禁忌〕辛辣酒类。

选自《全国中药成药处方集》

第三节　癣病膏药

蜀白软膏（大白膏）

〔主治〕顽癣（神经性皮炎、湿疹等）。

〔处方〕　蜀　椒 90克　白　芷 70克　白　术 70克　前　胡 70克　吴茱萸 70克　芎　䓖 140克　细　辛 90克　当　归 60克　桂　心 60克　苦　酒 280毫升

〔制法及用法〕上 11味药，以苦酒浸药，经一宿，不入水的猪脂 5 000克，于铜器中煎令 3沸，三上三下，候白芷色黄，膏成贮以瓶中，涂摩患处。

莽䓣软膏（生发膏）

〔主治〕秃白疮（头白癣）。

〔处方〕　　莽䓣60克　升　麻60克　莽　草30克

白　芷30克　防　风30克　蜣　螂4只　雄鸡脂250克

熊　脂250克　猪　脂250克　狗　脂250克

〔制法及用法〕上 10 味药，4 味脂煎熬以醋渍一夜，再煎沸停火，去渣，敷头。

选自《千金翼方》

胡 雁 软 膏

〔主治〕同上。

〔处方〕　　胡麻油70毫升　　鹅　脂7克　　丁　香45克

甘松香45克　　藿　香60克　　细　辛60克　　川　椒60克

泽　兰30克　　白　芷30克　　牡荆子30克　　茵蓿香30克

大麻子30克　　芎　劳90克　　防　风90克　　莽　草90克

杏　仁90克（去皮）　　　　竹　叶250克（切）

〔制法及用法〕上 17 味药切，以醋渍一宿，煎之以微火，白芷色黄膏成，去渣，以涂发。

蔓 荆 软 膏

〔主治〕同上。

〔处方〕　蔓荆子200克　大附子2枚

〔制法及用法〕上2味药，以酒850毫升浸之，以瓷器盛之，用时取猪脂煎以涂之。

青 莲 软 膏

〔主治〕同上。

〔处方〕　　蔓荆子0.3克　青葙子0.3克　莲子草0.3克

附　子1枚

〔制法及用法〕上4味药泡酒精于瓷器中，封泡2~7日药成，以乌鸡脂调和涂之。先以米泔水洗，后敷之。

三 香 软 膏

〔主治〕白秃癣、血风（头白癣、皮肤搔痒）。

〔处方〕　　陵云香60克　　藿　香60克　沉　香30克

蔓荆子60克　　附　子60克（去皮）泽　兰60克　防　风60克

杏　仁60克（去皮）芎　劳60克　　天　雄60克　辛　黄60克

松　脂60克　　白　芷60克　　松　叶30克　熊　脂30克

生麻油280毫升

〔制法及用法〕上16味药，以苦酒浸一宿，以脂等缓火煎，俟白芷色黄膏成，去渣收贮。涂发及皮肤，一日三次。

椒 草 软 膏

〔主治〕白秃疮（头白癣）。

〔处方〕　　蜀　椒100克　莽　草60克　干　姜30克

半　夏30克　蔺　茹30克　细　辛30克　附　子30克

桂　心30克

〔制法及用法〕上8味药捣筛。以猪脂勿入水中，去筋膜及赤脉600克捣，令脂消尽，药成，取以器内贮之。先用盐水洗发令净，待干以药搽，须令入肉，每日摩擦。

二 桑 软 膏（治头风落发方）

〔主治〕白秃疮（头白癣）。

〔处方〕　　桑上寄生60克　　桑根白皮60克

蔓荆子90克（研）　韭　根150克（切）　白　芷60克

甘松香30克　　陵云香30克　　麻　油70毫升

甘　草60克　　松　叶100克（切）

〔制法及用法〕上10味药切细，放入枣根汁中浸一宿，加白芷煎至色黄，去渣收膏，以瓷器盛，贴患处。

六 黄 软 膏

〔主治〕小儿白癣（小儿发癣）

〔处方〕　　雄　黄1.2克（研）大　黄1.2克　　黄药子1.2克

黄　芩1.2克 姜　黄1.2克　　雌　黄1.2克（研）白　芷1.2克

当　归1.2克 青木香1.2克

〔制法及用法〕上9味药切碎，以苦酒浸一宿，以猪脂80克煎，候白芷色黄，膏成去渣，入水银10克，以水于手中研消，入膏搅匀，于瓷器中收贮。每以皂荚水洗疮拭干，以膏涂之。日夜再换。

木兰软膏（松脂膏）

〔主治〕白癣、痈疮（发癣、痈）。

〔处方〕　　　杜　蘅 30克　雄　黄 30克（研）　木兰皮 30克

白　矾 30克（烧研）　附　子 30克　大　黄 30克　　石　南 30克

秦　艽 30克　　真　珠 30克　苦　参 30克　　水　银 10克

松　脂 180克

〔制法及用法〕上 12 味药，细切，以醋浸一宿，猪脂 750 克煎之，以附子色黄去渣，乃内白矾、雄黄、水银，煎至 210 克，待凝以敷患处。

选自《外台秘要》

轻松软膏（如圣散）

〔主治〕小儿白癣（小儿发癣）

〔处方〕　　　松　脂 15克（研细）　轻　粉 15克

〔制法及用法〕上药和匀，油调涂之。

选自《宋人医方三种》

松脂软膏（松脂膏）

〔主治〕小儿白癣（小儿发癣）。

〔处方〕　　　松　脂 15克　天南星 0.6克　川乌头 0.6克（去皮脐）

腻　粉 0.6克　杏　仁 30克（浸去皮另研如膏）　　清　油 60毫升

黄　蜡 30克

〔制法及用法〕上药捣筛为粉，先取油蜡入于瓷器内，以慢火熔之。后下诸药粉，捣匀，熬三四沸，膏成候冷，涂疮上，一日一换。

鱼粉软膏 （鲫鱼膏）

〔主治〕白癣（发癣）。

〔处方〕　　鲫 鱼1条　雄 黄15克（研细）　腻 粉15克
猪 脂250克

〔制法及用法〕上药，先将猪脂熬令沸，即下鱼煎焦去渣，下雄黄腻粉搅匀，贮于瓷器内，待冷涂患处。

芩香软膏 （雄黄膏）

〔主治〕小儿白癣（小儿发癣）

〔处方〕　　雄 黄30克（细研）　　雌 黄30克（细研）
黄药子30克　黄 芩30克　姜 黄30克　白 芷30克
当 归30克　木 香30克

〔制法及用法〕上药除雄、雌黄外均细切，用醋浸一宿，以猪脂500克煎，候白芷色赤黄，膏成，去渣，入水银10克，入膏内，搅令匀。次入雄、雌黄等粉，涂患处。

猪鱼软膏 （鲫鱼膏）

〔主治〕癣疮（黄白癣）。

〔处方〕　　猪 脂250克　　鲫 鱼1尾（中等大者）

雄 黄 45克（研细） 硫 黄 30克（研细）

〔制法及用法〕上药先煎猪脂令沸，即下鱼煎尽，滤去渣。下雄黄、硫黄末搅匀，盛于瓷器中，涂患处。

白矾软膏 （治疥癣方）

〔主治〕同上。

〔处方〕 白 矾 30克（烧灰） 硫 黄 30克（细研）
黄 连 45克（去须为末） 雌 黄 30克（细研） 蛇床子 1克（末）

〔制法及用法〕上5味药研匀，炼猪脂油和如锡，用前先以盐水洗之，拭净涂之。

五味软膏 （五味子膏）

〔主治〕白秃（白癣）。

〔处方〕 五味子 90克 肉苁蓉 90克（切焙） 松 脂 90克
蛇床子 90克 远 志 90克（去心） 菟丝子 150克（以酒浸1夜）
雄黄 90克（研）鸡 白 90克 雌 黄 90克（研）
白 蜜 90克 猪 脂 150克

〔制法及用法〕上12味药，先将草药捣筛为细末，下猪脂、松脂入锅中同熬化后，下诸药，微火煎，稀稠得所，以新绵滤去渣，瓷盒盛。用前先以桑枝灰汁洗头，令净后，涂药。

水 胡 软 膏

〔主治〕小儿白癣（小儿发癣）。

〔处方〕　　水　银60克　胡　粉60克（入水与水银同研令其尽）

松　脂60克（细研）　　猪　脂90克

〔制法及用法〕先煎猪脂令消，去渣，下松脂，次下水银、胡粉，不时用柳枝搅匀，膏成，尽倾瓷盒内。涂时将疮面洗净拭干，涂疮上，日涂二次。

紫马软膏（紫草膏）

〔主治〕小儿白癣（小儿发癣）。

〔处方〕　　紫　草60克（去无包干枝捣末）　马鞭草根60克（捣末）

杏　仁10克（去皮研）　　吴茱萸30克（捣碎）雄　黄30克（细研）

麻　油240毫升

〔制法及用法〕先以麻油入净锅内煎，下杏仁、吴茱萸，徐徐煎三两沸，即去火，以生绢滤去渣，次入紫草、马鞭草根药末，又煎六七沸，再滤去渣，看膏稀稠得所。入雄黄末搅匀，用瓷盒盛。用前先以盐水洗疮令净，拭干，以膏涂之。

二叶软膏（细辛膏）

〔主治〕白秃疮（白癣）。

〔处方〕　　松　叶60克　竹　叶60克　细　辛60克

乌　喙60克　莽　草60克　续　断60克　石　南60克

辛荑仁60克　皂　荚60克　泽　兰60克　白　芷60克

防　风60克　白　术60克　猪　脂250克　生麻油500毫升

〔制法及用法〕上15味，除猪油外细搓，以醋350毫升入瓷瓶中浸一宿，取出用大锅先下脂油，微火煎一两沸，次下诸药煎，候白芷色黄即膏成，去渣，以瓷盒盛。临卧时，先以热水洗头，后用药涂匀，如痒勿搔动，经一宿，洗去再涂。

选自《普济方》

松硫软膏（乌云膏）

〔主治〕白秃疮（发白癣）

〔处方、制法及用法〕松香末为君，硫黄末减半和匀，香油拌如糊，摊青布条上，少半指厚，卷成条线扎之，再用油浸一日，取出，刮去余油，以火点着一头，下以粗碗接之。其布灰陆续剪去，取所滴药油浸冷水内一宿，出火毒，搽患处。

双马软膏（马蹄膏）

〔主治〕白癣（发癣）。

〔处方〕 马 蹄 60克（煅存性为末） 马齿苋 60克

〔制法及用法〕预取马齿苋秆，捣烂，加水煎成膏，调药末搽患处。

千里软膏（千里光膏）

〔主治〕白癣、鹅掌风（发癣、手掌霉菌病）。

〔处方〕 千里光（采茎叶捣汁炒锅内熬成膏） 防 风 6克

荆 芥 6克 黄 柏 6克 金银花 6克 当 归 6克

生 地 6克 川 椒 30克 白 芷 30克 大 黄 30克

红 花 30克 苦 参 120克

〔制法及用法〕用麻油浸 3 日，熬枯黑色去渣，每油 500 毫升，配千里光膏 250 毫升再熬，飞丹收膏，入乳香、没药各 30 克，轻粉 9 克，槐枝搅匀擦患处。

选自《串雅内编》

二嫩软膏 （癞痢头油膏）

〔主治〕白秃，黄水疮（白癣、脓疱病）。

〔处方〕　嫩苦参 30 克　　嫩硫黄 12 克　　蛇床子 18 克
煨枯矾 18 克　　开口花椒 18 克　　雅片膏 12 克　　大蜈松 6 条
川黄柏 12 克　　茅苍术 18 克　　香白芷 18 克　　花槟榔 18 克
生甘草 9 克

〔制法及用法〕以上共研细末，用猪油熬煎，滤下黑色油，擦患处。

选自《丹方精华》

山椒软膏 （生发膏）

〔主治〕秃疮（头癣）。

〔处方〕　生地黄 15 克　　附　子 15 克　　山　椒 15 克
白　蜡 15 克

〔制法及用法〕上 4 味药，麻油煎浓，炼如成膏，涂发中。

黑 附 软 膏

〔主治〕斑秃（圆形脱发）。

〔处方〕 黑附子 15 克 蔓荆子 15 克 柏子仁 15 克

〔制法及用法〕研末，乌鸡脂和匀，捣研干置瓷盒内，封固百日，涂患处。

藜芦软膏（治结头药膏）

〔主治〕白癣（发癣）。

〔处方〕 番木鳖 8 克 藜 芦 7.5 克 黄 柏 6 克
苦 参 6 克 杏 仁 6 克 白附子 6 克 当 归 6 克
枯 矾 4.5 克 雄 黄 4.5 克 轻 粉 3 克 樟 脑 6 克

〔制法及用法〕用麻油 120 毫升将前 7 味药入油内，用铜锅熬至黑黄色，去滓，加黄蜡 12 克熔化，再将枯矾、雄黄、轻粉、樟脑，研成细末，盛瓷瓶内，然后将熬成蜡油倾入搅匀，盛瓶内冷凝，擦患处。

银珀软膏（琥珀膏）

〔主治〕白癣（发癣）。

〔处方〕 银 珠 21 克 琥 珀 15 克 定 粉 30 克
轻 粉 12 克 花 椒 14 粒 黄 蜡 120 克

〔制法及用法〕麻油 360 毫升，将花椒熬焦捞去滓，下黄蜡熔化尽，用纱布滤净，倾入瓷碗内，将定粉、银珠、轻粉、琥珀 4 味各研极细共合一处，徐徐下入油内，用柳枝不时搅之，以冷为度。红棉纸摊贴。

选自《医宗金鉴》

梅官软膏（秃疮膏）

〔主治〕秃疮（头癣）。

〔处方〕　　梅　片3克　官　粉15克　枯　矾3克

龙　骨15克　银　珠6克　铜　绿3克　白附子9克

黄　蜡6克　香　油120毫升

〔制法及用法〕将白附子以上7味研细末，倒入香油内熬沸，再加黄蜡调匀成膏。敷于患处。

选自《山东省中医秘方验方汇编》

赤龙软膏（烂脚夹膏）

〔主治〕烂脚（脚癣）。

〔处方〕　　赤石腊15克　龙　骨60克　密陀僧60克

黄　蜡9克　炉甘石9克　樟　脑3克

青桑叶2张（切碎捣，青桑叶没有时桑白皮代）　　猪板油150克

〔制法〕上药共为细末，用猪板油（不可太多）拌和，和青桑叶等共捣烂如泥。

〔用法〕以合成的膏药涂在两张油皮纸中间，须厚厚一层，范围视患处大小而定，多须罩过患处，然后将油皮纸的一面用消过毒的针戳不少小孔，切不可戳穿对面的油纸，外面用纱布扎紧，一星期后，再将对面戳孔照前贴在患处一星期，再换。

选自《中医验方集》

五倍软膏 (茜草厚皮软膏)

〔主治〕顽癣（神经性皮炎、湿疹等）。

〔处方〕　　　五倍子20%（粉）　　轻　粉5%　茜草软膏（适量）

附：茜草软膏方：

茜　草120克　冰　片3克　刘寄奴60克

鲜槐条60克　蜀　椒60克　芝麻油1000毫升

蜂　蜡120克（或适量按气候增减）

〔制法〕将芝麻油置锅中，加入鲜槐条，用火熬煎变焦，去槐条入刘寄奴，俟焦，滤去渣，然后降低火力，俟黑烟消散，出白烟，即加入适量的蜂蜡与冰片，搅匀便成茜草软膏。将已凝固的茜草软膏，加入五倍子粉与轻粉，搅匀即成淡黄色的五倍软膏。五倍软膏必须完全冷却后方可再加入五倍子粉及轻粉，否则，软膏颜色较深，富有刺激性，不宜使用。

〔用法〕用手指将五倍软膏，贴涂患处，以绷带包裹固定，每日换药二次。

苍茄软膏 (苍耳茄根膏)

〔主治〕顽癣（神经性皮炎、湿疹等）。

〔处方〕　　　鲜苍耳草2500克　　　茄子根5000克

〔制法〕一起捣烂取汁，熬成膏。

〔用法〕涂敷患处。

选自《中医秘方验方汇编》

蒲公软膏（癣病外用方）

〔主治〕顽癣（神经性皮炎、湿疹等）。

〔处方〕 蒲公英根（秋季及冬季挖出，用250克洗净切成小节）

〔制法及用法〕对适量清水一同入锅内煎熬，待水成红色后过滤，将汁熬成膏状，稍冷，装入大瓶内，并入少许酒精封好。用时以温水浸软皮肤上的痂壳，再用消毒刀将痂去掉，将药膏涂上数层，涂上一层干了再涂，不须包布，不须洗净，经过三四日再涂，药力透过皮肤而痂壳脱落，如此反复涂抹。

八角软膏（治白发令黑发）

〔主治〕白发令黑。

〔处方〕 附　子1枚　陈　醋35毫升

〔制法及用法〕上2味，于铜器中煎两沸，纳矾石大如棋子许1枚，消尽纳母丁香210克和匀相得，搅至凝，纳竹筒内，拔白发，膏涂拔根，即生黑发。

白莽软膏

〔主治〕同上。

〔处方〕 莽　草30克　白　芷30克　黄　耆30克

当　归36克　独　活30克　芎　䓖30克　芍　药30克

防　风30克　辛荑仁30克　干地黄30克　藁　本30克

蛇　衔30克　薤　白25克　乌麻油300毫升

〔制法及用法〕上 14 味药切，以微火煎，三上三下，白芷色黄，膏成，去渣，洗发干后涂之。

乌豆软膏（必效染白发方）

〔主治〕白发变黑。

〔处方〕　　细粒乌豆 400 克

〔制法及用法〕上药，以酸浆水 400 毫升煮取 300 毫升，去乌豆，以好灰汁洗净发，待干，以豆汁热涂之，以油布帛裹之，经宿开之，待干，即以熊脂涂拭，还以油帛裹，即黑如漆。

波 萝 软 膏

〔主治〕白发变黑。

〔处方〕　　炼猪脂 60 克　　波萝勒 10 颗（其状似尖齐子去皮取汁但指甲折之即有汁）　　生　姜 30 克（亦锅中熬之）　　母丁香 15 克

〔制法及用法〕上 4 味药，2 味捣为末，其脂炼滤之，以药末相和令匀，取一小槐枝，搅数千遍，少顷即凝或似膏，即拔白发，以槐枝点药，拔一条即以药令入发眼孔中，以指头热搽之令药入。

杜蘅软膏（麝香膏）

〔主治〕面杆疱（酒皶鼻）。

〔处方〕　　麝　香 0.9 克　　白附子 30 克（炮）　　当　归 12 克
芎　劳 12 克　　细　辛 12 克　　杜　蘅 12 克　　白　芷 5 克

芍　药 10克　猪　脂 105毫升

〔制法及用法〕上药以猪脂煎，三上三下，去渣，入麝香，以敷疱上，一日三次。

青白软膏（白附子膏）

〔主治〕面曾干（雀斑）。

〔处方〕　　白附子 30克　青木香 30克　丁　香 30克
商陆根 30克　细　辛 60克　牛　酥 35毫升　羊　脂 90克
密陀僧 30克（研）

〔制法及用法〕上 8 味药，以酒 200 毫升浸一宿，煮取 70 毫升去渣，牛酥，煎 70 毫升成膏，夜涂面上，旦起温水洗。

玉屑软膏（玉屑膏）

〔主治〕面杆疱（酒皶鼻）。

〔处方〕　　玉　屑 45克（细研如粉）　珊　瑚 45克（细研如粉）
木兰皮 45克　辛　荑 45克（去壳）　白附子 30克（生用）
芎　䓖 30克　白　芷 30克　冬瓜子仁 120克
桃　仁 150克　商　陆 250克　牛　脂 60克
猪　脂 120克　狗　脂 500克

〔制法及用法〕上药除玉屑、珊瑚及诸脂外均细研，先于锅内以微火化诸脂，令熔后下诸药，同煎三上三下，令白芷色黄，滤去渣，下玉屑、珊瑚末，搅匀，于瓷器中盛。每夜涂面。

密杏软膏（杏仁膏）

〔主治〕面粉皶（粉刺）。

〔处方〕 密陀僧 15克（研） 杏 仁 15克（浸去皮尖研）

硫 黄 0.3克（研） 硇 砂 0.3克（研）

鹅 脂 60毫升（炼成油）

〔制法及用法〕上5味，除鹅脂外，再同研如粉，入鹅脂油，更研令匀，倾入瓷盆内，坐煨火中熬之，搅令稀稠成膏，每临卧，以纸拭疱令干，涂患处。

瓜 杏 软 膏

〔主治〕面部曾干（雀斑）。

〔处方〕 瓜 子 30克 杏 仁 45克（浸去皮尖）

白 芷 30克 陵云香 15克 白 蜡 90克

〔制法及用法〕上6味，除白蜡外，并入乳钵中研细，入麻油 250毫升并药纳锅中，以小火煎之，候稠凝即入白蜡，又煎搅匀，纳瓷盒中，每日先涂药后敷粉可去曾干。

光明软膏（赤膏）

〔主治〕粉皶（粉刺）。

〔处方〕 光明砂 1.2克（细研） 麝 香 0.6克 牛 黄 0.5克

水 银 0.2克（以面脂和研） 雄 黄 0.9克

〔制法及用法〕上5味药，捣研如粉，面脂 70克，纳药中搅匀，如敷面脂法。淡盐水洗，涂药避风，经宿，粉渣如蔓菁子状自落。

芜荑软膏（白芷膏）

〔主治〕面渣疱（粉刺）。

〔处方〕　　　　白　芷 0.9克（留两小块以验所煎膏）白芜荑 0.9克

木兰皮 0.9克　　　　细　辛 0.9克　　藁　本 0.9克

白附子 0.9克（炮）　芎　䓖 15克　　防　风 15克

丁　香 0.3克　　　陵云香 0.3克　　松　花 0.3克

麝　香 0.3克（研）　牛　脂 1500克（如无以酥代之）

〔制法及用法〕上 13 味，除麝香、牛脂外，余均捣碎，入净器中，以酒 140 毫升浸一宿，先将牛脂入铜锅中化令消，次下酒中诸药，以微火煎之，三上三下，候白芷黄色膏成，用新绵滤去渣，入麝香搅匀，稀稠得所，瓷盒盛。每临卧，用淡盐水洗面后，涂膏。

浮萍软膏（白浮水膏）

〔主治〕同上。

〔处方〕浮　萍 150克（暴干）

〔制法及用法〕捣筛为末，以白蜜调和稀稠得所，入瓷盒中，每用时涂面。

兰风软膏（木兰膏）

〔主治〕面皯疱（粉刺）。

〔处方〕 木兰皮30克 防 风30克 白 芷30克（留两小块

验药熟） 独 活30克（去芦头） 藁 本30克 辛 荑30克

木 香30克 牛 膝30克（酒浸切焙） 芍 药30克

白附子30克（炮） 杜 蘅30克 当 归30克（切焙）

细 辛30克 芎 劳30克 麝 香15克（研）

猪 脂1000克（用水浸去赤汁）

〔制法及用法〕上16味除麝香、猪脂外均切碎，先将猪脂
入锅中令消，下诸药，以微火煎，三上三下，候白芷块呈黄
色，膏成用新绵滤去渣，入麝香搅匀，稀稠得所，瓷盆盛。每
临卧时，先以温盐水洗面后涂膏，一日三次。

羊髓软膏（羊髓膏）

〔主治〕面曾干（雀斑）。

〔处方〕 古羊胫骨髓60克 丹 砂15克（研） 鸡子白2枚

〔制法及用法〕上3味，先将髓并丹砂入乳钵中研匀极细，
以鸡子白调和令匀，入盒中盛。每用时，先以盐水洗面，后
涂之。

双蕤软膏（光润防风膏）

〔主治〕面曾干（雀斑）。

〔处方〕 萎 蕤60克 蕤 仁60克 防 风60克

藁 本60克 辛 荑60克 芍 药60克 当 归60克（切焙）

白 芷60克 牛 膝60克（切焙） 商 陆60克

细 辛60克 密陀僧60克（研细） 芎 劳60克

独　活 60克 （去芦头）　　　木兰皮 60克　杏　仁 30克 （浸去皮尖）

丁　香 30克　鸡舌香 30克　　陵云香 30克　真珠屑 30克

麝　香 3克　麻　油 500毫升 章鹿皮 70克 （如无猪骨髓亦可）

牛　髓 70克 （如无脂亦可）　　黄　蜡 120克 （炼过者）

〔制法及用法〕上 26 味，先将髓以水浸令白取出，除真珠屑、麝香外，余药切碎，次将油、髓、蜡入锅中，熬消入诸药，用微火煎之，若白芷黄色，稀稠得所，以新绵滤去渣，方将真珠屑、麝香别研为细末入前汁中熬成膏，贮瓷器内，临卧涂面上，旦起，以温水洗去。

百部软膏 （百部膏）

〔主治〕牛皮癣（银屑病）。

〔处方〕　　　百　部 30克　白藓皮 30克　鹤　虱 30克
蓖麻子仁 30克 生地黄 30克　全当归 30克　黄　柏 30克

〔制法及用法〕酥油 250 毫升，入药熬枯去渣再熬，加黄蜡 60 克，试水中不散为度，拿起锅入雄黄末和匀。稍冷倾入瓷钵中收贮，退火后用。

第四节　风毒、血风诸病膏药

吴杏软膏 （乳香膏）

〔主治〕风湿皮肤瘙痒（过每性搔痒）。

〔处方〕　　　乳　香 0.3克 （细研）　腻　粉 0.3克

硫 黄 0.3克（细研） 杏 仁 15克（浸去皮尖研）

吴茱萸 15克（捣末） 巴 豆 15克（去皮心）

〔制法及用法〕上药，先以猪脂 500 克，煎巴豆 10 余沸，去巴豆，纳诸药末搅匀，更煎 10 沸，倾于瓷器内候冷涂之。

茺蔚软膏（蒴藋膏）

〔主治〕同上。

〔处方〕 蒴藋根 70克（切） 蒺藜子 70克（白者）

茺蔚草 70克（切） 附 子 90克（去皮脐） 独 活 90克（去苗）

犀角锈 90克 蔷薇根 90克（切） 白 芷 90克

防 风 90克（去叉） 苦 参 90克（切） 升 麻 90克

漏 芦 90克 防 己 90克 木 香 60克

蛇 衔 60克 枳 壳 5枚（去瓤） 茵 芋 45克（去粗茎）

蜀 椒 30克（去目并合口者）

〔制法及用法〕上 18 味，并生用，粗捣筛，以醋浸令泡，泡一宿。先用铜器于炭火上煎猪膏2 500克，去渣，入药煎令小沸，待白芷色黄，膏成待温去渣，入瓷器中贮存，取摩患处。

白薇软膏（升麻膏）

〔主治〕肿毒瘾疹（丹毒、荨麻疹）。

〔处方〕 升 麻 90克 白 薇 90克 漏 芦 90克（去芦头）

连 翘 90克 芒 硝 90克 黄 芩 90克（去黑心）

蛇 衔 90克 枳 壳 90克（去瓤麸炒） 山栀仁 40枚

蒴 藋 120克

〔制法及用法〕上 10 味细切，以水 200 毫升、猪脂 200 克煎，候水涸去渣，于瓷器中盛，涂患处。

草花软膏 (莽草膏)

〔主治〕赤隐疹（红荨麻疹）。

〔处方〕　踯躅花 30 克　莽　草 15 克　当　归 30 克 (切炒)

芎　藭 30 克　大　戟 30 克　细　辛 30 克　赤芍药 30 克

芫　花 30 克　附　子 30 克 (炮裂去皮脐)

蜀　椒 30 克 (去目合口者炒出汗)　猪　脂 140 克

〔制法及用法〕上 11 味药，以猪脂煎，候附子色黄，膏成。涂患处。

旱莲软膏 (旱莲膏)

〔主治〕白屑，荨麻疹，干性脂溢性皮炎。

〔处方〕　旱莲草 5000 克 (捣搅取汁 140 毫升)　桐木白皮 120 克

松　叶 60 克　防　风 60 克　芎　藭 60 克　白　芷 60 克

辛　荑 60 克　藁　本 60 克　沉　香 60 克　秦　艽 60 克

商　陆 60 克　犀角屑 60 克　青竹皮 60 克　细　辛 60 克

杜　衡 60 克　牡荆子 60 克　陵云香 60 克　甘　松 30 克

天　雄 30 克　白　术 30 克　升　麻 30 克　柏木白皮 30 克

枫香脂 30 克　生地黄 5000 克 (捣取汁 350 毫升)　麻　油 280 毫升

马　脂 70 克　牛　脂 140 克　猪　脂 70 克

蔓青子油 70 毫升　　　　　枣根白皮 90 克

〔制法及用法〕上 30 味，除脂油外，并细切，以旱莲、地黄等汁入瓷瓶内，浸一宿取出，与脂油同入大锅内微火煎，候白芷黄色成膏，去渣，贮于瓷器中。先洗净，候干，用药涂摩。取桑根白皮60克细捣，以水1 000毫升煮取700毫升，先用温水洗皮肤每仗涂药一次。

四香软膏（松脂膏）

〔主治〕同上。

〔处方〕 松　脂120克　白　芷120克　天　雄30克
莽草踯躅花30克　　　　秦　艽90克　独　活90克
乌　头90克（炮裂）辛　黄90克　甘　松90克　陵云香90克
沉　香90克　牛　膝90克　木　香90克　松　叶90克
杏　仁60克（浸去皮尖研）　藿香叶60克　莎草根60克
甘菊花60克　蜀　椒60克（去目）　　　芎　䓖60克

〔制法及用法〕上21味，除杏仁外，均细捣。以醋200毫升都入瓷瓶内，浸一夜，入大锅内，用生麻油700毫升，与药同以微火煎，候醋气尽，膏成，去渣后贮入瓷器中，每日涂3次。

荆子软膏（蔓荆实膏）

〔主治〕同上。

〔处方〕 蔓荆子35克　附　子60克（生用）　羊踯躅花60克
葶　苈60克　旱莲草1把　陵云香30克

〔制法及用法〕上6味药，以绵裹，用麻油140毫升渍7日，每日梳头时用之。

龙脑软膏（龙脑膏）

〔主治〕同上。

〔处方〕　龙　脑 30克　　沉　香 30克　　白檀香 30克
苏合香 30克　鸡舌香 30克　陵云香 30克　丁　香 30克
甘　松 30克　木　香 30克　藿　香 30克　白　芷 30克
白附子 30克　细　辛 30克　当　归 30克　芎　劳 30克
天　雄 30克　辛　荑 30克　甘菊花 30克　乌　啄 30克
防　风 30克　蔓荆子 30克　杏　仁 30克 （浸去皮尖）
秦　椒 30克 （去目）　　　　麻　油 2500毫升

〔制法及用法〕上 24 味药，除麻油外均细捣，以新绵裹纳锅中入油同煎，候白芷黄色，药成去渣，用瓷盒收。以手摩头顶发根。

参盐软膏（苦参膏）

〔主治〕白癜风。

〔处方〕苦　参 0.3克　　盐 0.3克

〔制法及用法〕上 2 味捣筛为末，先以酒 70 毫升煎至 30 毫升，入药 2 味，搅匀，慢火再熬成膏。每用前先以生布擦患处，令赤，涂之。

硫姜软膏（硫黄膏）

〔主治〕紫驳（紫癜风）。

〔处方〕生硫黄_{不拘多少}

〔制法及用法〕上一味药研末，用生姜汁同煎成膏，洗净患部，以药搽之。

灰藋软膏（灰藋涂方）

〔主治〕紫驳（紫癜风）。

〔处方〕　　葫藋灰_{2匙许}　雄黄_{3克}　丹砂_{3克}

腻粉_{3克}　麝香_{3克}　虾蟆灰_{3克}　硫黄_{3克}

矾石灰_{3克}

〔制法及用法〕上8味，取后7味，同研为粉，与炼了灰藋浓汁搅煎如膏涂之，干即易，膏以醋润之。

三白软膏（白僵蚕膏）

〔主治〕面上瘢痕。

〔处方〕　　白僵蚕_{15克（炒）}　白石脂_{60克}　白附子_{60克}

猪脂_{60克}

〔制法及用法〕上4味，除猪脂外，捣筛为末细研，以猪脂和令匀，瓷盒中盛，敷瘢痕上。

〔禁忌〕避风。

枯矾软膏（狼毒膏）

〔主治〕囊痒（阴囊搔痒症）。

〔处方〕　　枯矾_{9克}　狼毒_{9克}　槟榔_{9克}

硫　黄 9 克　文　蛤 9 克　　川　椒 9 克　　蛇床子 9 克

大枫子 9 克

〔制法及用法〕上药为末。用香油 20 毫升，煎滚入皮硝 9 克再煎滚，次下猪胆汁一个，和匀调前药，搽患处。

五黄软膏 （黄连膏）

〔主治〕血风疮（湿疹）。

〔处方〕　　　黄　连 30 克　　大　黄 2000 克　　黄　柏 2000 克

黄　芩 2000 克　麻　油 1500 毫升 黄　蜡 500 毫升

〔制法及用法〕将黄连、大黄、黄柏、黄芩浸入麻油内，浸一天后，用微火熬煎至药枯，去渣滤清，加入黄蜡，再用微火徐徐收膏。将膏匀涂纱布上，敷贴患处。

〔禁忌〕不可入口。

潮 脑 软 膏

〔主治〕血风疮（湿疹）。

〔处方〕　　　潮　脑 6 克　　黄　连 30 克　　白　芷 15 克

川　椒 9 克　　轻　粉 9 克

〔制法及用法〕共为细末用菜子油调稠，摊在一个大碗底上，倒合住将瓦高支。用艾 120 克，揉作 10 团，烧熏碗底。上药如油干，添油再熏，必待艾尽，乘热搽在患处，外用油纸草纸包之。

选自《外科启玄》

枫蛇软膏（止痒镇痛膏）

〔主治〕风血疹、黄水疮（湿疹、脓疱病）。

〔处方〕 大枫子 12克 蛇床子 12克 藤 黄 5克
硫 黄 6克 雄 黄 9克 文 蛤 12克 花 椒 30枚
樟 脑 9克 黄柏皮 6克 苦楝子 9克 百 部 9克
枯 矾 9克

〔制法及用法〕共研细末，捣生猪油成膏，用白布包好，在炭火上烤出油，用棉花签子调油搽患处。

黄芩软膏（黄水疮外用方）

〔主治〕黄水疮（脓疱病）。

〔处方〕 黄 芩 9克 乳 香 9克 没 药 9克
黄 蜡 6克 香 油 12克 黄 丹 6克 枯 矾 6克
黄 香 6克 儿 茶 6克 冰 片 2.4克

〔制法〕先将乳香、没药、黄芩 3 味同油熬煎枯，去渣，将黄蜡置于油内，待成冷膏，再将苦矾、黄香、儿茶、冰片、黄丹共研细末，加入膏内调匀。

〔用法〕搽患处，2 日后用淡盐水洗净再涂。

藤 麻 软 膏

〔主治〕黄水疮（脓疱病）。

〔处方〕藤 黄 60克 麻 油 240毫升

〔制法及用法〕先将麻油放入铜锅内，煎干水气后，放入藤黄拌匀，取瓷瓶收藏涂用。

藤川软膏（藤黄膏）

〔主治〕黄水疮、秃疮（脓疱病、头癣）。

〔处方〕　　藤　黄 2.4克　　川　椒 9克　　白　蜡 6克　黄　蜡 0.6克　香　油 120毫升或麻油 120毫升

〔制法及用法〕

1. 将藤黄打碎，用薄纸包之，寄于贴身处，待燥，用细箩细细筛过，愈细为佳，黄蜡切细备用。

2. 用铜锅（铁锅也可）放在小炉上倾入香油，随下川椒细火煎之，候椒色深黄，离火炉去椒渣，再入锅内，继下 2 蜡熔尽起锅，贮于瓷器，稍停，待温度下降（以油汁半凝为度），将藤黄细末缓缓加入，以物搅之，以十分融和为准，即可备用。先用川椒、茶叶煎浓洗涤，去尽结痂，涂搽此膏。

〔注意〕藤黄有毒，不能入口。

牛柏软膏（三油膏）

〔主治〕鹅掌风（手掌霉菌病）。

〔处方〕　　牛　油 30克　　柏　油 30克　　麻　油 30克

〔制法及用法〕共入锅，火化开，加入银珠 9 克、铅粉 9 克、陀僧 6 克、麝香末 0.3 克，搅匀成膏，搽患处。

粉砂软膏（鹅掌风油膏）

〔主治〕鹅掌风（手掌霉菌病）。

〔处方〕　轻　粉4.5克　朱　砂3克　东　丹3克

〔制法及用法〕共研细末，用麻油120毫升，加黄蜡30克，以蜡熔为度，涂用。

选自《验方选灵》

牡丹软膏（莽草膏）

〔主治〕风毒（中毒性皮炎）。

〔处方〕　莽　草0.9克　牡　丹15克　川　椒30粒（去目）

藜　芦0.9克　芫　花15克　川大黄30克　皂　荚15克

附　子0.9克（去皮脐）

〔制法及用法〕上药捣筛，用绵裹，以醋250毫升浸一宿，以不入水猪脂500克，于微火上煎令药色黄膏成，绞去渣，收瓷盒中，以涂患处。

参草软膏（丹参膏）

〔主治〕风毒（中毒性皮炎）。

〔处方〕　丹　参60克　莽　草60克　附　子60克（去皮脐）

汉防己30克　芎　劳30克　川　椒30克　吴茱萸30克

白　芷30克　沉　香15克　陵云香15克　鸡舌香15克

犀角屑15克　当　归15克　商　陆60克　木　香15克

〔制法及用法〕上药细捣，用绵裹，以醋140毫升浸一宿，以猪脂1 000克慢火煎，令药色黄，绞过渣，膏成，以瓷盒盛。每取涂患处。

前胡软膏 (附子膏)

〔主治〕风毒（中毒性皮炎）。

〔处方〕　　　前 胡30克（去芦头）　　附 子60克（去皮脐）

吴茱萸30克　　川 椒30克（去目）　　白 芷60克

川 芎60克　　白 术30克　　　　桂 心30克　当 归60克

细 辛30克　　汉防己30克

〔制法及用法〕上药细切，用绵裹，以醋140毫升浸一宿，以猪脂1 500克慢火煎，令药色黄，膏成绞去渣，盛瓷盒中，每取擦患处。

选自《太平圣惠方》

牡蛎软膏 (男女阴疮膏)

〔主治〕男女阴部瘙痒疮（男女阴部湿疹）。

〔处方〕　　　米 粉1酒杯　　　　芍 药25克

黄 芩25克　　牡 蛎25克　　　　附 子25克

白 芷25克

〔制法及用法〕上6味药，以不入水猪脂500克煎之，微火上，三上三下，候白芷色黄，膏成绞去渣，敷疮上。

苍枫软膏（麻风必效膏）

〔主治〕赤白瘾疹、皮癞（寻麻疹、皮肤癞）。

〔处方〕 大枫子120克 苍耳子30克 当 归30克
生地黄30克 紫 草150克 麻 黄150克 木鳖子150克
防 己150克 黄 柏150克 元 参150克 麻 油2400毫升
黄 蜡6000克

〔制法〕上药11味，纳木鳖子、大枫子去壳，除黄蜡外，先将当归等5味入油熬枯，滤去渣，再加油，复入锅内熬，再下黄蜡，试滴水中不散为度，候稍冷，倾入罐中，坐水中3日，以去火毒。

〔用法〕搽涂患处。

选自《丹方精华续集》

兰 陵 软 膏

〔主治〕同上。

〔处方〕 细 辛35克 防 风35克 续 断35克
芎 䓖35克 皂 荚35克 柏 叶35克 辛 夷35克
寄 生65克 泽 兰70克 陵云香70克 蔓荆子120克
桑根汁70毫升 韭根汁22毫升 竹 叶42克 松 叶420克
乌麻油280毫升 白 芷190克

〔制法及用法〕上17味药，以苦酒、韭根汁渍一宿，以绵裹煎，微火三上三下，白芷色黄去渣，滤后以瓷器盛。涂摩头发，一日三次。

第十二章 癌瘤膏滋

香 龙 膏 滋

〔主治〕上颌窦癌。

〔处方〕 白胶香45克（溶液） 地 龙45克（炒）
五灵脂45克（炒） 草 乌45克（制） 木鳖子45克（去毛）
当 归30克 乳 香36克（炒） 没 药30克（炒）
麝 香9克

〔制法及用法〕先将地龙、五灵脂、乳香、没药分别炒干研末，再将麝香研末备用。把白胶香、草乌、木鳖子、当归加水煎熬滤渣后加糖适量收膏，再入地龙等5味药末撒入搅匀。日服二次，每次3克，服时加服猕猴桃膏滋和天葵膏滋。

蛇莓膏滋（甲方）

〔主治〕上颌窦癌。

〔处方〕 蛇 莓20克 鹅脚板15克 生 芪6克
蕨 仁9克 蔓荆子6克 元 参20克 瓜 蒌12克
苡米仁20克 桔 梗6克 菊 花6克 葛 根12克
杭 芍9克 蚤 休6克 忍冬藤9克 汉防己6克
土牛膝6克

〔制法及用法〕将上述 16 味药用水煎熟成汁滤渣，用糖适量熬成糊状收膏，日服 3 次，每次 20 克。

蛇莓膏滋（乙方）

〔主治〕同上。

〔处方〕　　蛇　莓 20克　　党　参 6克　　生黄芪 6克
大生地 12克　　全当归 6克　　茯　苓 6克　　焦白术 6克
苡米仁 20克　　醋炒柴胡 6克　　杭　芍 9克　　淡黄芩 6克
金银花 12克　　夏枯草 9克　　草河车 6克　　牛牡蛎 20克

〔制法及用法〕同上。

蛇莓膏滋（丙方）

〔主治〕同上。

〔处方〕　　蛇　莓 20克　　蔓荆子 6克　　桃　仁 6克
金银花 12克　　连　翘 9克　　麦　冬 12克　　元　参 20克
夏枯草 6克　　陈　皮 6克　　生黄芪 6克　　太子参 6克
生　地 12克　　全当归 6克　　大小蓟 12克　　仙鹤草 20克
全瓜蒌 12克　　生苡仁 20克

〔制法及用法〕同上。

蛇莓膏滋（丁方）

〔主治〕同上。

〔处方〕　　蛇　莓 20克　　山豆根 6克　　紫　草 6克

僵　蚕6克　　蜈　蚣2克　　全　蝎4.5克

〔制法及用法〕同上。

天 山 膏 滋

〔主治〕鼻咽癌，舌癌。

〔处方〕　　　天　葵9克　　山慈菇3克　　鲜汉防己30克
鲜土牛夕30克 半枝莲90克　　蜂　房3克　　鹅不食草15克
蛇　莓15克　　白　英20克　　龙　葵20克　　党　参9克
黄　芪9克　　甘　草10克

〔制法及用法〕将上药用水煎熟成汁，滤渣加糖适量收膏，日服3次，每次服20克，服时加服猕猴桃膏滋。

半枝莲膏滋

〔主治〕乳腺癌。

〔处方〕　　　半枝莲20克　　瓜　蒌20克　　天　冬15克
苡　米20克　　蚤　休15克　　夏枯草9克　　菖　蒲3克
忍冬藤9克　　白花蛇舌草40克

〔制法及用法〕将上药用水煎熟成汁，滤渣用糖适量收膏，日服3次，每次服15克。服此膏时需加猕猴桃膏滋。

慈 菇 膏 滋

〔主治〕乳腺癌。

〔处方〕　　　山慈菇3克　　天　冬15克　　蚤　休15克

当　归9克　杭　芍9克　醋炒柴胡6克　夏枯草9克

牡　蛎20克　鳖　甲15克　生黄芪9克　　丹　参6克

白　术6克　茯　苓6克

〔制法及用法〕先将鳖甲、牡蛎砸碎研成末，与其它各药用水煎熟成汁，滤渣用糖适量收膏。日服3次，每次15克。

蜂 房 膏 滋

〔主治〕乳腺癌。

〔处方〕　　　露蜂房6克　　天　冬15克　　蚤　休15克

醋炒柴胡6克　当　归9克　　杭　芍9克　　玉　金6克

党　参6克　　焦白术8克　　茯　苓6克　　生苡仁20克

枸杞子9克　　川　断12克　　桑寄生15克　女贞子12克

金银花12克　生　地12克　　栀　子6克　　黄　柏6克

元　参20克　　夏枯草9克　　生牡蛎20克　山慈菇3克

〔制法及用法〕将上药用水煎熟成汁，用糖适量收膏，日服3次，每次13克。

天 葵 膏 滋

〔主治〕乳岩（乳癌）、消化道癌。

〔处方〕　　　天　葵15克　　丹　参120克　归　尾60克

桃　仁60克　　乳　香30克　　五灵脂30克　甲　片60克

白　芨60克　　蚤　休30克

〔制法及用法〕将上药用水煎熟成汁滤渣，用冰糖适量熬蒸糊状收膏，每日服2次，每次服6克。

黄 独 膏 滋

〔主治〕食道癌。

〔处方〕　　　黄　独 9克　　斑　蝥 0.15克　　败酱草 20克
金银花 12克　　急性子 3克　　白　英 20克　　龙　葵 6克
瞿　麦 6克　　山豆根 6克　　唐古特马尿泡 0.15克

〔制法及用法〕先将斑蝥洗净研粉和另 9 味药，用水煎熟成汁滤渣，用糖适量收成稠膏，再加入斑蝥粉搅匀。日服 3 次，每次 10 克，与猕猴桃膏滋交替服用。

猕 猴 膏 滋

〔主治〕贲门癌、胃癌、肺癌。

〔处方〕　　　斑　蝥 0.15克　　猕猴桃 30克　　黄药子 60克
草河车 120克　　山豆根 120克　　夏枯草 120克
白藓皮 120克　　败酱草 120克　　九节茶 9克

〔制法及用法〕将上药用水煎熟成汁滤渣，用红糖适量熬蒸糊状收膏，日服 3 次，每次服 6 克。

桂 心 膏 滋

〔主治〕消化道癌、宫颈癌。

〔处方〕　　　桂　心 45克　　生　地 2500克　　茯　苓 300克
丹　皮 500克　　白花蛇舌草 40克　　广木香 300克
炒别甲 300克　　钩藤炒 150克　　白　英 90克　　补血草 90克

黄　荆90克　马钱子0.3克

〔制法及用法〕上药用水煎熟成汁滤渣，用冰糖适量熬成糊状收膏，一日二次，每次服6克。

瞿麦膏滋

〔主治〕食道贲门癌（早期）。

〔处方〕　　瞿　麦6克　　山豆根6克　　生黄芪6克

党　参6克　　白　术6克　　茯　苓6克　　当　归6克

赤　芍9克　　炒柴胡6克　　石　斛15克　　花　粉20克

黄　芩6克　　知　母9克　　麦　冬6克　　陈　皮6克

夏枯草9克　　生苡米仁20克　　　　　　　瓜　蒌12克

猕猴桃30克　　白花蛇舌草60克

〔制法及用法〕将上药用水煎熟成汁，滤渣用糖适量收膏，日服3次，每服15克。

服时，加服黄独膏滋、平肝舒络丸、人参归脾丸、养阴清肺丸。

葵花膏滋

〔主治〕胃癌。

〔处方〕　　葵花杆心30克　　猕猴桃30克　　蛇　莓30克

〔制法及用法〕将上药用水煎熟成汁，滤渣，用糖适量收膏，日服3次，每服7克。服时加服猕猴桃膏滋6克。

九节茶膏滋

〔主治〕结肠癌。

〔处方〕　　　喜　树 10克　黄　独 15克　九节茶 15克
白花蛇舌草 40克　黄　芪 9克　党　参 6克　甘　草 9克

〔制法及用法〕将上药用水煎熟成汁滤渣，用糖适量收膏，日服 3 次，每次服 10 克。

三 胶 膏 滋

〔主治〕直肠癌。

〔处方〕　　　阿　胶 50克　龟板胶 50克　别甲胶 50克
瞿　麦 12克　黄　独 15克　九节茶 15克　农吉利 10克

〔制法及用法〕将瞿麦等 4 味药，用水煎熟成汁，滤渣入三胶熬蒸成糊状，用糖适量收膏，日服 3 次，每次 15 克。服此膏时加服六味地黄丸、参苓白术丸、人参归脾丸。

天 藤 膏 滋

〔主治〕直肠癌。

〔处方〕　　　天　麻 6克　钩　藤 6克　瞿　麦 6克
甘菊花 6克　大生地 12克　栀　子 6克　桑寄生 15克
元　参 6克　夏枯草 9克　炙远志 6克　菖　蒲 6克
清半夏 6克　茯　神 9克　胆南星 3克　黄　独 15克
九节茶 15克　农吉利 10克

〔制法及用法〕将瞿麦等17味药用水煎熟成汁，滤渣用糖适量收膏，日服3次，每服15克。服此膏时加服神农丸及平肝舒络丸。

马钱子膏滋

〔主治〕肝癌。

〔处方〕　　马钱子 20克　　黄　独 9克　　半枝莲 20克
白　英 30克　　瞿　麦 9克　　山豆根 9克　　苡米仁 20克
党　参 6克　　生　芪 9克　　甘　草 9克　　蛤蟆面 3克
九节茶 15克　　三尖杉 15克

〔制法及用法〕将白英等13味药用水煎成汁，滤渣，用糖适量收膏，另将蛤蟆皮焙干研成细末加入膏内搅匀，日服3次，每次15克。

败 酱 膏 滋

〔主治〕胰头癌。

〔处方〕　　瓜　蒌 12克　　败　酱 20克　　苡米仁 20克
丹　参 6克　　九节茶 15克　　党　参 9克　　黄　芪 9克

〔制法及用法〕将上药用水煎熟成汁，滤渣，放糖适量收膏，日服3次，每次10克，服时加服猕猴桃膏滋。

母猪白膏滋

〔主治〕肺癌。

〔处方〕　　　母猪白 6克　　蚤　休 6克　　天　冬 15克
鹅脚板 15克　　喜　树 3克　　苡米仁 20克　　人　参 6克
半枝莲 30克　　马钱子 0.3克　　斑　蝥 0.03克
〔制法及用法〕将喜树洗净切碎，与母猪白等 8 味药用水
煎熟成汁滤渣，糖适量收膏，再将人参和斑蝥研末撒入搅匀，
日服 3 次，每次 9 克。

蚤 休 膏 滋

〔主治〕肺癌。
〔处方〕　　　蚤　休 6克　　半枝莲 20克　　鱼腥草 40克
马钱子 0.3克　　斑　蝥 0.03克　　苡仁米 20克　　杏香兔耳风 20克
漏　芦 9克　　蜂　房 3克　　山海螺 100克　　龙　葵 6克
白毛藤 20克　　铁树叶 15克　　瓜　蒌 20克　　清半夏 6克
石见穿 20克　　草河车 6克　　土贝母 6克　　石上柏 20克
蛇　莓 20克　　山豆根 6克　　蒲葵子 9克　　儿　茶 20克
核桃树枝 500克　　　　　　蟾　酥 3克　　鸦旦子 20粒
全　蝎 3克　　菖　蒲 3克　　冬虫夏草 12克　　夏枯草 8克
〔制法及用法〕将蚤休等 25 味药，用水煎熟成汁，滤渣用
糖适量收膏，再将山海螺研末，并将蟾酥、斑蝥、全蝎焙干研
末，撒入膏内搅匀。日服 3 次，每次 10 克。

青 蒿 膏 滋

〔功效〕滋阴润肺，抗癌。
〔处方〕　　　青　蒿 6克　　鳖　甲 15克　　地骨皮 9克

秦　艽 6克　　黄　芩 6克　　麦　冬 12克　　百　合 20克

百　部 6克　　马钱子 0.3克　鱼腥草 40克　　半枝莲 40克

斑　蝥 0.03克　黄　芪 9克　　党　参 6克

〔制法及用法〕将鳖甲砸碎研成末与其它各味药用水熬熟成汁，滤渣用糖适量收膏，日服 3 次，每服 15～20 克。

苇 茎 膏 滋

〔功效〕益肺，健脾，抗癌。

〔处方〕　　苇　茎 45克　　党　参 6克　　白　术 6克

茯　苓 6克　　清半夏 6克　　桑白皮 15克　　桔　梗 6克

生苡仁 20克　冬虫夏草 12克　草河车 6克

〔制法及用法〕上药用水煎熟成汁，用糖适量收膏，日服 3 次，每次服 12 克。

五 麦 膏 滋

〔功效〕滋肺，益肾，抗癌。

〔处方〕　　五味子 6克　　麦　冬 12克　　生　地 20克

丹　皮 9克　　山萸肉 9克　　知　母 9克　　川　贝 6克

瓜　蒌 20克　夏枯草 8克　　铁树叶 8克

〔制法及用法〕上药用水煎熟取汁，用糖适量收膏，日服 3 次，每次服 12 克。

桃 仁 膏 滋

〔功效〕化瘀，解毒，抗癌。

〔处方〕　　　归　尾9克　　赤　芍9克　　桃　仁6克
红　花6克　　金银花9克　　忍冬藤9克　　夏枯草8克
龙　葵6克　　刘寄奴6克　　元　胡6克
〔制法及用法〕将上药用水煎熟成汁，滤渣用糖适量收膏。
日服3次，每次8克。

太 子 膏 滋

〔功效〕补益气血，佐以抗癌。
〔处方〕　　　太子参6克　　白　术6克　　茯　苓6克
当　归6克　　杭　芍9克　　生熟地20克　　生黄芪12克
菖　蒲3克　　儿　茶20克　　冬虫夏草12克
〔制法及用法〕将上药，用水煎熟成汁，滤渣，用糖适量
收膏。日服3次，每次10克。

石见穿膏滋

〔主治〕膀胱癌。
〔处方〕　　　石见穿20克　　半枝莲20克　　天　葵9克
白　英25克　　党　参6克　　生　芪9克
〔制法及用法〕将石见穿等6味药，用水煎熟成汁滤渣，
放糖适量收膏，日服3次，每次60克。

忍 冬 膏 滋

〔主治〕肱骨肉瘤。

〔处方〕　　　忍冬藤 9 克　瓜 蒌 12 克　苡 仁 20 克
菖 蒲 3 克　白 术 6 克　木鳖子 0.6 克　金银花 12 克
〔制法及用法〕将忍冬藤等 7 味药用水煎熟成汁滤渣，糖适量收膏。日服 3 次，每次 7 克。服此膏时，加服猕猴桃膏滋和醒消丸。

龙 胆 膏 滋

〔主治〕慢性粒细胞性白血病。

〔处方〕　　　龙胆草 30 克　当 归 30 克　黄 柏 30 克
栀 子 30 克　黄 芩 30 克　芦 荟 15 克　大 黄 15 克
黄 芪 15 克　党 参 15 克　阿 胶 15 克　大 香 15 克
半枝莲 40 克
〔制法及用法〕将龙胆草等药用水煎熟成汁，滤渣加糖适量收膏，日服 3 次，每次 25 克。

青 龙 膏 滋

〔主治〕慢性粒细胞性白血病。

〔处方〕　　　青 黛 15 克　龙胆草 30 克　黄 柏 30 克
当 归 30 克　栀 子 30 克　黄 芩 30 克　芦 荟 15 克
三尖杉 15 克　大 黄 15 克　木 香 9 克
〔制法及用法〕先将青黛炒干研末。次将龙胆草等 9 味药加水煎熬成汁滤渣，加糖适量收膏，然后撒入青黛末搅匀，以瓷器收贮。日服 3 次，每次 20 克。

三 杉 膏 滋

〔主治〕慢性白血病，淋巴肉瘤。

〔处方〕　　　三尖杉 15克　党　参 9克　黄　芪 12克
苡　仁 20克　白　术 6克

〔制法及用法〕将上药加水煎熟成汁，滤渣加糖适量收膏，日服 3 次，每次服 9 克。服时加服猕猴桃膏滋和香龙膏滋。

黄 海 膏 滋

〔主治〕甲状腺癌。

〔处方〕　　　黄　独 9克　海　藻 36克　昆　布 18克
水红花子 9克　党　参 27克　黄　芪 27克

〔制法及用法〕将上药用水煎熟成汁，滤渣加糖适量收膏，日服 3 次，每次 15 克。服时加服猕猴桃膏滋，配合效好。

消 癌 膏 滋

〔主治〕肺癌及其它癌瘤。

〔处方〕　　　桃耳七 6克　窝儿七 6克　人　参 6克
蚤　休 6克　白花蛇舌草 30克
黄　芪 6克　蒲公英 30克　白　英 20克

〔制法及用法〕以上各味药制成膏滋，内服。注意服药反应，忌酸辣味及酸味性食物。